AF861258

Gottfried Hertzka - Wighard Strehlow

Manuale della medicina di santa Ildegarda

Erbe medicinali e cereali per vivere in salute

EDIZIONI MEDITERRANEE

visitate
il nostro sito
www.edizionimediterranee.net

Versione italiana di Elisa Zanolari

ISBN 978 - 88 - 272 - 2743 - 5

Titolo originale dell'opera: *HANDBUCH DER HILDEGARD-MEDIZIN* ❑ © Copyright 1992 by Wighard Strehlow ❑ Per l'edizione italiana: © Copyright 2017 by Edizioni Mediterranee, Via Flaminia, 109 – 00196 Roma ❑ Printed in Italy

Indice

Prefazione
Le doti curative delle virtù cristiane

In questo *Manuale della medicina di santa Ildegarda* sono presentate, per la prima volta, le vere cause fisiche e spirituali delle malattie, le relative medicine e i metodi curativi.

L'assurdo modo di vivere dell'uomo e le medicine moderne sono la causa delle grandi malattie della nostra civiltà, e in futuro si potranno guarire i malati solo con uno stile di vita completamente diverso. Per Ildegarda è un fatto naturale il poter constatare che questa svolta, verso un modo di vivere equilibrato, si possa maggiormente raggiungere con il digiuno.

Nella medicina moderna la separazione tra i fattori spirituali e quelli fisici si può superare solo teoricamente. Da ricerche scientifiche condotte negli Stati Uniti sulle patologie cardiovascolari si deduce che la malattia dipende non solo dai "classici" fattori di rischio, cioè pericolosi, ma anche da una mancanza di fattori positivi del carattere. Perciò il direttore dell'Unione federale per l'educazione della salute, dott. Wolf von Freytag-Loringhofen, scrive:

«Se oggi l'esatto procedere contro alcuni fattori di rischio (fumo, ipertensione, obesità, mancanza di movimento, aumento di colesterolo) a favore del concetto essenziale di stile di vita può essere considerato superfluo, ogni tentativo della visione generale delle condizioni di vita psicosociali e somatiche è modernissimo, e così pure il concetto di Ildegarda di Bingen».

In questo libro potete trovare cose nuove e originali come i disegni e le figure delle virtù e dei vizi di Hans Meyers, professore di arti plastiche, all'Università di Francoforte.

Per la prima volta i vizi citati da Ildegarda sono stati descritti in disegni molto espressivi. Colpisce il fatto che le virtù sono femminili, non solo perché Ildegarda era una donna, ma anche perché le qualità positive sono più preponderanti nelle donne. Spesso i vizi sono caratterizzati da uomini le cui parti del corpo sono trasformate in piedi mostruosi ("da cavallo"), forse perché l'uomo diventa un animale se si lascia vincere dai vizi.

Ogni vita umana è ordinata in senso cosmico e storico, ma in più l'uomo descritto da Ildegarda conosce per esperienza 35 stazioni di vizi e di virtù.

La maggior parte delle malattie è una risposta del corpo in seguito alla mancanza di buone qualità. Nella sua psicoterapia Ildegarda spiega che i vizi e le virtù sono localizzati secondo i punti cardinali e i segmenti del corpo. Oggi si parla di zone di rifrazione o "zone di Head" sulla pelle dalla quale, per esempio, si eliminano le debolezze organiche per scarificazione o moxibustione. La badessa di Bingen, infatti, scrive:

«Ho visto un uomo di tale statura che raggiungeva le più alte nubi del cielo e gli abissi della terra. Le sue spalle dominavano le nubi dell'etere raggiante... Così mi è apparso, guardando a est e a sud» (*Vitae meritorum* I, 5).

C'è una prima regione, la testa, in cui Ildegarda scorge i vizi e le virtù dalla stazione uno alla sette, che sono localizzate nella testa.

I primi cinque corrispondono ai cinque organi di senso, e sono descritti nei relativi capitoli del *Liber vitae meritorum*:

1. Amor saeculi – Amor caelestis
   (amore profano) – (amore celeste)
2. Petulantia – Disciplina
   (esuberanza) – (buoni costumi)
3. Joculatrix – Verecundia
   (smania di divertirsi) – (pudore)
4. Obduratio – Misericordia
   (durezza di cuore) – (misericordia)
5. Ignavia – Divina victoria
   (pigrizia) – (vittoria divina)
6. Ira – Patientia
   (collera) – (pazienza)
7. Inepta laetitia – Gemitus ad Deum
   (malignità) – (desiderio ardente di Dio)

«In un secondo tempo l'uomo guardò a ovest e a nord, quantunque le sue spalle e le sue anche fossero immerse nell'atmosfera terrestre, e questa parte fosse avvolta da un'altra nube bianca» (*Vitae merit.* II, 1).

In questa seconda regione (dalle spalle all'anca) Ildegarda descrive le virtù e i vizi dall'ottava alla quindicesima stazione, che regolano lo «stato di salute o di malattia degli intestini, la funzione delle viscere, quella dello stomaco e dell'intestino con tutti gli organi digestivi e le ghiandole».

8. Ingluvies ventri – Abstinentia
   (gozzoviglia) – (astinenza)

9. Acerbitas – Vera largitas
(grettezza di cuore) – (generosità)
10. Impietas – Pietas
(empietà) – (pietà, devozione)
11. Fallacitas – Veritas
(slealtà) – (verità, lealtà)
12. Contentio – Pax
(rivalità) – (pace)
13. Infelicitas – Beatitudo
(infelicità) – (beatitudine, fiducia nella salvezza)
14. Immoderatio – Discretio
(smoderatezza) – (moderazione)
15. Perditio animarum – Salvatio animarum
(ateismo) – (salvezza delle anime)

Successivamente, l'uomo è nell'aria terrestre dalle anche alle ginocchia e guarda verso nord ed est. In queste direzioni, a cui sono subordinati anche gli organi interni (cuore, fegato e stomaco) e così pure le malattie degli organi sessuali, Ildegarda osserva i vizi e le virtù che vanno dalla stazione sedici alla ventidue.

16. Superbia – Humilitas
(superbia) – (umiltà)
17. Invidia – Caritas
(invidia) – (amore del prossimo)
18. Inanis gloria – Timor Domini
(vanagloria) – (timore di Dio)
19. Inobedientia – Obedientia
(disubbidienza) – (ubbidienza)
20. Infidelitas – Fides
(mancanza di fede religiosa) – (fede)
21. Desperatio – Spes
(disperazione) – (speranza)
22. Luxuria – Castitas
(lussuria) – (castità)

La quarta parte si riferisce alla terra, che raggiunge nell'uomo le ginocchia fino al polpaccio. In quest'area del corpo sono localizzate le forze vitali dell'uomo, la fecondità, e formano in certo qual modo «la bellezza delle forze virtuose dell'uomo». La terra è pure la materia, il fondamento dell'opera di Dio, dell'uomo, ma è anche la materia dell'incarnazione del Figlio di Dio.

In questa parte del corpo Ildegarda intravvede i vizi e le virtù che vanno dal ventitré fino al trenta (*Vitae merit.* IV, 1).

23. Injustitia – Justitia
(ingiustizia) – (giustizia)
24. Torpor – Fortitudo
(indolenza) – (forza)
25. Oblivio Dei – Sanctitas
(dimenticanza di Dio) – (santità)
26. Incostantia – Costantia
(incostanza) – (costanza)
27. Cura terrenorum – Caeleste desiderium
(preoccupazione delle cose terrene) – (desiderio di cose celesti)
28. Obstinatio – Compunctio cordis
(durezza di cuore) – (contrizione)
29. Cupiditas – Contemptus mundi
(cupidigia) – (disprezzo del mondo)
30. Discordia – Concordia
(discordia) – (concordia)

Nel quinto capitolo l'uomo sbircia attorno nell'universo, stando con i piedi e le gambe «nell'acqua dell'abisso». Nei suoi piedi è la sua forza, «poiché essi purificano tutto, santificano tutto, contengono tutto, per rafforzare in questo modo le creature», come l'anima mantiene il corpo. Nei piedi ci sono gli ultimi cinque vizi e le ultime cinque virtù (*Vitae merit.* V, 1).

31. Scurrilitas – Reverentia
(scurrilità) – (rispetto)
32. Vagatio – Stabilitas
(vagabondaggio) – (stabilità, costanza)
33. Maleficium – Verus cultus Dei
(maleficio, magia) – (vero culto di Dio)
34. Avaritia – Sufficientia
(avarizia) – (sobrietà)
35. Tristitia saeculi – Caeleste gaudium
(tristezza mondana) – (gaudio celeste)

Tempo fa, dopo una conferenza, ci fu chiesto da una suora se la fede è necessaria affinché la medicina di Ildegarda sia efficace. Certamente, anche nella medicina tradizionale, occorre la fede. Nessuno va da un medico se non ha fiducia in lui.

Grandi turbe di uomini seguivano Gesù, poiché Egli non solo guariva numerosissimi malati, ma poteva far risuscitare anche i morti.

«Gesù andava attorno per tutta la Galilea, predicando il Vangelo e risanando i languori e le malattie del popolo» (*Mt* 4,23).

Come si può vedere nei quadri di san Giorgio, nell'Isola di Reichenau (sul Lago di Costanza), la guarigione dei malati e la resurrezione dei morti, il fascino di queste

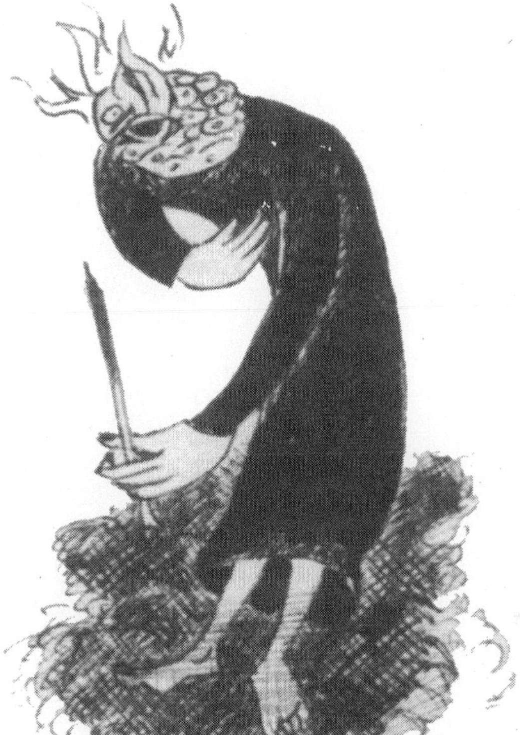

*L'Incredulità (Infidelitas) ragiona così: "Io conosco solo ciò che vedo, che sento e che posso toccare... Cerco e indago in ciò che vedo, sento e di cui prendo atto. In tutto ciò scopro sempre e soltanto la stessa vita" (*Vitae merit. *III, 16).*

guarigioni basate sulla fede ha fatto riflettere per molti secoli, e ancor oggi non ci si può sottrarre all'incanto che si sprigiona da questi quadri.

Dopo la guarigione dell'uomo cieco dalla nascita, gli Apostoli si rivolsero a Gesù con questa domanda: «Maestro, di chi è stata la colpa, di costui, o dei suoi genitori, ch'egli sia nato cieco?». Anche nel Vecchio Testamento la malattia era considerata una colpa, la punizione di Dio per i peccati degli uomini, oppure una prova data all'uomo per purificarlo. Ma Gesù vede la malattia in un altro modo: «Né lui né i suoi genitori hanno peccato, ma è perché in lui si manifestino le opere di Dio» (*Gv* 9,1-7).

Anche per Ildegarda la malattia non è un peso né uno spavento, ma la possibilità di cambiare vita, di liberarsi dai vizi e diventare un uomo nuovo. Con ciò raccomanda il digiuno come medicina fondamentale per ventinove "tipi di rischio" che causano le malattie, poiché il digiuno attiva completamente l'uomo, lo mobilizza e lo rigenera. Inoltre, ne segnala anche i limiti, e ci avverte di non oltrepassarli con un digiuno lungo e pericoloso: per esempio, gli uomini superbi diventano più arroganti.

La santa di Bingen vuol farci abbandonare i vizi con il digiuno, liberandoci da essi. Perciò l'uomo deve comportarsi come il figliol prodigo, cioè cambiare strada, ritornare a suo padre e rivolgersi solo a Dio. «Voglio partire e ritornare da mio Padre» (*Lc* 15,18).

Come la malattia o l'ora della morte, il digiuno è una "stazione di confine", un luogo di transito in cui noi possiamo sentire l'immediata vicinanza di Dio.

Dio aiuta l'uomo non sopprimendo la malattia o la morte, ma dandogli la possibilità di cambiare interiormente, costringendolo ad abbandonare lo stile di vita che lo rende malato poiché la fede libera dal peccato e induce alla conversione.

È noto, colui che non crede vede solo la superficie, si basa su una scienza orientata solo in senso naturale, conosce solo il mondo materialista, cioè ciò che si può misurare, contare e pesare:

«Io non conosco altro che ciò che vedo, sento e tocco… tutto ciò che cerco e indago, ciò che sento, vedo o di cui prendo atto; in tutto ciò scopro solo sempre la stessa vita… Io so solo ciò che vedo. Sento molte cose, prediche e dottrine che non capisco. Perciò voglio fare solo ciò che mi porta utile» (*Vitae merit.* III, 16).

Come la malattia o l'ora della morte, abbiamo detto che il digiuno è una "stazione di confine". Se l'uomo che non crede – e quanti ce ne sono di questi uomini? – comincia a digiunare, capisce la forza salutare della fede. In quest'uomo inizia il processo di guarigione, e si libera dal peso dell'incredulità trasformando la sua vita. Ildegarda vuole aprirci gli occhi, per mezzo della fede, alla presenza nascosta di Dio: «In me tutti i regni del mondo scintillano, poiché io sono lo specchio di Dio» (*Vitae merit.* III, 17).

Ed è proprio nella nostra epoca, in cui la civiltà e la discordia hanno fatto dimenticare i misteri di Dio all'uomo, che Ildegarda proietta una nuova luce che illumina questa notte. Grazie a essa i cristiani possono nuovamente assolvere la loro missione, come san Benedetto (anche Ildegarda era benedettina) dice al capitolo 36 della sua Regola:

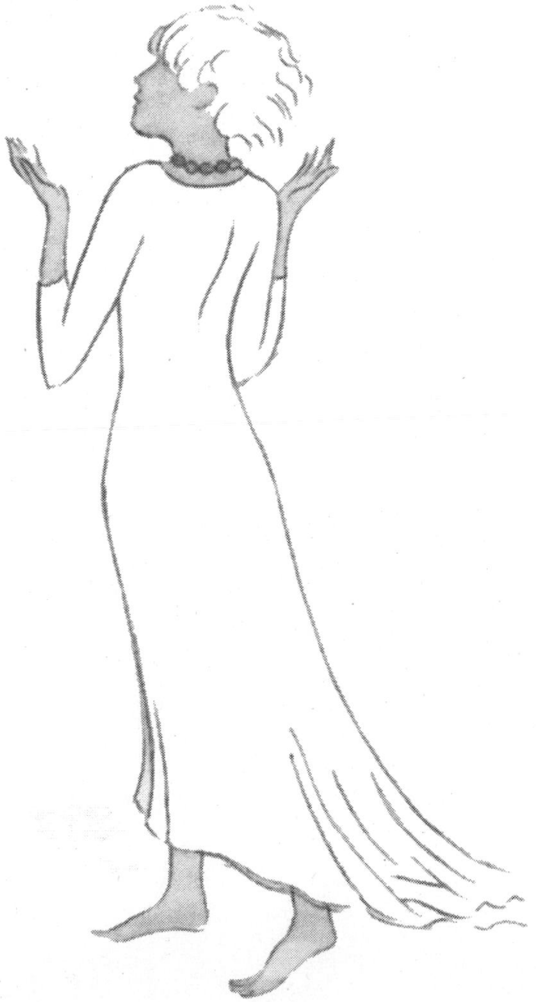

*La Fede (Fides) libera l'uomo: "Dio è Uno in tre persone consostanziali che devono essere adorate e glorificate. Perciò io credo nel Signore e ho fiducia in Lui. E continuerò a glorificare in eterno il suo Nome" (*Scivias *III, 8).*

«Ci si deve preoccupare prima di tutto dei malati. Bisogna servirli come se fossero Cristo».

Si può dunque dire che la medicina di Ildegarda è un vero dono di Dio per la nostra epoca.

Ringraziamenti

Ringraziamo prima di tutto i numerosi pazienti, coloro che hanno partecipato al digiuno fatto in comune, gli amici di Ildegarda per i loro consigli e il loro aiuto, grazie soprattutto a tutti coloro che a Costanza, Wallhausen e Monaco hanno collaborato alla stesura di questo manoscritto.

Costanza sul Lago Bodanico

GOTTFRIED HERTZKA, WIGHARD STREHLOW

Introduzione
La medicina di Ildegarda, l'arte medica del futuro

"Ma è proprio necessaria una nuova medicina?". Questo è stato il tema di un congresso internazionale di medicina e il titolo di un libro (Hans Schäfer, *Plädoyer für eine neue Medizin*, "Perorazione per una nuova medicina"). Se si pensa gli ingenti costi sanitari, all'assistenza in caso d'infortuni e di cura per salvare gli uomini in pericolo di vita, grazie alla medicina intensiva, e all'impossibilità di curare le malattie croniche di oggi e le nuove malattie della civiltà moderna, per cui muore l'ottanta per cento della popolazione, si apre una grande breccia.

Malgrado le enormi spese di ricerca, finora non si è ancora trovata una medicina contro l'infarto cardiaco, i reumatismi e il cancro, e non si troverà neppure in futuro, poiché le cause psichiche che provocano queste malattie non si possono reperire nel campo della medicina attuale, il cui orientamento è quello delle scienze naturali. La protezione migliore contro queste malattie consiste nella giusta dieta alimentare (la dieta di Ildegarda), e nell'eliminazione dei fattori di rischio psichici o spirituali con l'aiuto di una disposizione d'animo positiva di vita regolata e della pienezza della forza della fede cristiana. Così scrisse la santa di Bingen ottocento anni fa e la sua medicina si può adottare anche oggi.

Per colmare tale lacuna, un contributo importante deve essere fornito da questo manuale di medicina ildegardiana e dall'applicazione pratica della cura di Ildegarda con il digiuno, il moto e la meditazione, come stiamo facendo noi da cinque anni a Bodman, sul Lago di Costanza.

Questo libro è il risultato di un'esperienza medica di parecchi decenni e così pure della ricerca scientifica e dell'elaborazione nel campo della medicina ildegardiana. Più di cinquecento farmaci e metodi di cura citati sono stati testati negli ultimi cinquant'anni e sono stati coronati da successo per migliaia di pazienti.

Da dove viene la medicina di Ildegarda?

Qual è la fonte su cui si basa Ildegarda? È difficilissimo rispondere a questa domanda.

Come profetessa, cita come fonte la Bibbia e nel 1146 dichiara in una lettera a san Bernardo: «... Io sono un essere senza istruzione e non so nulla sulle cose del mondo esteriore, ma è interiormente nella mia anima che sono istruita» (*Patrologia Latina* 189 C).
Già nel 1959 le suore benedettine, Marianna Schrader e Adelgundis Führkötter, con l'aiuto di storici e di paleografi, appoggiati dall'Associazione tedesca per la ricerca, hanno dimostrato l'autenticità della trilogia visionaria: *Scivias* ("Conosci le vie"), il libro della fede, *Liber vitae meritorum* ("Libro dei meriti della vita"), il libro dell'uomo responsabile, *Liber divinorum operum* ("Libro delle opere divine"), il libro del mondo e dell'uomo, e di più di trecento lettere, altre composizioni e canti.

La medicina fa parte delle opere di Ildegarda?

Fra la prima e la seconda opera della sua trilogia c'è la fase delle visioni concernenti la medicina e le scienze naturali riportate nel *Liber subtilitates diversarum naturarum creaturarum* ("Libro della spiegazione delle virtù naturali nelle diverse creature") di cui non conosciamo ancora la versione primitiva. L'originale di questo libro di medicina è andato perduto, ma ci restano parecchie copie in varie forme. L'opera è stata suddivisa in due parti.

La prima è il *Liber simplicis medicinae* ("Libro della medicina semplice") o *Physica*, il cosiddetto "Libro della conoscenza della natura". Di questa prima parte esistono parecchi manoscritti dal XIII al XV secolo nelle opere di Wolfenbüttel, edite a Parigi e a Bruxelles, come pure nella prima edizione a stampa, pubblicata da J. Scott a Strasburgo nel 1533 con il titolo *Physica Hildegardis*. Su questa edizione si basa la ristampa dell'edizione di *Patrologia Latina*, volume 197 dell'Abate J.P. Migne, Parigi, 1882. Il testo del *Physica* così come ci è stato tramandato è molto accurato (*Heilmittel*, Associazione ildegardiana di Basilea, 1982).

La seconda parte è il *Liber compositae medicinae* ("Libro della medicina composta"). Anche questo libro è molto ben conservato con il titolo di *Liber causae et curae* ("Le cause delle malattie e la loro cura") in un manoscritto del XIII secolo, che fu scoperto da Carlo Jessen nella Biblioteca reale di Copenhagen. Il cardinale francese J. Pitra ne pubblicò un sunto nel suo libro *Anacleto Sacra* (volume 8, Parigi) e Paolo Kaiser ne trascrisse il testo che fu pubblicato a Berlino nel 1903 con il titolo *Causae et curae*.

Questo libro è importante per capire la medicina di Ildegarda ed è ritenuto dai critici una fonte autorevole. Gli esperti concordano e riconoscono che questi scritti sono le autentiche opere di Ildegarda e nessuno finora ha potuto dimostrare il contrario.

Questo manuale di medicina, come si dirà ancora più avanti, è una versione breve che anticipa l'ultimo grande libro medico-teologico consacrato alla struttura del cosmo e all'uomo: il *Liber divinorum operum* ("Libro delle opere divine") che riassume in modo più particolareggiato e amplificato il rapporto cosmo-medico che intercorre fra il mondo e l'uomo.

Ildegarda non appartiene alla cerchia dei tanti copisti di libri di erboristeria che si collezionavano a quel tempo nei conventi, ma conosce queste cose attraverso una visione spirituale e uditiva. Nel *Liber divinorum operum* Ildegarda ci informa sul vero autore dell'opera di medicina che scrisse ottocento anni fa nel monastero di Ruperstberg, vicino a Bingen:

> «In tutta la creazione – alberi, piante, animali, pietre preziose – sono nascoste delle virtù segrete curative, che nessun uomo può conoscere, se non per rivelazione di Dio» (*Liber divinorum operum* I, 4; *Patrologia Latina* 893 C).

Ildegarda era cosciente delle sue visioni e le tenne per sé fino alla fine dei suoi giorni, perciò all'età di settant'anni scrisse: «Tutto ciò che ho scritto corrisponde esclusivamente alla mia visione celeste» (*Pitra* 333).

Origine della vita

Il *Manuale della medicina di santa Ildegarda* ha cinque capitoli che corrispondono ai cinque organi di senso. I disegni e i temi della medicina sono sostanzialmente identici a quelli della grande medicina cosmica contenuta nel *Liber divinorum operum* che più tardi ripeterà, illustrerà e completerà la sua medicina.

Un'altra prova dell'origine visionaria della medicina che Ildegarda descrive nei suoi libri è questa: descrive l'Eterno Padre come l'origine della vita, menziona la creazione degli Angeli realizzata da Lui, descrive il cosmo, patria dell'uomo, e anche il sole, la luna e le stelle:

> «Dio era ed è dall'inizio della creazione del mondo. Egli era ed è la Luce, lo splendore e la vita. E Dio disse: Sia la luce! E la luce fu. E creò gli Angeli luminosi» (*Causae et curae* 1, 1).

Nella figura dell'Angelo luminoso sono riassunti l'origine, il senso e lo scopo della creazione. Quest'Angelo calpesta con i piedi Lucifero, un mostro di orribile aspetto, velenoso e nero come una vipera (*PL* 743 B).

Lucifero viene descritto come la causa del male e della malattia, che si può considerare nel principio dell'ateismo, dell'isolamento e della separazione da Dio, del distacco dall'energia vitale. La salute è il superamento dell'isolamento, il ristabilimento dello stato primitivo. Infatti il ristabilimento della salute non è possibile senza l'intervento attivo di Dio. Dio è la vita sana, perfetta (vita integra):

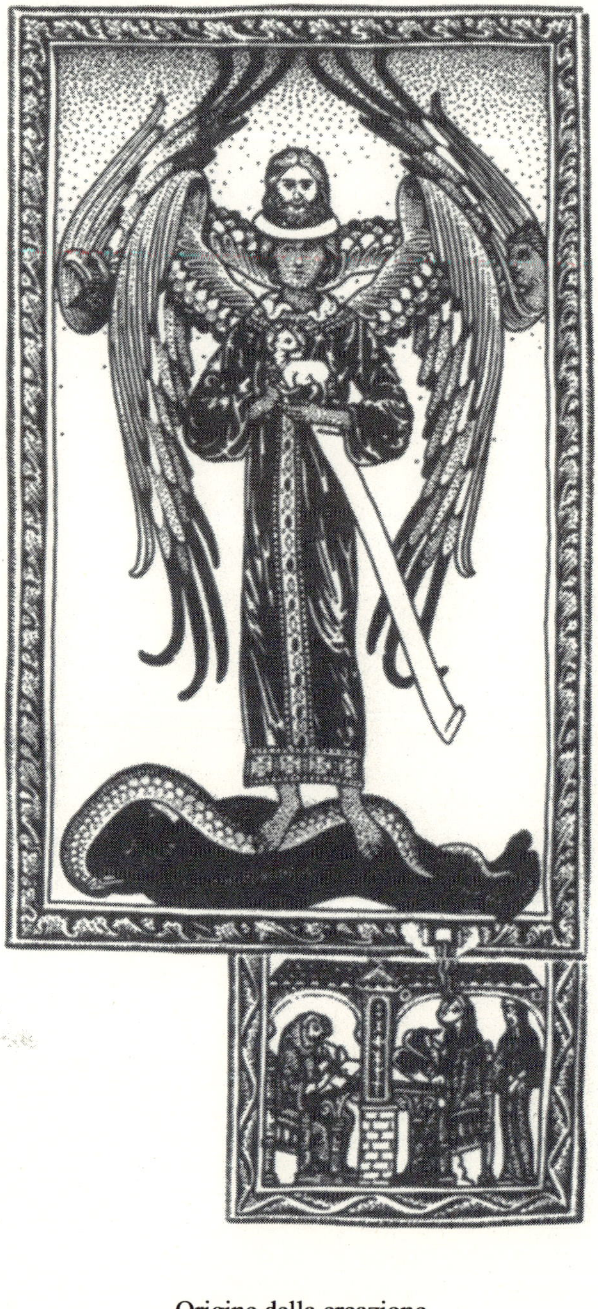

Origine della creazione
Disegno secondo una miniatura del manoscritto del Liber divinorum operum *conservato a Lucca (XIII secolo).*

«Tutto brucia in me... tutto vive nel mio essere, e non esiste in me la morte, poiché Io sono la Vita. Io sono pure la ragione... per cui fu fatta tutta la creazione. Io infondo la vita in ogni cosa, in modo che ciò che non è con essa è mortale» (*PL* 743 D).

Ildegarda vede il cosmo come una ruota gigantesca, come il simbolo dell'amore infinito di Dio per l'uomo, che abbraccia in modo misterioso. La ruota gigantesca viene tenuta dalla forza motrice dei venti: in mezzo a essa l'uomo, e con lui i quattro elementi. Così l'uomo è esposto alle variazioni e agli influssi cosmici e atmosferici:

«A gloria del Suo nome Dio ha creato il mondo con i suoi elementi. Egli li ha fortificati con i venti, li ha legati e illuminati con le stelle e li ha colmati con le altre creature. Nel mondo Egli ha circondato l'uomo di ogni cosa, dotandolo di grande forza, in modo che tutta la creazione gli sia di aiuto. Tutta la natura deve servire all'uomo, così che lui possa agire con essa, poiché l'uomo non può né vivere né esistere senza la natura» (*PL* 755 B).

Nello stato primitivo, Dio ha messo l'uomo in piedi al posto d'onore, al centro del cosmo, e l'ha magnificamente dotato nel suo stato originario.

«In mezzo al cosmo sta l'uomo, poiché egli è più importante di tutte le altre creature, che dipendono dal mondo. Quantunque sia piccolo di statura, egli è però potente per la forza della sua anima.
La sua testa è verso l'alto e i suoi piedi si appoggiano su un terreno stabile. Lui è in grado perciò di mettere in moto le cose più elevate come quelle più basse» (*PL* 761 B).

All'inizio, nel mondo c'era ordine. L'uomo viveva una vita reale senza il peso di nessuna preoccupazione, sostenuto da tutta la creazione, egli aveva una vita senza malattia e non conosceva la morte.

«O uomo, guarda bene quest'uomo! Effettivamente in lui ci sono cielo e terra e tutto ciò che è stato creato, egli è un essere unico e tutto è nascosto in lui» (*CC* 2, 17 e s.).

Il mondo e la creazione si fondano sui quattro elementi, le pietre che formano la struttura fondamentale del cosmo e che colmano il mondo intero e tutte le sue creature.

«Dio ha creato anche gli elementi del mondo, essi sono nell'uomo, e l'uomo opera in essi. Sono il fuoco, l'aria, l'acqua e la terra; questi quattro elementi sono

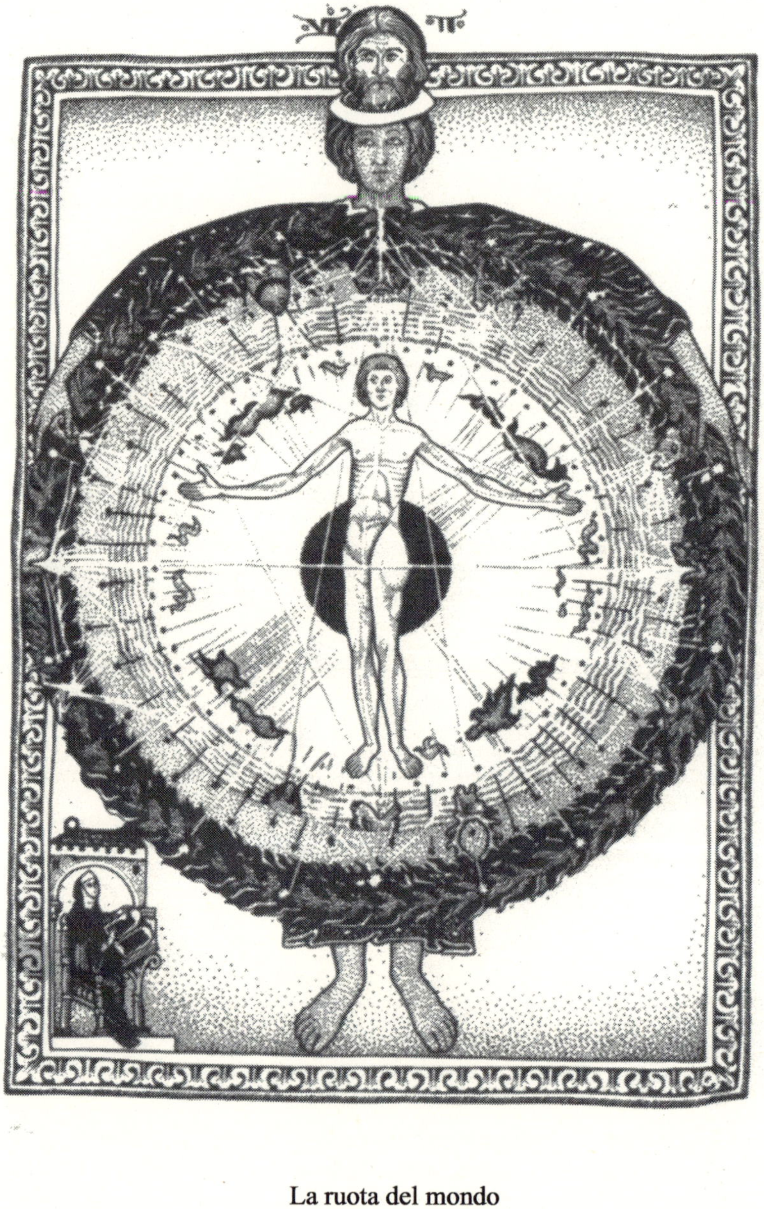

La ruota del mondo
Disegno secondo una miniatura del manoscritto del Liber divinorum operum *conservato a Lucca (XIII secolo).*

talmente congiunti e uniti in modo che nessuno di essi può essere disgiunto dall'altro.
Essi sono così legati gli uni agli altri che si possono chiamare gli elementi che costituiscono la struttura fondamentale di tutto il cosmo» (*CC* 2, 37 e s.).

I quattro elementi del mondo sono stati oggetto di studio da parte dei medici dell'antichità, da Ippocrate a Paracelso, tuttavia è nella speculazione ildegardiana che essi divengono principio di spiegazione delle malattie, distinguendosi dalla tradizione che l'aveva preceduta e da quella successiva. Per Ildegarda gli elementi sono la chiave per poter capire tutta la medicina. Il numero quattro è il numero degli elementi costitutivi il mondo, ma corrisponde anche alla struttura e alla funzione dell'uomo: la dottrina degli umori, i quattro gruppi sanguigni da cui dipendono i quattro temperamenti che ne derivano e i quattro tipi caratteristici di uomini e donne.

«Com'è stato già detto, come gli elementi assicurano la coesione del mondo, così pure assicurano la struttura del corpo umano, e la loro diffusione e le loro funzioni si dividono in modo tale che l'uomo è tenuto sempre in movimento, esattamente come gli elementi sono distribuiti e agiscono in tutto il mondo. Nell'uomo ci sono il fuoco, l'aria, l'acqua e la terra, e l'uomo è composto da essi. Egli ha il calore [del corpo] dal fuoco, il respiro dall'aria, il sangue dall'acqua e la carne dalla terra [i muscoli e la sostanza ossea]. Egli deve la vista al fuoco, l'udito all'aria, il movimento all'acqua e l'andatura alla terra» (*CC* 49, 29).

I quattro elementi decidono il mantenimento degli umori dell'uomo, la salute e la malattia. Nessun uomo può esistere senza questo principio cosmico, tutto collabora a quest'ordine, in equilibrio e armonia, e così l'uomo resta sano e vive.

«Se gli elementi adempiono veramente e in ordine il loro compito, in modo che il calore, la rugiada e la pioggia vengano a tempo debito, mantenendo sana la terra e i frutti di essa e assicurando una buona raccolta e la salute, allora il mondo prospera. Se però venissero sulla terra tutti insieme e improvvisamente, causerebbero dei grandi danni e la distruggerebbero. Allo stesso modo gli elementi danno la salute all'uomo, se agiscono ordinatamente. Appena però non seguono quest'ordine stabilito, lo rendono malato e lo fanno morire. Fintanto che la coagulazione degli umori, che nell'uomo dipendono dal calore, dall'umidità, dal sangue e dalla carne, agisce in lui tranquillamente e in buone condizioni, l'uomo resta sano. Ma se essi precipitano su di lui in modo disordinato e smisurato, allora l'uomo si ammala e muore. Il calore e l'umidità, come pure il sangue e la carne sono stati tramutati a causa del peccato originale in flemma [*phlegma*] opposto» (*CC* 49, 40).

In questo modo fu rovinata nell'uomo la perfetta armonia originaria e, a causa del peccato originale, e in seguito alla confusione degli umori dei quattro elementi

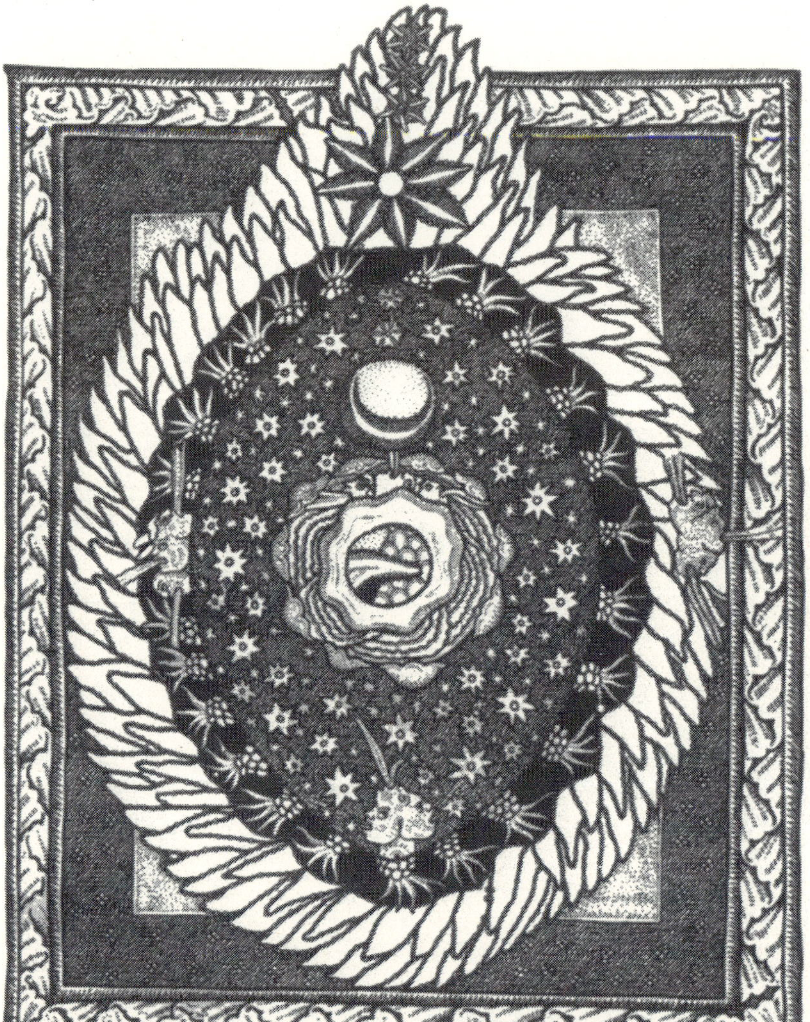

I quattro elementi
Disegno secondo il manoscritto di Scivias.

del mondo, furono scatenate ventiquattro malattie fondamentali. Però l'uomo redento può diventare più forte di prima, grazie alla diagnosi esatta – poiché non esiste guarigione senza una esatta diagnosi – e alla terapia di Ildegarda.

Qual è però la diagnosi esatta?

Per Ildegarda non ci sono seimila malattie, come ci vuole far credere la medicina moderna. Secondo la medicina ildegardiana, l'errore della diagnosi si risolve in un principio fondamentale ben comprensibile. Si può fare appello, come dice la scienza moderna, alla storia dello sviluppo dell'essere umano: i tre tessuti del feto da cui si è sviluppato il corpo umano (ectoderma, mesoderma, endoderma) formano la base dei tre grandi gruppi di malattie:

1) Le malattie del tessuto esterno (malattie ectodermali) sono in rapporto con la struttura segmentale del corpo e del sistema nervoso, cioè più o meno con la pelle.
   In fondo la pelle è un organo sensitivo con molti i recettori che trasmettono al sistema nervoso un gran numero di eccitazioni: temperatura, dolore, percezioni di contatto e di pressione. Queste malattie investono gli organi, e Ildegarda li elenca dalla testa ai piedi: testa, occhio, orecchie, denti, cuore, polmoni, fegato, milza, stomaco, nervi, addome, organi sessuali, gotta alle dita dei piedi. Queste malattie locali, che vanno dal capo all'alluce, sono malattie ereditarie con dei punti deboli (tallone d'Achille), che l'uomo si porta con sé dalla nascita. Per ogni organo esiste una cura specifica.
2) Le malattie mesenchimali del tessuto medio (mesoderma) investono il tessuto connettivo e i vasi. Sono le malattie reumatiche e degenerative, il catarro, il raffreddore e la malattia che ostacola l'eliminazione e l'evacuazione.
3) Le malattie endodermali sono le cosiddette malattie gravi interne come il cancro, l'itterizia, l'idropisia, le malattie intestinali, che si collegano al tessuto interno del feto con un numero complessivo di circa quaranta tipi di malattie. Queste malattie interne dipendono in gran misura dai disturbi allo stomaco e all'intestino, e alle volte possono presentarsi come malattie della pelle, e viceversa i disturbi alla pelle possono essere proiettati sull'intestino.

In questo schema di circa ottanta malattie generali si possono classificare praticamente tutte le malattie, per ognuna delle quali Ildegarda prescrive una terapia razionale dettagliata.

Umanamente parlando, una diagnosi, come si trova solo in Ildegarda, è straordinariamente importante per il decorso della guarigione.

Per la diagnosi non occorre un grande numero di apparecchi tecnici, anche se il medico che segue la medicina di Ildegarda può usare gli strumenti della medicina moderna.

Le cose sono ancora più semplici avendo a disposizione oltre duemila medicine indicate sotto il nome di *Physica*, da cui il malato, che ha spirito di osservazione, può scegliere la cura da solo, studiando i sintomi del suo malanno.

La ragione è di colui che guarisce?

Se noi non avessimo una grande esperienza di anni con la medicina di Ildegarda, non oseremmo pubblicare questo libro. Tutto ciò che esso contiene è stato provato da noi nella pratica. È chiaro che si possono far scomparire i propri dolori in molti modi, apparentemente anche con le medicine moderne. Ma per guarire veramente occorre l'equivalente psichico della malattia, il senso della malattia. Che cosa vuole dirmi Dio con questa malattia?

Un malato, guarito da Ildegarda, diventa più sano di prima, ciò che non si può affermare con i metodi di cura moderni. La medicina ildegardiana è una medicina preventiva. È più facile prevenire che curare le malattie della nostra civiltà moderna, come per esempio le malattie cardiocircolatorie o il cancro. La medicina migliore, secondo Ildegarda, è la dieta e il giusto modo di vivere: questi sono più importanti delle medicine e degli interventi chirurgici. Si può pensare che presto verrà un tempo in cui ci si meraviglierà di voler guarire con un'operazione o mediante droghe miracolose (cortisone, antibiotici). Noi troviamo anche in Ildegarda delle analogie con i procedimenti moderni di cure naturali, senza però identificarsi con essi.

Quali sono questi procedimenti curativi applicati nella medicina ildegardiana?

La base è la verità sul regime alimentare e il modo di vita (cfr. G. Hertzka, W. Strehlow, *Küchengeheimnisse der Hildegard-Medizin*, "I segreti di cucina della medicina di Ildegarda", Hermann Bauer, Friburgo). Se Ildegarda ha ragione, dobbiamo dunque ammettere che la dieta è più importante di tutte le "droghe" moderne.

Il segreto dei prodotti alimentari sta nella *sottilità*, di cui Ildergarda ci parla nei suoi libri di medicina. Sottilità significa ciò che Dio ha nascosto all'uomo nelle cose della natura e che nessuno conosce, all'infuori di Dio e di Ildegarda, alla quale Egli l'ha mostrato.

Soltanto pochi cibi sono veramente appropriati al cento per cento per l'uomo. Fra questi ci sono il farro, le castagne e il finocchio.

A uno stile di vita sano, secondo Ildegarda, bisogna aggiungere la dietetica cristiana, cioè quel sapersi moderare in ogni cosa: nel bere, nel mangiare, nella sessualità, nel sonno e nel moto. Nel suo manuale, Ildegarda ha scritto molto su quest'argomento, dandone anche le ragioni. Perfino il vento e il sole, le stagioni e le zone coltivate possono avere un influsso sulla dieta e sull'uomo in relazione alle virtù dei quattro elementi (terra, aria, acqua, fuoco) e in particolare all'influsso della qualità dell'acqua e della qualità del terreno sui viveri e sul raccolto.

Con Ildegarda, siamo protetti dalle esagerazioni, sia che si tratti di vegetarianismo estremo, di crudismo, o di antialcolismo. Certi cibi o bevande non sono sanzionati in blocco. Vino e birra, per esempio, hanno un valore particolarmente dietetico, sia come medicina che come bibita. Infatti, Ildegarda attribuisce un valore a ogni genere alimentare che influisce sia sull'allegria che sulla tristezza o sulla psiche in maniera negativa. Chi potrebbe oggi dirci qualcosa a proposito di universalmente valido? Chi libera dunque il nostro organismo dai veleni in esso presenti?

L'uomo, nel corso della sua vita, si procaccia con il suo modo di vivere assurdo (ipernutrizione), con l'inquinamento atmosferico o violentando l'armonia della creazione, degli umori dannosi (*noxi humores*), che sono la causa delle malattie. Ed è proprio in questo campo che Ildegarda propone un gran numero di metodi disintossicanti o di ricette purificanti per la pelle, per mezzo di bagni, saune, cure a base di impacchi e di frizioni.

Inoltre, Ildegarda consiglia il digiuno che è un mezzo eccellente e universale di cambiamento di mentalità (v. capitolo "Digiuno, danza, meditazione"). Il digiuno ha quindi questa funzione fondamentale nella cura ildegardiana che dura due settimane. A questo proposito esistono attualmente molti libri che trattano questo tema, e pure in questo manuale viene dedicato un capitolo su questo argomento.

Il salasso è, in Europa, un altro vecchio metodo curativo, che Carlo Magno aveva prescritto a tutti i conventi del suo impero. Ogni convento doveva costruire una casa riservata a questo scopo. Oggi ci sono molti studi scientifici che dimostrano che questa tecnica millenaria del salasso, se effettuata bene, è in grado anche di impedire un infarto e un colpo apoplettico, poiché in questi pazienti si nota una viscosità sanguigna estremamente alta con un gran numero di globuli rossi superiore alla media. Il salasso ildegardiano "diluisce" il sangue, lo rende più fluido e previene perciò il pericolo di trombosi e ictus. Con l'applicazione di questo eccellente metodo si eliminano i veleni del sangue (i pigmenti biliari) che bloccano la guarigione, specialmente nelle cosiddette malattie croniche che durano da anni, stimolando la liberazione delle sostanze salutari (per esempio del cortisone). Il salasso sarà in futuro il mezzo migliore per prevenire le malattie e troverà un largo consenso come mezzo per guarire le malattie persistenti.

Secondo Ildegarda, il salasso permette, inoltre, di fare altre prognosi del decorso della malattia e di trarne delle conclusioni importanti.

Ippocrate diceva: «Conoscere il passato [anamnesi], riconoscere il presente [diagnosi] e pronosticare il futuro [prognosi]». All'arte della prognosi, un ramo trascurato dalla moderna medicina, Ildegarda ha dedicato il quinto capitolo del suo manuale medico.

Allo stesso modo il metodo della scarificazione viene applicato per molte malattie ed ottiene dei successi straordinari da millenni in Cina e in Giappone, anche se il sistema originale di Ildegarda non può essere assimilato allo schema tradizionale asiatico.

La medicina di Ildegarda utilizza anche come cura terapeutica il calore prodotto da certa legna in combustione. Questo metodo si rivela efficace nella cura dei reni e dell'ipertensione con il massaggio ai reni davanti al fuoco di legna d'olmo.

Dagli occhi come finestre dell'anima, dal colore della pelle, dal suono della voce, dallo stato d'animo dell'uomo, si hanno delle indicazioni caratteristiche sul corso della vita del paziente che contribuiscono a trarre le conclusioni per l'esito della cura.

Ildegarda e la sua lingua

Ildegarda scriveva in latino, però molte parole latine hanno per lei un significato particolare, per esempio la parola *viriditas*, il vigore, la vivacità. Questa parola non si trova in altri trattati di medicina. Ildegarda chiama *viriditas* tutto ciò che vive, l'energia vitale che viene da Dio, la forza della gioventù, la sessualità, la vivacità dei germi, la moltiplicazione delle cellule e la forza di rigenerazione, la freschezza e la creatività.

La debolezza e l'esaurirsi dell'energia vitale derivano dalla tragedia dell'aridità e della perdita della fede, dal peccato. Un uomo arido perde il potere di creare, e la guarigione e la salvezza da questo deserto risiedono nel dono della fede per mezzo di Gesù Cristo. Perciò Ildegarda chiama Maria *Viridissima Virgo*.

Un altro concetto ildegardiano è la bile nera, la *melanche*, da cui proviene il nome "malinconia". Essa può essere causata da molte forme di vita sbagliate, come per esempio un pranzo consumato in fretta (*fast food*), che aumentano in maniera esponenziale il processo depressivo. La medicina ildegardiana si basa sull'idea che tutto ciò che avviene internamente all'uomo dipende da deflussi e sostanze biochimici. Ciò che rende una persona triste, e ha perciò un grande influsso su ogni malattia grave, Ildegarda lo chiama la sostanza nera (pigmento biliare), che è stata causata dal peccato originale dell'uomo (*casus hominis*).

Il calcolo biliare di Adamo, che era chiaro come un cristallo, si è decomposto con il peccato originale in un pigmento biliare nero e in acido biliare, che è imparentato con il colesterolo e gli ormoni sessuali. Questa *melanche* si trova anche nel sangue delle persone sane ma in misura maggiore in quelle malate. Molti processi fisici e psichici vengono quindi influenzati geneticamente e la medicina di Ildegarda è perciò volta ad eliminare queste sostanze che generano la malattia in ogni uomo.

Sul criterio della neutralizzazione della *melanche* si basano anche parecchie medicine antimelanconiche efficaci di cui si parlerà nel capitolo "Nervi e vino spento".

Che cosa sa Ildegarda dell'anima?

La medicina ildegardiana è un'arte di guarire l'anima.

Ildegarda non ha soltanto composto un libro che tratta specialmente la psicoterapia (*Liber vitae meritorum*), ma descrive pure molti aspetti abitudinari della vita quotidiana nei suoi effetti fisici. Enumera, così, una lista di 35 fattori di rischio da evitare: la collera che logora il sistema nervoso, la disperazione che provoca la lussuria, la cupidigia che provoca il pessimismo. In generale, la mancanza di fede è per la santa la causa di ogni male, e quindi infondere e ritrovare la fede aumenta il successo della guarigione.

Ogni essere umano può guarire con la medicina ildegardiana?

L'arte medica di Ildegarda ha una o più medicine per tutte le malattie, ma non ogni uomo può guarire con la medicina ildegardiana. Nonostante la maggior parte dei pazienti abbia avuto successo con questa medicina, Ildegarda scrive nel suo manuale una formula singolare:

> «Queste medicine sono indicate da Dio e permettono all'uomo o di guarire, oppure di morire; forse Dio non vuole che quest'uomo guarisca» (*CC* 165, 21).

Questa non è una scappatoia salomonica di fronte a eventuali insuccessi e si riferisce solo circa all'uno per cento delle sue medicine ma, tenendo conto delle guarigioni più significative, Dio vuole certamente guarire tutti.

Cristo non ha mai detto: «Sopporta il tuo male!», ma ha guarito coloro che ricorrevano a Lui con fiducia.

La stessa cosa riguarda anche Ildegarda, però ci sono alcuni casi in cui la saggezza di Dio riconosce che la guarigione non sarebbe di grande aiuto al malato.

È evidente che la santa di Bingen vuole favorire nel mondo e nell'uomo l'attitudine cristiana che ci fa ricordare la parola di Tertulliano: «Omnis anima naturaliter cristiana» ("Ogni anima è per natura cristiana").

Ildegarda agisce in questo senso, e ciò vale per tutti i libri che ha scritto, come per la sua medicina.

Capitolo 1
Gli occhi, finestre dell'anima

«Lo sguardo dell'anima è potente nell'essere umano i cui occhi sono chiari e trasparenti, poiché l'anima abita nel suo corpo con tutta la sua forza, per poter compiere con lui ancora molte (buone) opere, poiché gli occhi sono le finestre dell'anima» (*CC* 220, 6).

Gli occhi chiari e puri sono un segno della vita, e sono propri di un essere umano fisicamente sano. Al contrario, chi ha gli occhi torbidi porta con sé i segni della morte.

«Chi, per quanto sano, ha occhi torbidi, ovvero, indipendentemente dal loro colore, essi non sono più tanto chiari, porta in sé i segni della morte. Lo stesso vale per una persona i cui occhi sono torbidi come una nuvola, la cui superficie è così spessa da impedire di ammirare dietro di essa una nuvola chiara come il cristallo. Questa persona si ammalerà presto e morirà poiché la sua anima non ha forza, dal momento che compie pochissime opere (buone) ed è per così dire come un uomo preoccupato che sta pensando al momento in cui dovrà abbandonare la sua casa e partire» (*CC* 220, 11).

La struttura, la funzione e la malattia dell'occhio sono descritte dalla medicina moderna con una terminologia complicata.

L'occhio umano si compone del globo oculare con le sue tre membrane: la sclerotica o cornea opaca, la coroide e la retina. La sclerotica forma la parete esterna. Nella sua parte interiore la sclerotica presenta un'apertura quasi circolare in cui è incastrata la cornea trasparente. Poiché essa è strettamente in relazione anatomica con la congiuntiva, è soggetta a molte malattie alla congiuntiva e alla cornea.

Sotto la sclerotica c'è la coroide, poi la retina che, nella parte anteriore della camera dell'occhio, forma l'iride e dà all'occhio il suo colore particolare.

L'iride è applicata contro la parte anteriore del cristallino e circoscrive la pupilla per mezzo della quale la luce penetra nell'occhio. Dietro il cristallino l'umore vitreo riempie la parte anteriore del globo dell'occhio. Questo è fatto per il novantanove per cento di acqua gelatinosa.

Un offuscamento del cristallino porta a disturbi di vista e viene indicato con il nome di cataratta. La camera interiore e quella esteriore sono riempite da un liquido, detto *umore acqueo*. L'afflusso e il deflusso di questo umore acqueo deve essere normalmente ben regolato. Un aumento di questo liquido con un deflusso difettoso porta a un aumento di pressione nell'occhio interno e alla perdita della capacità di vedere. Questa ipertensione dell'occhio viene chiamata glaucoma, ed è la causa prima che può portare alla cecità.

Anche Ildegarda dice che la vista dipende dalla relazione giusta fra il sangue e l'umore acqueo dell'occhio.

> «Gli occhi dell'uomo sono stati creati a somiglianza del firmamento. La pupilla ha delle analogie con il sole, la colorazione nera o grigia attorno alle pupille ha delle analogie con la luna, e il bianco esteriore ha delle analogie con le nuvole. L'occhio è composto di fuoco (calore) e di acqua. Il fuoco lo tiene insieme e lo fortifica, l'acqua gli conferisce la facoltà di vedere. Se il sangue è abbondante nella parte superiore dell'occhio, esso reprime il potere visivo, poiché inaridisce l'acqua che avrebbe dovuto assicurare la vista all'occhio. D'altra parte, se il sangue è troppo ridotto, l'umore acqueo che avrebbe dovuto assicurare all'occhio il potere visivo non ha più forza, perché gli manca ciò che nel sangue doveva, come una colonna, supportare le sue forze. Per questo motivo, negli anziani, gli occhi si intorbidiscono, poiché il loro umore acqueo diminuisce con il sangue. Invece la persona giovane vede bene, perché c'è l'equilibrio fra sangue e acqua: il fuoco e l'acqua non sono ancora asciutti e non sono diminuiti oltre misura il calore e il freddo» (*CC* 92, 7).

Ildegarda descrive cinque tipi di occhi secondo il colore dell'iride: gli occhi azzurri, gli occhi di fuoco, gli occhi screziati, gli occhi verdi, gli occhi bruni.

> «Le persone che hanno gli occhi azzurri sono alle volte frivole, alle volte precipitose, oppure dissolute o pigre e indisciplinate nei loro costumi. Però fanno tutto scrupolosamente. Chi ha occhi di fuoco è saggio, ha un'intelligenza acuta ed è collerico. Le persone che hanno gli occhi screziati sono un po' incostanti, perfino tristi alle volte, alle volte felici, tuttavia sono moralmente oneste. La gente che ha gli occhi verdi è incostante, leggera e furba, ma tuttavia abile per i lavori manuali e capisce in fretta ciò che ancora non conosce. Chi ha gli occhi bruni o neri è intelligente, sa dare buoni consigli, ma ha paura di tutto ciò che fa, cioè non è mai sicuro di se stesso» (*CC* 234, 22 e s.).

Ildegarda fa ancora altre osservazioni sul colore degli occhi.

Gli occhi azzurri

«Una persona dagli occhi azzurri, simili all'acqua, ha ricevuto questo colore dall'aria. Gli occhi di questo colore sono più deboli degli altri, perché l'aria cambia spesso a causa dei diversi influssi atmosferici: il calore, il freddo e l'umidità. Perciò gli occhi azzurri possono essere danneggiati dall'aria malsana, debole e umida come pure dalla nebbia» (*CC* 92, 24).

La medicina per gli occhi azzurri è il finocchio. Esso può guarire le infiammazioni e le infermità derivate dall'inquinamento dell'aria.

«Se una persona dagli occhi azzurri vede male o ha dolori agli occhi, deve subito mangiare dei finocchi o semi di finocchio, li deve tritare e impastarne il succo e la rugiada (che si trova su quest'erba) con un po' di farina fina di frumento, e farne una piccola focaccia. Questa pasta si deve mettere di notte sugli occhi e legarla con una fascia. Così il dolce calore del finocchio e del frumento, mescolati alla rugiada, sopprimono i dolori, poiché gli occhi azzurri sono del genere dell'aria e quindi bisogna aggiungere la rugiada» (*CC* 170, 14).

Gli occhi di fuoco

Questo tipo di occhi ha un anello chiaro attorno all'iride, siano essi azzurri o bruni.

«Chi ha gli occhi di fuoco, simili a una nuvola scura che sta vicino al sole, li ha grazie al vento del sud. Essi sono sani, perché provengono dal calore del fuoco. Tuttavia la polvere e un qualsiasi odore li ferisce, poiché la loro chiarezza non reagisce alla polvere e la loro purezza non reagisce a un odore sconosciuto» (*CC* 92, 32).

Il rimedio universale per gli occhi di fuoco è il vino fatto di rose, violette e finocchi.

Ricetta
6 ml di tintura di violette
12 ml di tintura di rose
4 ml di tintura di finocchi
Colmare con 50 ml di vino

«Strofina quest'acqua sugli occhi prima di andare a letto, però devi fare attenzione che essa non penetri nell'occhio. Tuttavia, anche se un po' del liquido penetrasse nell'occhio, non dovrebbe essere eccessivamente dannoso» (*CC* 170, 24).

Si mettono alcune gocce in un portauovo, si inumidiscono le dita con questo liquido e si passano con prudenza sulle palpebre, prima di andare a letto, facendo attenzione che il liquido non penetri nell'occhio.

Gli occhi screziati

Sono macchiati da diversi colori come l'azzurro, il verde, il bruno e il grigio-azzurro.

Sono sensibili alle superfici metalliche lucenti e scintillanti, alle superfici d'acqua e alle sorgenti di luce, e vengono chiamati anche occhi televisivi.

> «Chi ha gli occhi che assomigliano a una nuvola, in cui si specchia l'arcobaleno, li deve all'aria con le sue diverse perturbazioni atmosferiche, poiché essi non sono regolarmente asciutti o umidi. Sono deboli, poiché provengono da un'aria incostante, e hanno una facoltà visiva flebile specialmente perché non scaturiscono dal fuoco. Tuttavia sono acuti se l'aria piovosa è pura, perché derivano più da una natura umida che focosa. Ogni luce scintillante, che si origini dal sole, dalla luna, da un'altra sorgente di luce [televisione] o dallo scintillio di pietre preziose, da superfici metalliche o da altre fonti, è dannosa per gli occhi, perché essi provengono dall'aria con diverse perturbazioni atmosferiche» (*CC* 93, 1).

Questi occhi reagiscono se si guarda a lungo la televisione, si legge a lungo, o si va al cinema. Alle volte si manifestano dei disturbi, e sembra che ci siano delle immagini doppie davanti agli occhi.

Se una persona ha oltrepassato i cinquant'anni, gli occhi si possono intorbidire a causa di scorie sporche immagazzinate. La medicina moderna parla di cataratta in seguito alla perdita degli enzimi del cristallino dovuta a un difetto nell'impiego del glucosio.

Il vino allo zinco può stimolare di nuovo l'attività indebolita degli enzimi, migliorando perciò il potere visivo. Questo vino si dimostra efficace anche all'inizio della cataratta. È la medicina universale per gli occhi screziati, anche per la congiuntivite, il prurito agli occhi, o gli occhi lacrimosi, come nel raffreddore da fieno.

> «Prendi dell'ossido di zinco e mettilo in un vino bianco puro. La sera, quando vai a letto, strofina esteriormente le palpebre con questo vino. Dopo aver toccato l'ossido di zinco, però, fa' attenzione a non toccare gli occhi» (*CC* 171, 6).

Ricetta del vino allo zinco
Zinco ossidato 0,5 g
Zinco metallico 0,2 g
Aggiungere 10 ml di vino bianco

Prima di andare a letto si passa sulle palpebre chiuse il vino allo zinco con le dita umide. Si aspetta finché il vino viene assorbito, poi si aprono di nuovo gli occhi e si inumidisce solo il bulbo oculare o la congiuntiva, altrimenti brucia.

Gli occhi verdi

Le persone con gli occhi verdi sono più rare. Ildegarda scrive:

«Chi ha occhi che assomigliano a una nube offuscata, che non sono completamente di fuoco ma neppure proprio torbidi, di colore verde-azzurro, ha questo colore dall'umidità della terra, che contiene molte erbe dannose e lombrichi. Questi occhi sono fragili e lasciano trasparire un tessuto rossastro, poiché derivano dal muco [*livor*]. Essi non vengono colpiti dall'aria umida, dalla polvere, dall'odore, dagli oggetti luminosi, per i quali gli altri occhi soffrono. A volte però sono afflitti da altre malattie» (*CC* 93, 12).

Il rimedio universale per gli occhi verdi bisogna prepararselo da sé.

«Se una persona ha gli occhi simili a una nuvola, che non sono proprio di fuoco ma neppure troppo torbidi, ma di colore verdastro, e vede male o ha dolori agli occhi, deve tritare d'estate del finocchio e d'inverno i semi di finocchio, mescolando il tutto con un uovo ben sbattuto, e metterlo sugli occhi prima di andare a letto» (*CC* 171, 18 e s.).

Gli occhi bruni

Gli occhi più robusti sono quelli bruni.

«Chi ha occhi neri o offuscati come una nube, li ha principalmente dalla terra. Essi sono più forti e acuti degli altri occhi e conservano pure a lungo la loro forza visiva, perché derivano dalla forza della terra. Tuttavia essi vengono leggermente danneggiati dall'umidità della terra e da quella delle acque delle paludi, così come la terra viene spesso danneggiata dalla grande umidità delle acque e delle paludi» (*CC* 93, 25).

Se questi occhi fanno male o non permettono di vedere bene, ci si deve preparare una medicina fatta di vino e succo di erba ruta e farne un impacco.

«Prendi il succo di erba ruta e un quantitativo doppio di miele, mescolali con un po' di buon vino puro, poi mettici dentro un pezzo di pane di frumento e lega questo impacco sugli occhi durante la notte» (*CC* 171, 33).

Come abbiamo già detto, in caso di un attacco acuto di glaucoma la pressione interna dell'occhio può aumentare e il potere visivo è notevolmente ridotto. Lo squilibrio del rifornimento di sangue all'interno dell'occhio provoca una diminuzione della vista. La congiuntiva è infiammata e diventa rossa e la cornea si può intorbidire.

Già ai primi sintomi, per esempio di dolori o di disturbi all'occhio, bisogna consultare un oculista. Le persone che hanno oltrepassato i quarant'anni dovrebbero farsi controllare ogni anno la pressione interna dell'occhio da uno specialista, per riconoscere eventualmente la minaccia di un glaucoma.

Gli occhi possono fare male anche per il sovraccarico di lavoro. Ildegarda descrive in questo caso un rimedio molto semplice:

«Se il sangue o l'umore acqueo negli occhi dell'uomo diminuisce notevolmente a causa dell'età o di qualsiasi altra malattia, si deve passeggiare su un prato verde e fissarlo fintanto che gli occhi si inumidiscono come se lacrimassero, poiché il verde dell'erba leva questi disturbi di vista e li fa diventare puri e chiari. Si può prendere l'acqua pulita del fiume o l'acqua fresca e inumidire gli occhi, in modo che quest'umidità stimoli l'umore acqueo, che è già disseccato, e li renda di nuovo puri e chiari. Si può pure prendere un pezzo di lino e inumidirlo con acqua pura e fresca, poi si lega come impacco sulle tempie e sugli occhi, facendo però attenzione che nulla penetri nell'occhio per non ferirlo» (*CC* 169, 30 e s.).

Anche le gocce della vite sono un rimedio efficace per gli occhi, perfino all'inizio della cataratta. Questo si è sperimentato specialmente nel caso di un'infiammazione della congiuntiva.

«Chi soffre di disturbi alla vista e di offuscamento degli occhi [inizio di cataratta], deve spesso (giornalmente) inumidire le palpebre con le gocce della vite e anche farne entrare un po' nell'occhio stesso. Quando la vite viene potata [in primavera], le gocce che colano servono per rendere chiara la vista. Bisogna cogliere in un piccolo recipiente quelle gocce che sgorgano dal taglio fatto alla vite dal mattino fino a mezzogiorno» (*PL* 1244 D).

Si devono inumidire per un certo periodo di tempo, una o due volte al giorno, le palpebre con le gocce della vite (acqua che esce dalla vite), mentre un po' di liquido viene versato a gocce direttamente nell'occhio.

Il succo delle foglie di giovani meli, mescolato con le gocce della vite in proporzione di 1:1, è, secondo Ildegarda, il rimedio migliore per la vista.

«Se qualcuno, vecchio o giovane, soffre di un qualche disturbo di vista, deve prendere alcune foglie di melo in primavera, prima ancora che nascano i frutti, poiché i primi germogli delle mele sono più teneri e più sani, come le ragazze

prima che abbiano dei figli. Tritare queste foglie, spremere in quantità uguale l'acqua della vite in questo succo, mescolarlo e riempirne una bottiglia.
La sera, prima di andare a letto, inumidire le palpebre e gli occhi (con la punta delle dita) e fare in modo che nulla penetri nell'occhio.
Prendi poi queste foglie di melo tritate, versaci sopra le gocce di vite e mettile (come impacco) la notte, sugli occhi. Se lo farai spesso (ogni giorno), scomparirà l'offuscamento, e vedrai meglio» (*PL* 1215 D).

Ricetta
Succo di foglie di mele (germogli) insieme al succo di vite, da mescolare a dosi uguali 1:1.

Si mescolano ogni volta in una tazza 10 gocce di questo rimedio, e si inumidiscono le palpebre con la punta delle dita prima di andare a letto.

Anche le foglie di melo tritate (germogli) possono essere usate come impacco sugli occhi di notte.

I disturbi agli occhi (dovuti all'età) si possono curare con il vino al topazio d'oro:

«Se a una persona si oscurano gli occhi, metta un topazio per tre giorni e tre notti nel vino puro. La sera, quando va a letto, strofini i suoi occhi con il topazio inumidito nel vino, in modo che un po' di liquido penetri pure negli occhi. Ciò si deve fare spesso, giornalmente. Dopo aver tolto la pietra dal vino, quest'ultimo può essere usato ancora per cinque giorni. Al quinto giorno bisogna usare altro vino per mettervi il topazio. Anche di notte si possono strofinare gli occhi con la pietra umida, opportunamente immersa nel vino. Questo rimedio rende gli occhi chiari come il migliore collirio» (*PL* 1255 C).

L'indebolimento della capacità di vedere nelle persone che soffrono di disturbi alla ghiandola tiroidea si può curare con il cristallo di rocca.

«Se gli occhi si velano [oscurano], bisogna far riscaldare al sole un cristallo di rocca, e mettere sugli occhi la pietra riscaldata. E poiché questa pietra è della natura dell'acqua, il cristallo leva gli umori cattivi dagli occhi, e così la persona malata guarirà e vedrà meglio» (*PL* 1263 D).

Lo zaffiro aiuta in generale quando gli occhi sono arrossati a causa di un sovraccarico di lavoro o d'infiammazione della congiuntiva.

«Se qualcuno ha gli occhi arrossati e gonfi [infiammati], o se la vista diminuisce, prenda a digiuno uno zaffiro, lo metta in bocca e lo inumidisca con la saliva. Con il dito levi la saliva dallo zaffiro e inumidisca gli occhi, in modo che lo zaffiro tocchi gli occhi internamente, così guarirà e vedrà chiaramente» (*PL* 1253 C).

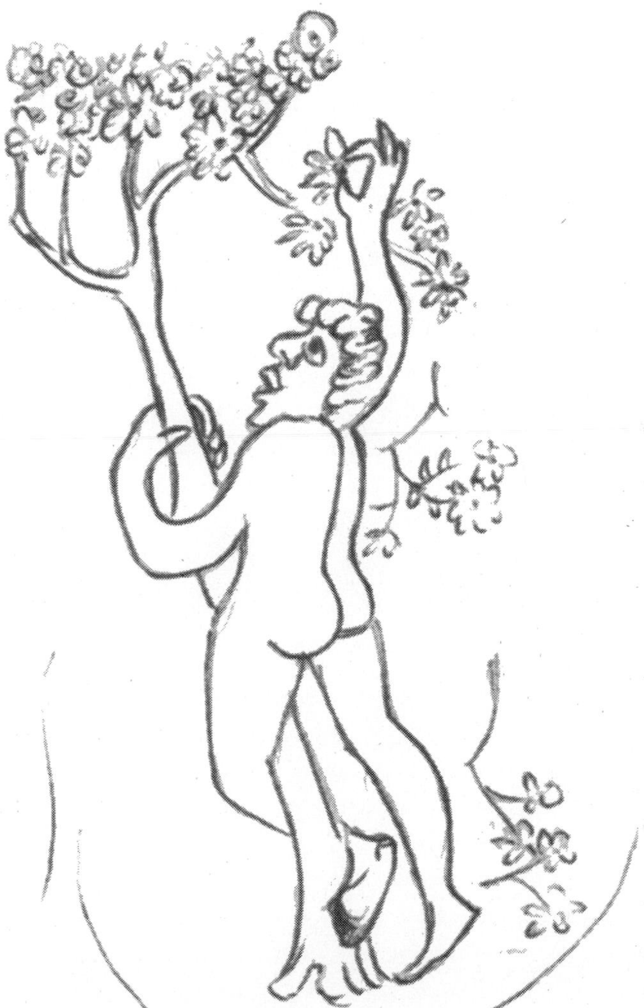

L'Amore mondano (Amor saeculi) dice: «Fintanto che potrò godere la bellezza del mondo, voglio abbracciarlo con gioia» (Vitae merit. *I, 10).*

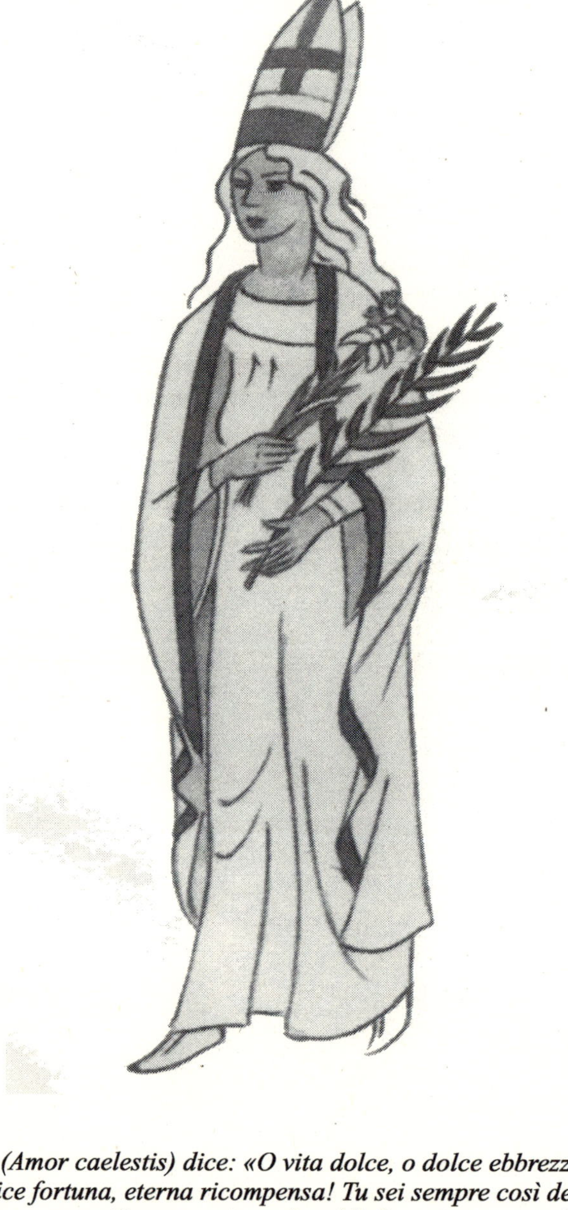

L'Amore celeste (Amor caelestis) dice: «O vita dolce, o dolce ebbrezza, abbraccio della vita eterna, o felice fortuna, eterna ricompensa! Tu sei sempre così deliziosa, che io non posso goderti interamente. Nessuno mi potrà soddisfare pienamente della gioia interiore che è nel mio Dio» (Scivias *II, 3.Visione 1).*

I nostri occhi sono uno specchio e riflettono i sentimenti e le passioni dell'anima. Se si guarda profondamente negli occhi e si sa leggere il linguaggio del corpo, si può riconoscere in essi la gioia o la tristezza.

Nel suo libro psicoterapeutico "Libro delle virtù e dei vizi" (*Liber vitae meritorum*), Ildegarda scrive che gli occhi possono soffrire per il falso amore del mondo e condurre a una falsa concezione della vita, la quale porta a inebriarsi del mondo e a idolatrarlo. Ildegarda vede l'amore mondano come un uomo nero e nudo, che cinge strettamente un albero con le braccia e le gambe. Con le mani afferra i rami e i fiori, e li strappa dicendo:

> «Io tengo stretti tutti i regni del mondo con i loro fiori e ornamenti. Perché dovrei appassire, dal momento che scoppio di salute? [...] Perché dovrei vivere come un vecchio, mentre sono così giovane? [...] Fintanto che io potrò godere la bellezza del mondo, la voglio abbracciare con gioia. Io non conosco altra vita. Le favole, che mi si raccontano, non significano nulla per me» (*Vitae merit.* I, 10).

Appena l'amore mondano pronuncia queste parole, l'albero si secca e precipita nelle tenebre.

La santa di Bingen vede la vita vera e bella nell'amore per le cose celesti, nell'amore di Dio, che trionfa sull'amore mondano. Non ci si deve fare ingannare dall'apparenza.

Capitolo 2
Le orecchie, centri della salute

«L'uomo ha due orecchie come due ali, che fanno entrare tutte le voci e i suoni, come le ali fanno librare in aria gli uccelli» (*CC* 43, 6).

Ogni malattia non ha solo una causa, ma anche un senso e un significato. I sintomi di una malattia possono alle volte essere un segnale di allarme che ci incita a vegliare sulla nostra nutrizione, specialmente in primavera al tempo delle fragole, quando si fanno sentire i dolori alle orecchie, le infiammazioni alle tonsille e la raucedine. Ildegarda scrive:

«I frutti, specialmente le fragole, provocano nell'uomo degli umori dannosi dopo averne mangiato [alterano la chimica del sangue]; le fragole non sono buone né per i sani né per i malati, poiché crescono così vicine alla superficie della terra e in un'aria putrida» (*PL* 1194 A).

Oggi noi sappiamo che i gas terrestri sono composti di metano, di carburo e d'idrogeno che è parente del cloroformio. Non ci si deve perciò meravigliare se le "fragole cloroformizzate" provochino nell'uomo degli umori dannosi, cattivi. Malattie analoghe a quelle causate dalle fragole si manifestano d'estate nel periodo delle pesche. La maggior parte delle persone possono mangiare delle fragole, senza per questo ammalarsi subito. Coloro però che sono cagionevoli di salute dovrebbero evitare di mangiarle proprio per questa loro natura "tossica". La stessa cosa vale anche per le persone dalla pelle molto delicata, per esempio i ragazzi che soffrono di eczema.

Alcune persone rideranno forse sentendo queste cose, altre invece saranno felici nel vedere la loro l'eruzione cutanea scomparire, perché hanno evitato di mangiare questo frutto.

Ildegarda prescrive un rimedio semplice contro i dolori alle orecchie: le "gocce di vite oleose". Già abbiamo visto, nel capitolo dedicato alle malattie degli occhi, che le gocce che colano in primavera dalla vite al primo taglio dei tralci sono un rimedio eccellente per gli occhi.

Ricetta
Guttae vitis oleosae rosatae

Si mettono 9 ml di questo succo di vite in una bottiglietta (che si compera in farmacia) e si riempie con 1 ml su 10 ml di olio d'oliva.

Per migliorare il potere di questo rimedio si aggiunge ancora una goccia di olio di rose.

Per i dolori alle orecchie: le gocce si strofinano attorno, davanti e dietro a esse, ma non nelle orecchie. Le gocce di vite oleose, mescolate all'olio d'oliva, sono efficaci all'inizio dell'otite, specialmente per i bambini, poiché i dolori scompaiono immediatamente con l'unzione. Usate in tempo, queste gocce possono, nella maggior parte dei casi, anche prevenirla. Un'otite che è già purulenta deve essere curata dall'otoiatra.

Anche quando si tratta di mal di testa, in particolare di dolori alle diverse parti della testa, di nevralgie dovute a raffreddamenti, si possono strofinare le gocce di vite oleose sulla parte malata.

L'apparato uditivo, su cui agiscono efficacemente le gocce di vite oleose, esercita un influsso importante sul metabolismo dell'uomo. Ildegarda vede una relazione diretta fra i suoni e le voci, che vengono avvertiti dalle orecchie, e il metabolismo del fegato. Ciò che genera tristezza può anche danneggiare il fegato, tanto che esso può diventare "bucherellato e marcio", cioè non è più in grado di adempiere la sua funzione metabolica. Lo stesso potrebbe verificarsi con il fracasso di un disco di musica rock.

L'elettronica ha generato una nuova forma di inquinamento dell'ambiente, che rende le persone sorde dopo un certo periodo. Inoltre, i giovani che passeggiano per ore con un apparecchio alle orecchie per sentire la musica sono chiaramente disinteressati al mondo che li circonda e si chiudono in se stessi. D'altra parte, con la buona musica, si può cercare di normalizzare nuovamente il metabolismo depresso.

Le orecchie sono assolutamente il centro del benessere e decidono sulla salute e sulla malattia.

> «Se i vasi del fegato vengono in contatto con l'umidità del corpo alterata, essi scuotono pure i vasi dell'organo dell'udito e perturbano la capacità uditiva, poiché la salute o la malattia possono derivare dall'udito.
> Così l'udito viene stimolato favorevolmente quando si è contenti, ma viene ostacolato quando si è molto tristi in seguito a una disgrazia» (*LDO*, III; *Visione*; *PL* 800 C).

Si può divenire sordi per una malattia allo stomaco: ci sono, infatti, delle relazioni strette fra la digestione e l'udito. Dunque, è necessario preoccuparsi di avere una buona digestione, per sopprimere questa causa.

«Se un uomo ha mal di stomaco, allora alle volte da lì un umore, *phlegma*, sale alla testa, colpisce anche le orecchie e pregiudica l'udito dell'uomo. Ma questo umore, questo "flemma" che ora diminuisce e ora aumenta, è facile da trattare e da curare. Dai cattivi umori che sono nell'organismo alle volte si alza un fumo (un gas) che penetra nella testa dell'uomo e nel suo cervello. Questo fumo si estende anche fino alle orecchie e ostruisce l'udito, si installa lì ed è difficile curarlo» (*CC* 94, 9 e s.).

In questo caso di sordità Ildegarda consiglia di usare l'incenso bianco:

«Se l'udito di un uomo è ostacolato da un umore [un flemma] o danneggiato da un'altra malattia, si deve allora affumicare dell'incenso bianco sui carboni ardenti e far salire questo fumo nell'orecchio otturato. Però ciò non si deve fare spesso (non si deve fare giornalmente), affinché questa cura non danneggi maggiormente l'udito» (*CC* 173, 6).

Un sacerdote che usa l'incenso nel modo prescritto, dovrebbe diventare raramente sordo.

Una sordità, sopravvenuta in seguito a continui raffreddori, a otiti, a sinusiti, all'influenza o al morbillo, si può curare con la polvere per l'udito (polvere d'origano, di galanga e di aloe).

«Prendi della galanga, un terzo di aloe e una quantità doppia di origano e foglie di pesco con lo stesso peso dell'origano. Fanne una polverina e usala ogni giorno dopo aver mangiato e a digiuno» (*PL* 1135 A).

Ricetta
Polvere di origano
Polvere di galanga 3 g
Polvere di aloe 1 g
Maggiorana 6 g (origano)
Polvere di foglie di pesco 6 g

All'inizio, se ne prendono solo una o due punte di coltello dopo aver mangiato; più tardi, prima di mangiare, se ne prende una punta di coltello. Non è necessario prendere la polvere senza liquidi, ma sarebbe preferibile. Se uno ha proprio una grande ripugnanza a prendere la polvere a secco, può bere un tè di finocchio o il vino per il cuore.

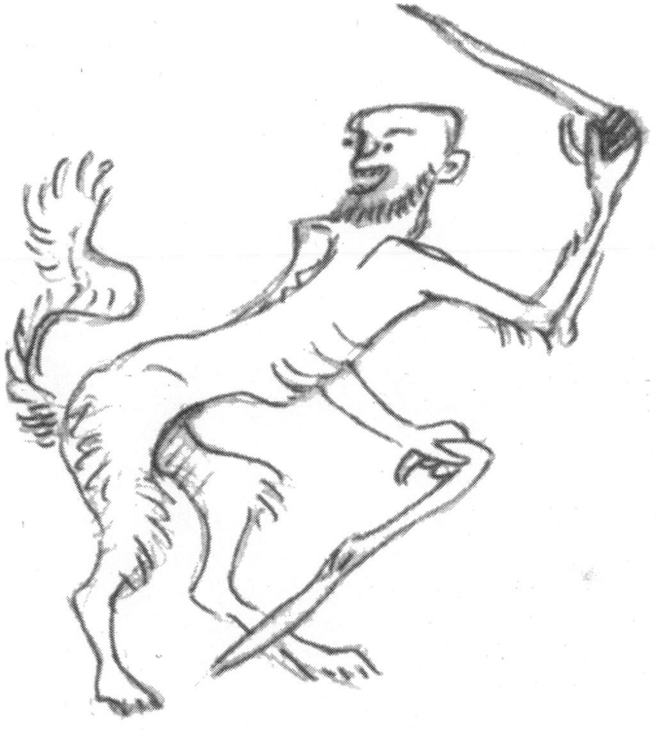

L'Esuberanza (Petulantia) dice: "Cerchiamo di stare allegri, fintanto che c'è ancora da ridere" (Vitae merit. *I, 12).*

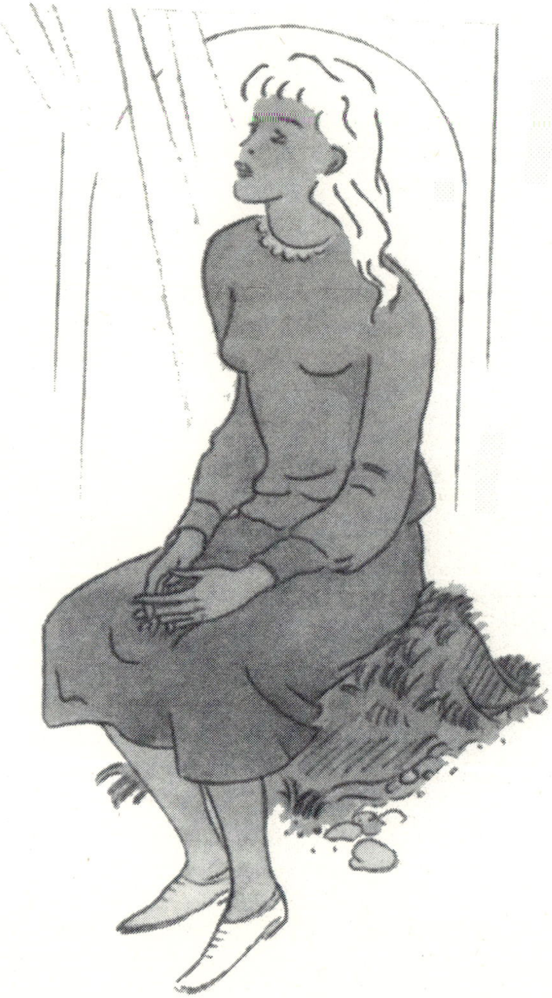

La Disciplina (Disciplina) dice: "Con il tuo sciocco modo di parlare tu seduci la gente per poterla manipolare facilmente" (Vitae merit. *I, 13).*

La polvere per l'udito, grazie all'aloe, ha un potere digestivo, ciò eventualmente si può notare se si prende una leggera diarrea.

Se è otturato solo un orecchio, allora aiuta la pietra preziosa "diaspro". Si prende un diaspro color oliva, che è molato in modo da poter penetrare nel condotto uditivo, e si fissa a una catenella (d'argento), per poter levare facilmente la pietra.

> «Se un uomo è sordo da un orecchio, prenda un diaspro, lo metta in bocca in modo da riscaldarlo e inumidirlo con il proprio fiato.
> Poi lo metta subito nell'orecchio e chiuda il condotto uditivo sulla pietra con un po' di ovatta, affinché il calore della pietra penetri nell'orecchio. Anche se l'aria variabile fa crescere questa pietra, essa scioglie le diverse malattie degli umori. Così si acquista di nuovo l'udito» (*PL* 1257 A).

Il diaspro color oliva è efficace specialmente contro la sordità dovuta al catarro o all'infiammazione purulenta dell'orecchio medio.

La sordità dovuta a un trauma, come succede ai musicisti di un'orchestra o a coloro che frequentano le discoteche, o a coloro a cui alle volte è stato ferito il timpano, non può essere guarita dal diaspro color oliva.

Ildegarda scrive nel suo libro psicoterapeutico, il "Libro dei vizi e delle virtù" (*Liber vitae meritorum*), che l'esuberanza lotta contro la disciplina e l'ordine, e perciò può danneggiare l'udito. La figura simbolica dell'esuberanza (o arroganza) sfrontata assomiglia a un cane vagabondo. Esso sta sulle zampe posteriori e sostiene la zampa anteriore sinistra con un bastone. La sua testa è calva, sogghigna come un pagliaccio sciocco, e Ildegarda lo sente dire:

> «Che danno può fare uno scherzo a un uomo, se almeno lo fa ridere? Cerchiamo di stare allegri, fintanto che c'è ancora da ridere» (*Vitae merit.* I, 12).

L'uomo viene sedotto dall'udito e trascinato dal piacere, come si può constatare in ogni festa popolare e in ogni discoteca. Con ciò si lascia sedurre da una sciocca sfrenatezza. Gli uomini amano la sfrenatezza come un cane che corre sempre loro incontro tutto allegro. La sfrenatezza non conosce la stabilità, la costanza, ma segue il proprio gusto che fa divertire. L'uomo vive secondo le proprie voglie e per soddisfare la sua fantasia. Perciò Ildegarda la chiama anche vanità delle vanità. Appena una voglia, una vanità è passata, si rincorre la successiva, perché tutte le sfrenatezze sono di natura passeggera.

Ciò che incatena un uomo adesso, passa presto, e ciò che egli possiede adesso presto sarà perduto. Chi ride adesso, presto piangerà, tutto è vanagloria, poiché è passeggero. Così gli uomini si incamminano verso la morte, come se nella loro vita non avessero mai vissuto giustamente.

La forza della disciplina, da cui scorre ogni cosa buona, non scomparirà mai, ma continuerà a durare in una vita futura, nell'eternità. La voce della disciplina dice:

«Niente mi distoglie dalla disciplina divina: né il nemico terribile, che si chiama diavolo, né una persona nemica, né questo mondo. Io starò sempre dalla parte di Dio» (*Scivias* III, 3. *Visione* 2).

Capitolo 3
Influenza, infreddatura e il geranio inglese

Perché starnutiamo? Ildegarda a questo proposito ci dà una risposta interessante:

«Se il sangue umano non scorre più svelto e rapido nelle vene, ma è come addormentato, e se gli umori scorrono lenti, l'anima lo nota e allora scuote tutto il corpo con lo starnuto. Perciò essa risveglia il sangue e gli umori e li fa ritornare al loro giusto stato. Anche l'acqua marcirebbe se non fosse continuamente mossa dalle tempeste e dalle inondazioni; allo stesso modo un uomo dovrebbe internamente marcire se non potesse starnutire e purificare il naso soffiandoselo» (*CC* 133, 9).

È sorprendente il fatto che Ildegarda abbia una fila di rimedi efficaci contro le malattie da raffreddamento, e anche un "rimedio universale" per proteggere dal virus pericoloso dell'influenza, che non si può sempre curare con gli antibiotici.

La polvere contro l'influenza, il cui componente principale è il geranio inglese, è speciale ed efficace per sei sintomi generali di raffreddamento che possono comparire.

1. Starnuto
   In questo modo si annuncia il raffreddore. Si prende mezzo cucchiaino di polvere contro l'influenza e poi si annusa. Si deve solo odorare, ma non fiutare come il tabacco! Come cura preventiva contro il contagio, si può annusare al mattino. Se il raffreddore è già cominciato, o se è in corso da uno o tre giorni, allora è necessario soffiare spesso il naso e poi annusare immediatamente la polvere contro l'influenza. Essa è efficace per un semplice raffreddore (non per un raffreddore purulento) al cento per cento.

2. Mal di testa
   È causato dall'influenza o dal favonio (vento caldo del sud). Prendere due o tre punte di coltello di polvere contro l'influenza su un po' di pane con il sale.
3. Raucedine, mal di gola
   Mettere un cucchiaino di polvere contro l'influenza in un bicchiere di vino caldo e berlo.
4. Tosse
   Far cuocere un cucchiaino di polvere contro l'influenza in una pasta di focaccia spolverata di zucchero (bruno). Servire caldo e mangiarne più volte al giorno.
5. Catarro allo stomaco
   Versare spesso sui cibi o sull'insalata un cucchiaino di polvere contro l'influenza.
6. Dolori cardiaci (durante o dopo un'influenza da virus)
   L'influenza da virus attacca il cuore in modo maligno e i vasi (anche i reni). Per prevenire i danni al cuore che potrebbero verificarsi più tardi, si prendono, dopo una forte influenza, da due a tre punte di coltello di polvere senza liquidi più volte al giorno per quattro settimane, eventualmente si può anche leccare la polvere direttamente dalla mano (*PL* 1188 A).

Come misura preventiva contro l'influenza, specialmente per persone anziane: prendere mezzo cucchiaino di polvere contro l'influenza e spargerla sull'insalata, la minestra o altri cibi.

Ildegarda conosce un rimedio efficace per le forme più gravi d'influenza, nel caso che la polvere non fosse efficace, un'erba straordinaria: l'imperatoria (*radix imperatoriae*).

> «L'imperatoria è calda e fa diminuire la febbre. Chi ha la febbre deve prendere questa radice, pestarla un po', metterla su un cucchiaino e versare mezzo bicchiere di vino, lasciando riposare per una notte. Il giorno dopo aggiungere ancora un po' di vino e bere a digiuno prima dei pasti per tre o cinque giorni» (*PL* 1193 A).

Il vino fatto con l'imperatoria deve essere preparato ogni sera fresco e in casi gravi bevuto per cinque giorni di seguito. Non si deve smettere di berlo prima dei giorni indicati, altrimenti si potrebbe avere una ricaduta.

Quindi, si mette un cucchiaino di radici d'imperatoria pestate in un mezzo bicchiere di vino, lasciandovelo per una notte intera. Il giorno dopo si aggiunge un po' di vino fresco, e, dopo averlo colato, se ne beve un po' a sorsi, durante la giornata, sempre prima dei pasti a stomaco vuoto. Ai bambini se ne dà solo un cucchiaino, a quelli più piccoli solo qualche goccia.

Il vino d'imperatoria è efficace specialmente contro l'influenza con febbre alta, perfino contro il morbillo, la scarlattina, la polmonite, la meningite, la tonsillite e contro l'influenza da virus.

Inoltre si deve seguire la dieta dei malati n. 1.

Il vino d'imperatoria non viene prescritto nelle malattie polmonari croniche o in altre malattie croniche, mentre per le infiammazioni dell'orecchio medio in più si somministrano le gocce di vite oleose. Infine, il vino d'imperatoria è un mezzo ideale contro le infezioni con febbre alta causate da batteri.

Contro la febbre da virus, la febbre estiva, la febbre da influenza, il morbillo è efficace anche l'acqua di lampone con la galanga: si fanno sciogliere in un bicchiere di acqua fredda due pastiglie di galanga, aggiungendo un po' di succo di lampone. Durante il giorno e contro la sete si beve un tè di finocchio.

L'acqua di lampone con la galanga è anche efficace per prevenire le epidemie di febbre virale, per esempio quando un membro della famiglia si deve proteggere dalle malattie infantili.

È consigliabile, durante tutte le malattie accompagnate da febbre, di restare a letto e di non surriscaldare la stanza. L'aria viene inumidita da un apparecchio apposito o dal vapore di una teiera. La sete si spegne con il tè di finocchio e con un bicchiere di sciroppo preparato con il succo di due arance e di un limone. Se si ha la febbre, non si mangia per tre giorni e poi si segue il regime dietetico adatto al malato (v. paragrafo "La dieta dei malati").

Ildegarda fa una precisa distinzione fra le malattie semplici e le malattie complicate di raffreddamento. Trattandosi di una semplice tosse, cioè non di pertosse o di bronchite con grave espettorazione, è efficace una miscela di erbe: finocchio, aneto e marrubio (*marrubium vulgare*).

> «Prendi parti uguali di finocchio e di aneto, aggiungendo un terzo di marrubio e fallo cuocere con il vino. Poi cola il tutto in un telo e bevi questo sciroppo. La tosse sparirà» (*PL* 1143 A).

Ricetta
Erbe per la tosse (Species Marrubii)
Marrubio, finocchio, aneto
Herba Marrubii 15,0 g
Herba Foeniculi et Herba Anethi ad 100,0

Si fanno bollire due cucchiai di erbe contro la tosse con mezzo litro di vino (vino del sud, vino dolce) per tre o quattro minuti, così la maggior parte dell'alcol sparisce. Di giorno si bevono da tre a quattro tazze di sciroppo ben caldo. Questo elisir è efficace in caso di tosse non troppo forte. In casi gravi, specialmente quando ci sono malattie al fegato che ritardano la guarigione, si deve usare come cura l'elisir di scolopendrio (*scolopendrium officinarum*).

Ai bambini, fino ai sei anni, si può dare un cucchiaino di elisir al giorno; fino ai dodici anni, un cucchiaio da minestra più volte nell'arco della giornata. In questi casi, trattandosi di bambini, non sono necessari altri rimedi. La medicina è un po' amara, ed è meglio perciò preparare i bambini chiedendo loro se vogliono guarire.

L'alcol contenuto in questa medicina non può essere dannoso, poiché è evaporato durante la cottura.

Le persone che soffrono di mal di gola e di raucedine devono bere il vino fatto di erbe per la voce:

«Chi ha la raucedine o dolori al petto deve far bollire nella stessa proporzione del verbasco e dei finocchi. Li faccia cuocere in un buon vino, li coli con un telo e ogni giorno beva spesso questo decotto e riavrà la voce perduta, e il dolore al petto passerà» (*PL* 1180 B).

Ricetta
Erba per la voce (Species vocales) 50 g
Erba di finocchio e fiori di verbasco
Herba Foeniculi et Fl. Verbascii

Si fanno bollire due cucchiai di erba per la voce con mezzo litro di vino buono per due-quattro minuti. Poi si cola e se ne beve mezza tazza ben calda ogni due o tre ore. Questo rimedio si può anche comprare già pronto.

L'erba per la voce, combinata con l'erba per la tosse, dà l'erba per l'influenza, un rimedio eccellente per ogni forma di raffreddore, tosse, raucedine, se la polvere contro l'influenza non giovasse più. Si prendono quattro cucchiai di erba contro l'influenza, e si fanno cuocere con tre quarti di litro di vino buono per tre-quattro minuti. Si cola e se ne beve mezza tazza più volte al giorno. Ai bambini se ne somministra una dose ridotta rispetto agli adulti. L'elisir contro l'influenza deve essere preparato fresco e si può tenere in una termo-bottiglia.

Il raffreddore non deve mai essere represso con gocce che eliminano questo processo naturale di spurgo. Ildegarda scrive che anche mangiando dei cibi esotici in modo disordinato o mangiando dei latticini o formaggi insoliti, oppure delle creme ghiacciate, possono formarsi nel corpo dei muchi dannosi, che devono essere rigettati dal naso. Per evitare un ingorgo di muco dovuto al formaggio, si può cospargere il cacio con del cumino.

Ildegarda spiega come questi umori causino il raffreddore:

«Anche se il cervello umano è abbastanza sano e puro, talvolta subentrano delle burrasche che raggiungono il cervello portando o trasportando via diversi umori. Ciò produce nel naso e nella gola un fumo nebbioso che accumula del muco nocivo [...]. Questo muco concentra l'elemento morbido degli umori deboli in modo che essi vengono eliminati dolorosamente dal naso e dalla gola come delle ulcere già mature che scoppiano e scaricano delle sostanze dannose [...]. Ugualmente l'anima rigetta una schiuma nel corpo umano, allorquando tutti i succhi del corpo vengono cotti nel corpo umano – nell'anima, negli occhi, nelle orecchie, nel naso, nella bocca e negli organi di digestione, ognuno secondo la propria funzione – come un cibo cotto sul fuoco rigetta i fluidi. Alle volte, quando l'uomo mangia un cibo nuovo e sconosciuto, o beve un vino oppure una bibita che non conosce, allora questi umori sconosciuti si mettono in movimento con altri umori e si liquefano per poter essere spurgati dal naso, come un vino giovane che messo in un barile rigetta il sudiciume e il fermento mentre si sta purificando. Se l'uomo soffoca e impedisce in qualche modo questa purificazione, sarebbe dannoso per lui come se impedisse sia all'urina che alle feci di uscire dal corpo. Nel caso in cui degli umori sconosciuti si aggiungono abbondantemente agli umori del corpo, da produrre dei dolori forti, è necessario prendere una medicina affinché questi dolori spariscano» (*CC* 134, 19 e s.).

Le erbe odorose delle punte di aneto e la pianta del finocchio sono un eccellente rimedio contro un gran raffreddore, una forte costipazione e perfino contro il raffreddore da fieno.

«Prendi dei finocchi e una quantità di aneto quattro volte maggiore e mettili su una tegola di pietra che viene riscaldata al fuoco. Gira i finocchi e l'aneto, in modo che fumino. Aspira questo fumo e profumo dal naso e dalla bocca, e poi mangia queste erbe calde sul pane. Fa' questo per quattro o cinque giorni, per sbarazzarti facilmente di questi umori» (*CC* 190, 14).

Ricetta
Erbe odorose (Species fumantes H)
Erbe di finocchio, erba di aneto
Herba Foeniculi conc. 6,0
Herba Anethi conc. 24,0; m.d.s.

Si fanno affumicare due cucchiaini di erbe odorose su un coccio di terracotta (un coccio di un vaso di terracotta) che si mette sulla piastra di un fornello, affinché esse facciano del fumo che si deve inspirare dalla bocca e dal naso. Le erbe si devono solo arrostire. Alla fine vengono sparse su un pane caldo e si mangiano. Questo si fa per tre o cinque giorni, così il raffreddore passa.

Il raffreddore da fieno e il raffreddore cronico si possono guarire specialmente con un diaspro color oliva, sottile da poter mettere nel naso.

«Chi ha un raffreddore forte, tenga un diaspro davanti alla bocca e lo inumidisca con il suo fiato caldo, in modo che diventi umido e caldo. Poi lo metta nel naso [per una ventina di minuti], tenendolo in mano e facendo in modo che il calore della pietra salga fino alla testa. Così gli umori della testa si sciolgono in fretta e più facilmente, e ci si sentirà meglio» (*PL* 1257 A).

Specialmente quando si ha la sinusite e il raffreddore da fieno si può fare la cura del legno di tasso. Il legno di tasso viene liberato dalla corteccia e i trucioli vengono affumicati sui cocci di un vaso di terracotta come per le erbe odorose, e si inala il fumo dal naso e dalla bocca.

> «Chi ha dolori al naso o al petto a causa di umori dannosi, prenda dei trucioli di legno di tasso e inali i vapori dal naso e dalla bocca, in modo che i cattivi umori si sciolgano e scompaiano, senza però fare danno alcuno al corpo» (*PL* 1238).

L'asma e l'emicrania sono le malattie più difficili da curare, secondo la medicina di Ildegarda. Un caso grave di asma con difficoltà di respirazione, con attacchi di soffocamento per cui il viso diventa cianotico, deve essere curato all'ospedale. In ogni caso i pazienti che soffrono di dolori ai polmoni devono bere regolarmente del latte di capra. Il latte di capra è facilmente digeribile e contiene un alto grado di vitamina A, B e D. Le particelle di grasso in esso contenute sono più piccole di quelle contenute nel latte di mucca, ed è quindi omogeneizzato naturalmente e non si altera facilmente come quello di mucca:

> «Chi è malato di polmoni deve bere il latte di capra e guarirà» (*PL* 1325 B).

Dunque, ogni malato di polmoni, specialmente se è asmatico, dovrebbe bere ogni giorno un bicchiere di latte di capra. Il rimedio principale per una bronchite che dura da anni, ma anche di asma e di tosse cronica, è l'elisir di scolopendrio (o lingua di cervo) che è molto efficace. Questa essenza aiuta soprattutto in tutti i casi di infezione interna e di muco, che provengono da perturbazioni del fegato. Ma anche i polmoni vengono purificati dall'elisir di scolopendrio.

> «Lo scolopendrio è caldo e aiuta il fegato sofferente, i polmoni e gli intestini. Prendi lo scolopendrio e fallo cuocere bene nel vino. Aggiungi poi del miele e fa cuocere di nuovo questa miscela. Macina del pepe lungo e della cannella in doppia quantità e fa' cuocere una terza volta con il vino. Filtra attraverso un telo per ottenere una bibita chiara, di cui devi berne un po' (giornalmente) prima e dopo i pasti. Questa bibita chiara fa bene al fegato, purifica i polmoni e guarisce gli intestini dolenti» (*PL* 1142 A/B).

Ricetta
Elisir di scolopendrio 0,5 l
Felce di scolopendrio, miele, cannella, pepe lungo, vino
Scolopendrium vulg. 20,0
Mel. dep. 50,0
Cortex Cinnamomi 10,0
Piper lungum 5,0
Vinum album ad 500,0

All'inizio si prende un bicchierino tre volte al giorno solo dopo i pasti. Più tardi, dopo essersi abituati a questo gusto particolare, si prende un bicchiere da liquore in più prima dei pasti. La cura dura da quattro a sei settimane.

L'elisir di scolopendrio è uno dei migliori rimedi della medicina ildegardiana e può essere usato per le viscere – anche per i diabetici – per i dolori all'addome, per i disturbi delle disfunzioni ormonali, per regolare la secrezione, per le infiammazioni delle ovaie, della vescica, della vescichetta biliare e per altre infiammazioni dell'addome.

Come si usa nella medicina cinese, Ildegarda raccomanda anche le minestre curative, per esempio la minestra di marrubio per le forme croniche d'infezione delle tonsille, per la sinusite o per la raucedine cronica.

Ildegarda scrive:

> «Prendine spesso e giornalmente, e la tua gola guarirà» (*PL* 1143 A).

Ricetta – Minestra di marrubio alla crema

Si prendono da uno a due cucchiai di marrubio e si prepara un tè con una tazza d'acqua. Si cola, aggiungendo all'acqua due bicchieri di vino. Di questa miscela se ne prende una tazza, mescolandola con due o tre cucchiai di panna montata, e si fa bollire.

Prendere questa minestra amara almeno una volta al giorno.

Prima di essere operati alle tonsille, si dovrebbe assolutamente provare a prendere la minestra di marrubio, poiché l'operazione non è più necessaria se si usa questo rimedio preventivo.

Succede che persone anziane abbiano anche un enfisema polmonare. Può capitare che ci siano delle difficoltà di respirazione senza tuttavia fare dei grandi sforzi fisici. I pazienti hanno l'impressione che gli manchi l'aria, poiché hanno una respirazione affannosa, una tosse secca e attacchi di soffocamento. La medicina moderna non ha nessun rimedio contro questa malattia. Soltanto il vino con l'erba per i polmoni, proposto da Ildegarda, può diminuire questi sintomi e aumentare il livello di ossigeno necessario.

> «Se il polmone è gonfio, in modo da causare la tosse e difficoltà di respirazione, bisogna far cuocere nel vino la polmonaria [*pulmonaria officinalis*] e berne spesso a stomaco vuoto, e così si può guarire» (*PL* 1141 D).

Il vino alla polmonaria si prepara così: si prende un cucchiaio di polmonaria, che si fa bollire in un quarto di litro di vino per due o tre minuti. Ogni giorno se ne bevono due bicchieri. I pazienti che hanno gli stessi sintomi, ma senza accessi di tosse, devono far bollire la polmonaria nell'acqua e berne una tazza tre volte al giorno, prima e dopo ogni pasto.

«Il tè elimina la respirazione faticosa e il flemma tossico, che provocano dolori rendendo difficile la respirazione» (*CC* 175 B).

Ildegarda ha ancora un altro rimedio per impedire degli interventi superflui. Per esempio, quando si tratta di operazioni di polipi nei bambini, che non sono risolutive poiché i polipi crescono di nuovo. In questo caso è efficace la pianta di aquilegia (*aquilegia vulgaris*). Se si hanno dei polipi, si deve mangiare ogni giorno una foglia di aquilegia fresca del giardino. Non avendola a portata di mano, si usano 50 g di polvere di aquilegia, mescolandola con 20-30 g di succo di aquilegia, e se ne prendono circa due cucchiaini con la composta di mele.

L'aquilegia sopprime non solo i polipi, ma anche l'ingrossamento delle ghiandole del collo. Ci sono delle ghiandole linfatiche ingrossate, come in ogni infiammazione alle tonsille, in casi di difterite, di scarlattina o di focolai purulenti alle orecchie o ai denti. Le ghiandole tumefatte del collo, di cui si parla qui, sono quelle ghiandole che hanno l'aspetto di un rigonfiamento come una collana di perle. Esse non fanno male, ma si trovano nei bambini di costituzione scrofolosa e ingrossano il collo. Nel corso della malattia le scrofole diventano di un colore bluastro, biancastro, rossastro. Secondo Ildegarda, bisogna distinguere bene questa ghiandola del collo di carattere tubercolotico fra i carbonchi o gli ascessi gravi alla nuca e al dorso, i quali si possono guarire con la cura della verbena.

L'aquilegia ha guarito da poco un bambino di sei anni, che era così sordo da un orecchio da non poter frequentare la scuola. Un polipo bloccava la tromba d'Eustachio e il medico aveva consigliato di fare subito un'operazione.

Il polipo è scomparso in quattro settimane in seguito all'applicazione della tintura di aquilegia, così l'operazione non è stata più necessaria e il ragazzo ha potuto andare a scuola.

Per aumentare le forze di difesa fisica, Ildegarda consiglia di mangiare giornalmente da cinque a dieci mandorle dolci. Già nel Vecchio Testamento il mandorlo non era solamente un simbolo di Maria, la Madre di Cristo, ma anche della *viriditas* (forza vitale). Si racconta che Mosè, entrando un mattino nella Tenda della Testimonianza dove i prìncipi delle dodici tribù d'Israele avevano deposto il loro scettro, trovò quello di Aronne ornato di gemme, di fiori e di mandorle mature (*Numeri* 17,8).

A proposito delle mandorle, Ildegarda scrive:

«La scorza, le foglie e il succo del mandorlo non sono buoni come medicina, perché tutta la forza si trova nel frutto. Chi ha un cervello vuoto, un colorito pallido e dolori alla testa, deve mangiare spesso i frutti di mandorlo, così essi riempiono il cervello vuoto e gli danno un bel colorito. Anche chi è malato di polmoni e ha il fegato malato, dovrebbe mangiare spesso delle mandorle crude o cotte, in modo da dare nuova forza ai polmoni, poiché esse non indeboliscono il paziente, ma lo fortificano» (*PL* 1225 C/D).

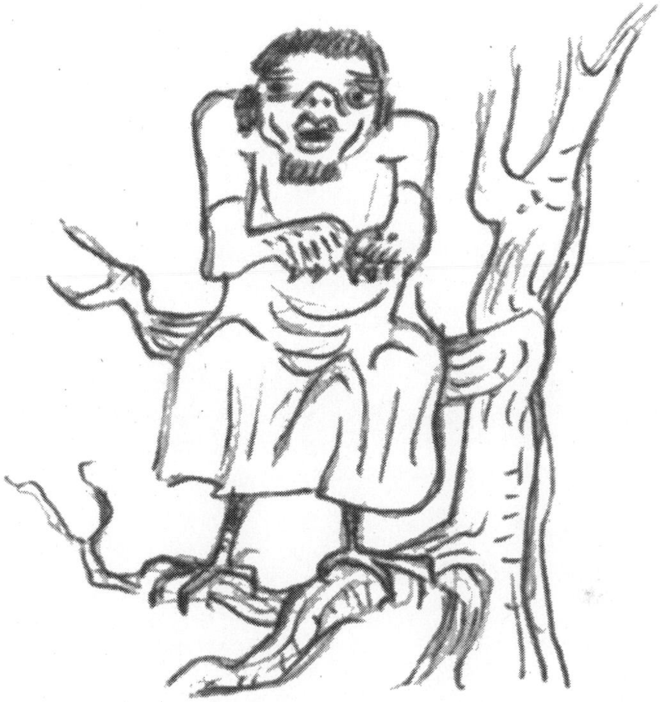

*La Smania di divertirsi (Joculatrix) dice: «Quanto è meglio fare lo spiritoso che essere malinconici! L'uomo e l'animale, gli uomini e gli animali inseguono insieme i loro piaceri» (*Vitae merit. *I, 14).*

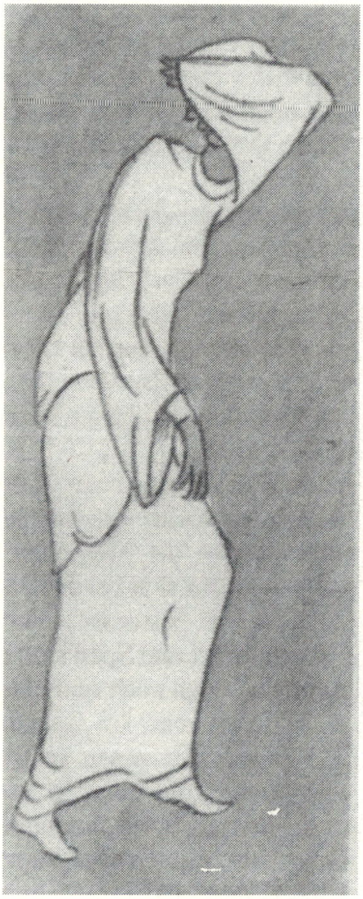

Verecondia [il pudore] (Verecundia) dice: «Sparite, sporcizia e sudiciume di questo mondo! Nascondetevi, poiché il mio Amato Bene è nato dalla Vergine Maria» (Scivias *III, 3).*

Tra le cause delle malattie al naso Ildegarda menziona la smania di divertirsi. Quest'ultima figura al terzo posto nella lista dei vizi, e si contrappone al pudore inscritto al terzo posto nella lista delle virtù. Essa utilizza l'odorato del naso come campo di battaglia per provocare delle infreddature.

Il gusto dei piaceri appare come un pagliaccio dal naso smisuratamente deformato, simbolo del suo spirito pazzo. Esso passa da un divertimento all'altro e segue la sfrenatezza senza fermarsi.

Se l'uomo è preso dal gusto per la sfrenatezza, allora si mostra subito la smania dei divertimenti, che lo spinge a ricercare sempre nuovi passatempi. In questo modo gli uomini vengono sfruttati con malignità, senza che se ne rendano conto. Così s'introduce in loro questo pensiero con la sua abbondante provvigione di aforismi: «Quant'è meglio fare lo spiritoso che essere malinconici! Sono forse proibiti il gioco e lo scherzo? Anche in cielo si è gioiosi e così tutte le creature! Perché io non dovrei essere allegro? Io voglio vivere nel vortice del piacere, affinché in me tutto sia mutato in allegria. Dio ha creato il mondo, perché io mi gusti la gioia! L'uomo e la bestia, gli uomini e le bestie seguano insieme i loro piaceri. Così va bene, così deve essere!». Oppure per dirla con Goethe: «Grandi e piccoli, giubilate, siate allegri! Così io sono un uomo e qui lo posso essere!».

Nella falsa scienza (la ricerca) Ildegarda vede una dimensione ancora più grande e raffinata della smania del divertimento. Gli scienziati che escogitano e realizzano delle cose straordinarie con degli sforzi sovrumani, perdono di vista la realtà che Dio loro dimostra, ed essi si costruiscono un proprio castello in aria con le possibilità che il mondo offre loro. Così considerano il loro sapere come fosse realtà, ingannando se stessi e gli altri uomini, poiché, così scrive Ildegarda, tutto ciò che si cerca e si trova senza Dio è destinato a corrompersi.

Il pudore (*verecundia*) o la modestia è, al contrario, la vita piena delle cose celesti, poiché a esso vengono rivelati i segreti di Dio nei decreti della Scrittura: «Io guardo con gli occhi dell'innocenza e posso penetrare queste cose con un atteggiamento rispettoso, secondo la volontà di Dio, davanti a cui tu fuggi per cieca ignoranza».

> «Sparite, sporcizia e sudiciume di questo mondo! Nascondetevi, poiché il mio Amato Bene è nato dalla Vergine Maria» (*Scivias* III, 3).

Capitolo 4
Bei denti per un bel sorriso

Il concetto di Ildegarda per prevenire le malattie dentarie e per la cura dei denti è in pieno accordo con gli studi della scienza moderna. Come potrebbe consigliarci un rimedio efficace se non fosse stata ispirata dalla saggezza di Dio?

Ildegarda ci offre un metodo semplice ed efficace per mantenere i denti sani e belli:

> «Chi desidera avere denti sani e forti prenda in bocca, appena si alza al mattino, dell'acqua pura e fredda, e la tenga un certo tempo, affinché il muco che è sui denti si sciolga. Con la stessa acqua che ha in bocca, deve lavarsi i denti e ripetere spesso. Così il muco non aumenta e i denti restano sani» (*CC* 173, 33).

Chi vuole mantenere denti forti e belli si abitui con la sua famiglia a lavarsi i denti al mattino (appena alzato) con l'acqua fredda. Senza pasta dentifricia, cloruro, fluoro, o altri dentifrici moderni, l'acqua riscaldata in bocca scioglie lo strato depositato sui denti, secondo la vecchia regola chimica: "La stessa cosa si scioglie meglio nella stessa cosa".

Se ci si abitua già da bambini, l'acqua fredda impedisce che i denti cambino di colore e lascia un gusto gradevole e fresco. L'acqua calda, quando si puliscono i denti, può forse essere gradevole, ma agisce in modo contrario e li rende molli.

Ildegarda ha anche un ottimo rimedio per pulire i denti per la notte:

> «Se la gengiva attorno ai denti si guasta, e se i denti sono deboli, versa della cenere calda di vite nel vino, come se si preparasse un bucato. Lavati i denti e le gengive con questo vino, e fallo spesso, così i denti diventeranno forti e le gengive sane. Adoperare questo rimedio anche se si hanno denti sani. Essi diventeranno belli» (*PL* 1244 B).

Ricetta – Vino mescolato con la cenere del legno di vite

Prima di andare a letto agita bene la bottiglia contenente il vino mescolato con la cenere di legno di vite, e pulisciti con forza e a fondo i denti. Non si deve risciacquare, ma solo sputare. Così si va a letto con questo buon gusto in bocca. Con questa cura le gengive non sanguineranno, perché diventano più forti e crescono bene. In questo modo si avranno dei denti sani e lucenti.

Alcuni miei pazienti mi hanno raccontato che perfino il palato si fortifica, così che i denti non dondolano più e la gengiva cresce bene. Non avete mai guardato quanto siano lucenti e bianchi i denti di un africano? Gli abitanti di alcune zone dell'Africa sono soliti pulire i denti con l'impiego della cenere delle piante. E quando apprendono come ci si lava i denti nel nostro mondo "civilizzato", cominciano anche loro a usare il dentifricio e a soffrire di carie e di piorrea.

Ildegarda ci dà una descrizione esatta sull'origine dei buchi nei denti (carie) e del dolore che ne deriva.

> «La pelle sottile, o membrana, in cui si trova il cervello è circondata da vasi sanguigni molto fini che si estendono fino alle gengive e anche ai denti. Se questi vasi sanguigni si riempiono di sangue guasto e putrido, e sono insudiciati dalla schiuma che si produce dalla purificazione del cervello, portano il putridume e il dolore dal cervello alle gengive e ai denti. Perciò le gengive e la mascella si gonfiano originando nell'uomo il mal di denti. Inoltre, se non ci si pulisce i denti con l'acqua fredda, il deposito attorno a essi aumenta e così le gengive si ammalano. Infatti, dal deposito accumulato attorno ai denti nascono alle volte dei batteri, che causano un rigonfiamento delle gengive e di conseguenza il mal di denti» (*CC* 94, 17).

Ma se il mal di denti è forte, il semplice vino è sicuramente e rapidamente efficace:

> «Quando si ha mal di denti, dovuto al sangue infetto o a causa della purificazione del cervello, prendi dell'assenzio e della verbena in parti uguali e falli bollire con del vino buono e puro per due o tre minuti, cola il vino attraverso un telo di lino e bevilo con un po' di zucchero. Quando vai a letto mettiti sulla guancia le erbe calde e filtrate (già cotte) con un telo, messo come impacco là dove i denti fanno male. Fai così finché non sarai guarito. Inoltre, il vino preparato con le suddette erbe e bevuto, purifica anche i piccoli vasi sanguigni che si estendono dalla membrana del cervello fino alle gengive. Le erbe messe sulla mascella mitigano i dolori ai denti, grazie al calore dell'assenzio come quello della verbena e del vino» (*CC* 173, 14 e s.).

Ricetta – Erba contro il mal di denti
Assenzio e verbena in parti uguali

Si prendono uno o due cucchiai da minestra di questa miscela di erbe, si fanno bollire a fuoco vivo in un quarto di litro di buon vino bianco per due o tre minuti. Si filtra e si beve il vino con un po' di zucchero di canna. Il vino contro il mal di denti è amaro come il fiele, perciò deve essere addolcito con lo zucchero (e non con il miele). Le erbe filtrate e calde vengono legate sulla guancia dolente.

Il vino contro il mal di denti non leva solo il dolore intenso, ma cura anche le infiammazioni della gengiva, il granuloma della radice e perfino le infiammazioni, i cosiddetti focolai di infezione. In questo modo si possono proteggere i propri denti, ed evitare l'estrazione. Con questo toccasana contro il mal di denti scompaiono pure le irritazioni che possono sorgere dopo una cura dentaria.

Ildegarda, inoltre, suggerisce una semplice maniera per far scomparire in poco tempo il granuloma della radice: pungendo la gengiva con un piccolo ago per eliminare il pus.

> «Chi soffre di mal di denti, deve aprire la gengiva con un piccolo ago da salasso (o ago da iniezione), poi deve allargare l'apertura per far uscire il pus, e si sentirà meglio» (*CC* 173, 28).

Tempo fa, con questo semplice metodo, ho rimosso un granuloma a un giovane di sedici anni, a cui avrebbero dovuto estrarre tre denti, e così glieli ho salvati.

Ildegarda descrive un sistema di fumigazione molto originale contro la carie, che è divenuta un'epidemia della nostra civiltà in seguito ad abuso di dolciumi di ogni genere.

> «Se i batteri corrodono i denti, si deve prendere in parti uguali dell'aloe e della resina di mirra, accenderli in un vaso di argilla sulla legna di faggio e fare penetrare nelle labbra aperte verso i denti dolenti il fumo che sale attraverso un tubo stretto. I denti devono inoltre essere tenuti stretti, affinché non penetri in gola troppo fumo. Questa cura deve essere fatta due o tre volte al giorno per cinque giorni di seguito, così da poter guarire» (*CC* 174, 5).

Probabilmente gli oli eterici dell'aloe e della mirra sono antibatterici, perciò la mirra è contenuta in ogni acqua naturale per i denti.

Per essere sani i denti e il palato hanno bisogno di molta clorofilla, da cui deriva l'energia verde (*viriditas*) delle erbe.

> «Prendi della lattuga o, se non riesci a trovarla, le foglie che germogliano della quercia e un po' di cerfoglio in quantità maggiore; trita il tutto moderatamente, aggiungendovi del vino, mettilo in bocca, tenendolo per un certo tempo, così spariranno gli umori dannosi alle gengive» (*PL* 1165 B).

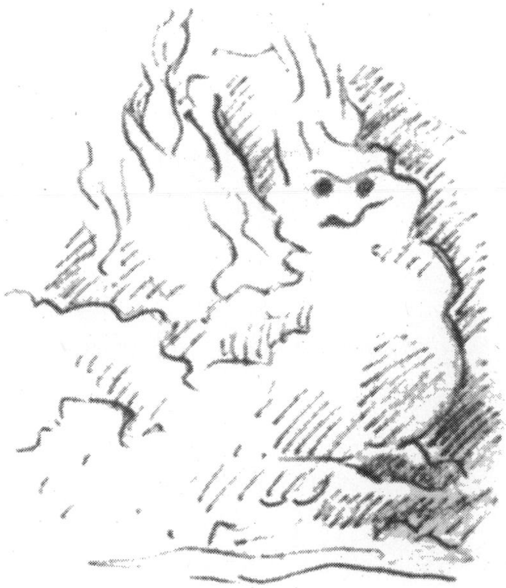

La Durezza di cuore (Obduratio) dice: «Io non ho creato nessuno e non ho chiamato nessuno alla vita. Perché dovrei incomodarmi o preoccuparmi di qualcosa?»
(Vitae merit. *I, 16).*

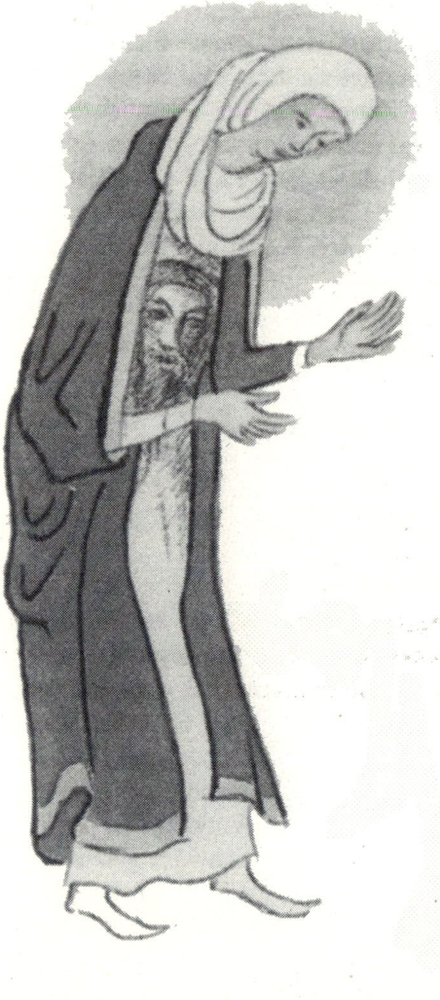

*La Misericordia (Misericordia) dice: «Io stendo continuamente la mano verso la gente senza patria e i bisognosi, verso tutti i poveri e i deboli, verso coloro che sospirano nella miseria» (*Scivias *III, 3.* Visione *4).*

Nei casi di infiammazione delle gengive, di gonfiore e di piorrea, prendi delle foglie tenere di quercia o foglie di insalata, del cerfoglio, tritali e inumidiscili con il vino.

Mettili attorno ai denti e alle gengive per dieci o venti minuti. L'effetto curativo è dovuto probabilmente al contenuto della clorofilla.

Come poteva sapere Ildegarda che con la polvere delle ossa del salmone si può eliminare la mancanza del calcio dei denti?

> «L'uomo che ha le gengive in suppurazione e i denti deboli e fragili, prenda le ossa del salmone, le polverizzi e aggiunga un po' di sale. Pulisca i denti con questa miscela, prima di andare a letto, senza risciacquare. Questa polvere purifica il palato, le gengive, elimina i depositi e fortifica i denti» (*PL* 1274 D).

Secondo la psicoterapia di Ildegarda, la durezza di cuore si contrappone, al quarto livello della lista dei vizi, con la misericordia, e a essere chiamato in causa è il quarto organo di senso: la lingua e quindi il gusto. La salute dei denti è connessa con ciò che si mangia e con il senso del gusto dell'uomo. Con la durezza di cuore (insensibilità) l'uomo può causare gravi ferite a se stesso o ad altri. A questo proposito un proverbio arabo dice: «Fa' attenzione a ciò che dici! La tua parola è tagliente come una freccia e non ritorna indietro».

Il cuore duro può intenerirsi con le potenti energie curative della misericordia. Ildegarda chiama la forza guaritrice della misericordia «quasi medicina», un rimedio che guarisce come una pomata potente.

> «Io stendo continuamente la mia mano verso la gente senza patria e i bisognosi, verso tutti i poveri e i deboli, verso coloro che sospirano perché sono in miseria» (*Scivias* III, 3. *Visione* 4).

Capitolo 5
Un rimedio piacevole per curare le ferite, gli ascessi e le scottature

La pelle umana vive. Essa ha la proprietà di rigenerarsi e possiede molti mezzi di difesa. Non è un carro armato, che si deve trattare con l'antiruggine. Quando la pelle è malata si deve curare perciò in modo piacevole. Ci sono molte cause che fanno soffrire la pelle: un taglio, una puntura d'insetto, una scottatura, un'eruzione cutanea. Ildegarda ha molti rimedi efficaci, che stimolano le forze rigeneratrici della pelle, con i quali l'uomo può curarsi.

In seguito al suo sviluppo, la pelle è legata agli organi interni attraverso le zone di Head. Perciò attraverso il derma si possono guarire certe malattie. Alcune medicine e metodi di cura della medicina di Ildegarda si basano, per esempio, sui bagni, sauna, massaggi (massaggi ai reni), impacchi, scarificazione o ventose.

Le eruzioni cutanee sono generalmente un segno che delle sostanze tossiche vogliono uscire dal corpo, poiché gli organi interni di disintossicazione (fegato, reni, intestino) non funzionano bene.

> «Quando degli umori tossici prorompono in tutto il corpo dell'uomo, è necessario aspettare un po' che questo sfogo raggiunga il culmine, fintanto che la pelle, fra gli ascessi, si tinga di rosso e secchi. Poi bisogna usare delle pomate adatte, affinché un'attesa troppo lunga non provochi dei dolori maggiori e di conseguenza non si tramuti in infezione» (*CC* 154, 33).

Una delle migliori pomate di Ildegarda è forse la pomata di violetta:

> «Prendi del succo di viole e la terza parte di questo succo di olio d'oliva, e, conforme alla quantità, sego di becco, fallo bollire, e prepara così una pomata» (*CC* 204, 25).

Ricetta – Pomata di violetta con essenza di rose
Succo di violetta, olio d'oliva, sego di becco, olio di rose
Succus violae 20,0
Ol. Olivae 10,0
Seb. hircin. 20,0
Ol. Rosae gtts. 5

Mettere la pomata più volte al giorno, partendo dalla superficie fino al focolaio d'infezione, ma con prudenza.

La pomata è efficace specialmente per la cura di piaghe, per la prevenzione di cicatrici di forma tumorale (anche per le cicatrici postoperatorie). Inoltre viene da noi usata come misura preventiva contro il cancro della mammella, in casi di cisti benigne o per la cura di danni postoperatori causati dai raggi X.

La pomata alle viole strofinata sulla fronte è efficace anche in casi di emicranie (mal di testa dovuto a sinusiti).

Nella medicina ildegardiana non si parla di "sradicare" i bacilli, i virus e gli agenti di malattie. La pelle intatta è la migliore protezione contro l'infezione. Generalmente bastano le forze o i fattori di autoguarigione a liquidare le infezioni, oppure si assumono delle medicine che stimolano i suddetti fattori. Una ferita è sempre infetta. Dipende dalla virulenza, cioè dall'aggressività dei germi (oppure dalla nostra intelligenza), se la nostra pelle guarirà da sola, o se noi provocheremo l'infezione grattando la parte infiammata.

Ildegarda ha una medicina eccellente per combattere gli ascessi e i focolai purulenti. La cura della verbena è sicura, rapida ed efficace al cento per cento nella maggior parte dei casi, se è usata correttamente e in tempo.

> «Se una ferita della pelle è purulenta e infetta, si mette un pezzo di lino pulito. Sopra si lega la verbena cotta e ancora calda. Appena l'impacco è secco, se ne mette un nuovo strato almeno due volte al giorno, finché il focolaio purulento non sparisce» (*PL* 1190 B).

Ricetta – Verbena

La compressa si può preparare da soli, farcendo bollire in una tazza d'acqua un cucchiaio di verbena, l'acqua poi viene filtrata e le erbe calde messe sulla parte malata.

Oppure si prende una compressa di verbena già preparata, cucita in una fascia di garza, si fa bollire, si versa l'acqua e si mette l'impacco caldo sulla pelle.

Con questo impacco di verbena si possono curare i foruncoli, i carbonchi, ascessi alla nuca e alla schiena, infezioni alle unghie, infiammazioni alle ghiandole mammarie, infezioni croniche di ferite e anche ascessi complicati delle ghiandole sudorifere nelle ascelle. Raramente il medico deve decidere se si deve aprire l'ascesso o no.

Nella maggior parte dei casi con questa cura si può evitare un intervento chirurgico, come per esempio nel caso di una ragazza di sedici anni che aveva due gravi ascessi alla gola e uno direttamente alla settima vertebra del collo. Anche suo padre aveva avuto degli ascessi analoghi e morì poco dopo l'operazione. Solo con la semplice cura della verbena, indicata da Ildegarda, gli ascessi guarirono perfettamente in quattro settimane, senza complicazioni. Durante la cura si formarono due sacchi di pus della grossezza di un uovo, che si ruppero spontaneamente e si svuotarono.

Tumefazione delle ghiandole linfatiche nella scrofolosi

Alle volte le ghiandole linfatiche sono visibili nel collo, ma non fanno male. Toccando, sembra di sentire una collana di perle che però, nel decorso della malattia, se si osservano bene, prendono una colorazione azzurro-biancastra-rossastra. Queste ghiandole del collo, di origine tubercolosa, compaiono in persone di costituzione scrofolosa; una volta si osservavano specialmente nei bambini che avevano bevuto del latte di mucca non bollito e infetto. Oggi l'infezione del latte è esclusa grazie all'igiene e all'assenza di tubercolosi nella razza bovina. Queste tumefazioni moleste delle ghiandole del collo spariscono senza operazione, con un semplice rimedio. Ildegarda consiglia di masticare più volte al giorno, per alcune settimane, delle foglie di aquilegia crude. Se non si hanno a disposizione delle foglie di aquilegia, si può anche usare la polvere di aquilegia essiccata, usandola come segue:

Mescolare 50 g di polvere di aquilegia con 20-30 g di tintura di aquilegia.

Prenderne ogni giorno circa due cucchiaini con la marmellata di mele. In questo modo la scrofolosi dei bambini sparisce una volta per tutte.

La cura di aquilegia è efficace solo nella tubercolosi delle ghiandole del collo, e non per la tumefazione di ghiandole linfatiche, che si manifesta nei casi di infiammazione nella regione della testa.

Queste tumefazioni delle ghiandole linfatiche sono dolorose e sono segno di infezione, occorre quindi curare la malattia da cui si origina l'infezione dell'orecchio medio e l'infiammazione delle tonsille, perché si possa guarire.

La cura delle scottature

Per tutte le bruciature e scottature che ci si procura in casa, Ildegarda prescrive un rimedio molto semplice: l'impacco di semi di lino.

«Chi viene scottato dal fuoco, faccia bollire nell'acqua a fiamma alta dei semi di lino [*semen lini*] e inzuppi un telo di lino pulito [stirato] in quest'acqua, mettendolo poi caldo sulla parte scottata, così la scottatura guarirà» (*PL* 1202 D).

Ricetta – Semi di lino/telo di lino

Si fanno bollire a fuoco vivo tre cucchiaini di grani di semi di lino in cinque o sei tazze di acqua; si separano con cura i grani con un colino, e s'immerge un telo di lino.

Quest'ultimo si applica imbevuto di quest'acqua e si mette caldo sulla scottatura, continuando a imbibirlo ogni qualvolta che si è asciugato o raffreddato. Un solo impacco semplice fa diminuire presto il dolore ed elimina radicalmente le sostanze velenose della scottatura, così la piaga viene purificata e comincia a guarire naturalmente senza lasciare traccia di cicatrice.

Questa compressa di semi e telo di lino, impregnata d'acqua in cui sono stati cotti i grani, è efficace per ogni tipo di scottatura, sia di primo, di secondo e di terzo grado, perfino in casi di scottature derivate dalle applicazioni di raggi X, o in casi di scottature di fuoco per mezzo di raggi atomici.

Appena la piaga è purificata, e si è formata una piaga normale della pelle, si sospende la cura con le compresse di semi di lino e la si continua a trattare, per esempio, con la pomata di viole. Adoperando troppi impacchi di semi di lino, la formazione della nuova pelle avviene in maniera troppo rapida ed è possibile che rimangano delle cicatrici.

Gli impacchi di semi di lino, inoltre, eliminano anche i dolori al fianco che possono subentrare senza che un qualsiasi organo interno sia ammalato. Questi dolori locali sorgono alle volte qua e là nella pancia e possono spaventare sia il paziente che il medico, ma fortunatamente passano con l'applicazione di queste compresse.

La cura delle punture di insetti

Può capitare che a casa o durante le vacanze una puntura di insetti possa rovinare la serata più bella d'estate. Ma Ildegarda conosce un rimedio semplice per combattere le zanzare, le mosche, i tafani, le api, le vespe e perfino le punture di ragni. Il prurito di una puntura sparisce subito ungendosi con il succo di piantaggine.

> «Se un ragno o qualche altro insetto punge una persona, questa deve subito frizionare la parte toccata con il succo di piantaggine e starà subito meglio» (*PL* 1169 C).

Ricetta – Tintura di piantaggine

Si schiacciano le foglie pulite di piantaggine e si spreme il succo sulla piaga della puntura o della morsicatura, ripetendo la frizione più volte quando si sente un forte prurito e c'è un gonfiore.

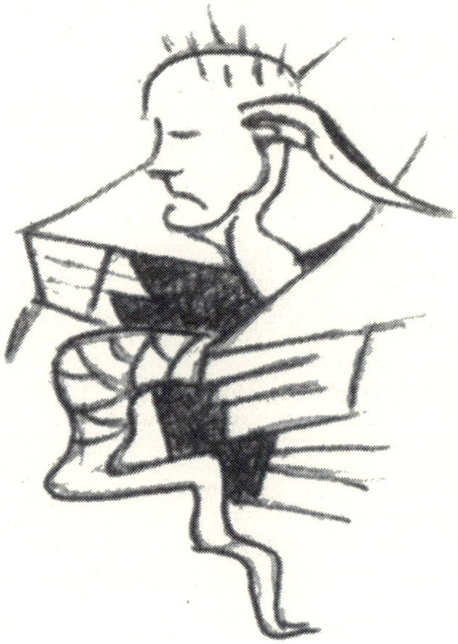

La Pigrizia (Ignavia) dice: «Io non voglio causare dolore a nessuno e voglio vivere piacendo a ognuno, in modo di non averne uno svantaggio. Se uno fa il bene o il male, io terrò sempre la bocca chiusa per non pregiudicare la mia esistenza» (Vitae merit. *I, 19).*

Io so per esperienza personale che perfino delle punture spiacevoli di vespe spariscono completamente in poco tempo. Perciò la tintura di piantaggine deve esserci in ogni farmacia portatile da viaggio.

Eczema e allergie

Anche per Ildegarda non è facile curare una persona affetta da eczemi o allergie. Oggi si possono osservare delle reazioni allergiche della pelle, sia che esse siano di origine naturale o sintetica. Anche le allergie dovute agli alimenti si moltiplicano sempre di più, sia che si tratti di allergie causate dal frumento, dalla soia, dal latte, dal formaggio, dalle fragole.

Finora non si è mai notata nessuna allergia dovuta al farro (grano), e non si potrà notare nemmeno in futuro, poiché il farro è il cereale meglio digeribile. Perciò per poter curare ogni eczema è necessario cambiare la propria alimentazione per far posto al farro, oltre che a molto timo e barbabietole. Tutti i veleni di cucina devono essere logicamente evitati, come le bibite, ad esempio; sono permessi solo il caffè di farro e il tè di finocchio. Un salasso assicura la disintossicazione del sangue e del fegato. L'intestino e i reni devono essere risanati nella loro funzione di eliminazione degli elementi tossici. E per una buona digestione sono indicate la radice di piretro, la pulicaria (*psyllium*) e la crusca di farro con il lievito di birra.

Il prurito che tormenta si può curare con grani di papavero mangiati con delle mele tagliate a fette. L'olio di rose puro (1/100 con l'olio di oliva) rende liscia la pelle screpolata. Ma per guarire del tutto, specialmente dall'eczema, sono necessarie molta pazienza e l'eliminazione di ogni fattore psichico di rischio, affinché il paziente ristabilisca il proprio equilibrio fisico.

Quando l'eruzione dura a lungo (i pazienti ne hanno sofferto soprattutto nell'età infantile a causa della crosta lattea), si perde fiducia in una possibile guarigione. Il fatto di essere rassegnati alla propria sorte è un fattore negativo che distrugge invece di aiutare, come dice Ildegarda nella sua psicoterapia, e questa rassegnazione è spesso concatenata con le malattie croniche della pelle. La fede nella guarigione personale grazie alla vittoria di Dio (cioè al Suo aiuto soprannaturale) può eliminare questa forza distruttrice.

La vita di un vigliacco è molto lontana dalla libertà meravigliosa di cui gioisce un cristiano. Egli vive come uno schiavo nel carcere del suo nascondiglio, afferma Ildegarda. Solo la sua testa assomiglia a quella di un uomo simbolizzato con un piede lungo e un orecchio di lepre (simboli dell'uomo vigliacco). Il suo corpo non è completamente sviluppato. A causa della sua "mollezza" deve essere avvolto in panni. La sua vita è piena di scappatoie da codardo:

> «Io non voglio causare nessun dolore a nessuno, e voglio vivere per piacere a ognuno in modo di non averne uno svantaggio. Io adulerò i ricchi e i potenti. Se essi fanno del bene o del male, io terrò sempre la bocca chiusa per non pregiu-

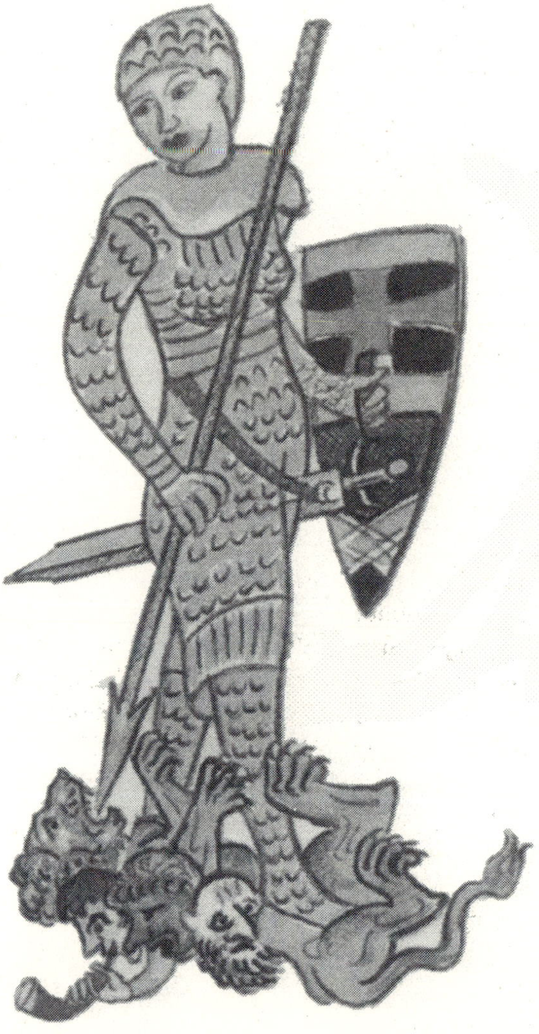

La Vittoria di Dio (Divina victoria) dice: «Io vinco il demonio che è forte e anche te, odio e invidia, e te, concupiscenza, insieme a coloro che si divertono a mistificarsi» (Scivias *III, 3.* Visione *5).*

dicare la mia esistenza. Per me è la soluzione migliore. Se nessuno se ne accorge, io preferirò dire delle bugie e ingannare piuttosto che dire sempre la verità» (*Vitae merit.* I, 19).

Queste persone, nella loro follia, si ritengono delle persone oneste. Preferiscono l'ozio e sparlano volentieri degli altri. Il pigro resta nella mediocrità, poiché la sua vita non si svilupperà mai pienamente. Al contrario, la fede nella vittoria di Dio può sviluppare nell'uomo delle forze fortissime, che aiutano gli uomini pigri e vili ad aver fiducia nell'aiuto del Signore e nell'appoggio del prossimo: «Poiché a me non piace la vita in schiavitù, a me non piacciono le vanità piccole e insignificanti della vita», dice la Vittoria di Dio. Quest'ultima vive alla sorgente potente di Dio:

> «Io vinco il forte demonio e anche te, sia tu odio o invidia, e te, concupiscenza, insieme a coloro che si divertono a mistificarsi» (*Scivias* III, 3. *Visione* 5).

Capitolo 6
Cuore e circolazione. L'amore viene dal cuore

«Perocché dalla pienezza del cuore parla la bocca» (*Mt* 12,34).

«Perché pensate voi male in cuor vostro?» (*Mt* 9,4).

«Maria però tutte queste cose riteneva, paragonandole in cuor suo» (*Lc* 2,19).

«Nessuna cosa vi è esteriore all'uomo, la quale entrando in esso possa renderlo immondo: ma quelle cose che procedono dall'uomo, quelle sono che rendono impuro l'uomo» (*Mc* 7,15).

«Ma quello che esce dall'uomo rende immondo l'uomo, poiché dal di dentro, dal cuore degli uomini procedono i cattivi pensieri, gli adulteri, la lussuria, gli omicidi, i furti, le avarizie, le malvagità, le frodi, le impudicizie, l'invidia, le bestemmie, la superbia, la stoltezza» (*Mc* 7,20-22).

Il punto centrale e la base principale non è la testa, ma il cuore che è il centro e il quartier generale dell'anima umana. È qui che nascono i buoni o i cattivi pensieri che avvelenano l'uomo e che possono decidere sulla malattia e quindi sulla salute in generale.

Ildegarda descrive il cuore come una fabbrica dove i pensieri sono trasformati a livello molecolare e biologico in "succhi" buoni o cattivi che attraverso la circolazione sanguigna trasmettono il loro messaggio in certe zone organiche particolari, nel fegato, nei reni, nel cervello e in molti altri organi.

«L'anima abita nel cuore come in una casa e fa entrare e sortire i pensieri come da una porta, essa li contempla come da una finestra, e in virtù delle loro funzioni li guida fino al cervello come il fumo di un fuoco sale attraverso la cappa del camino. Se un uomo non avesse dei pensieri, allora non avrebbe neppure il discernimento, ma sarebbe come una casa senza porte né finestre né camino. Ma i pensieri sono gli autori della scienza del bene e del male e gli ordinatori di ogni cosa. Sono gli autori della bontà, della saggezza, della stoltezza e di altre simili qualità. Anche i pensieri cattivi nascono nel cuore. E allo stesso modo, dal cuore una via conduce verso gli elementi, con cui l'uomo realizza ciò che pensa. E le forze del pensiero salgono al cervello, esso le capta, poiché il cervello inumidisce tutto il corpo, esattamente come inumidisce tutto la rugiada. Quando però in un uomo [in seguito ai pensieri maligni e cattivi] si sviluppano dei succhi cattivi e fetidi, essi mandano nel cervello un fumo nocivo» (*CC* 95, 30 e s.).

L'invidia (v. immagine a p. 75) fa del cuore dell'uomo una spelonca di ladroni ed è perciò uno dei fattori determinanti di rischio per il cuore e la circolazione.

Si può quindi anche «impallidire d'invidia», poiché i vasi s'irrigidiscono, causando una cattiva circolazione sanguigna.

Ildegarda scrive che l'invidia espelle dall'uomo l'ultima forza vitale. Appena essa si unisce all'odio, il suo fratello minore, mette in moto tutte le forze psichiche, traendo a sé moltitudini di uomini. E dal momento che ha a disposizione un sapere più grande degli altri, l'invidia abusa del suo sapere e della sua scienza per fare segretamente dei grandi torti agli uomini. Basti pensare ai rivoluzionari che guidati dall'invidia hanno trascinato e mandato in rovina il mondo per poterlo cambiare! Dal momento che l'invidioso disprezza la bontà dell'uomo, impedisce lo sviluppo personale del suo prossimo, ostacolando così il benessere dell'umanità. L'invidioso è avversato dall'amore del prossimo (*caritas*, v. p. 76):

«O sporco agitatore! Tu sei veleno che distrugge la creazione, l'amore del prossimo, io opero di giorno la virtù della bontà d'animo e delle buone azioni, e di notte curo le ferite e i dolori» (*Vitae merit.* III, 8).

Anche se non ne siamo consapevoli, spesso i nostri cattivi pensieri sono gli autori delle nostre malattie. Così comincia, per esempio, una malattia polmonare.

«Il cervello eccitato guida questo fumo ai polmoni attraverso certi vasi sanguigni, danneggiandoli in modo che essi [i polmoni] si gonfiano e possono appena respirare, dando a questo respiro un cattivo odore. Il gonfiore ai polmoni non è particolarmente pericoloso, poiché si può curare facilmente [con un tè per i polmoni]» (*CC* 96, 17 e s.).

Le malattie di cuore come quelle della milza possono derivare da sbagli di dieta e da una cattiva e falsa nutrizione. Ma un'autentica malattia organica del cuore sembra in stretta relazione con la bile nera, causata dalla collera, dai dispiaceri e dalle preoccupazioni.

«Quando gli umori cattivi oltrepassano la misura negli intestini e nella milza, coinvolgendo anche il cuore, ritornano alla bile nera, mescolandosi con essa. E così, messa in movimento da questa miscela, la bile nera sale con gli umori verso il cuore sotto forma di un fumo nero e cattivo, stancandolo con numerosi sforzi che si producono improvvisamente» (*CC* 95, 17).

Ildegarda ci dà perfino una lista di sintomi molto caratteristici di malattie cardiache organicamente condizionate.

«Queste persone sono tristi e amareggiate, mangiano e bevono poco, quindi diventano deboli fisicamente e riescono a malapena a reggersi sulle gambe. Inoltre soffrono molto di eruttazioni» (*CC* 95, 26 e s.).

Le ragioni che la medicina classica dà per le malattie di cuore non sono sufficienti, esse restano alla superficie, si limitano solo a dati fisici e chimici misurabili e non fanno attenzione ai fattori di rischio psichici che le hanno causate. Il famoso studio Framingham (Framingham è un quartiere periferico di Boston, in cui dal 1949 vengono effettuate regolarmente delle ricerche sul cuore e la circolazione fra tutti gli abitanti) nomina come causa delle malattie del cuore e della circolazione i seguenti fattori di rischio:

1) L'ipertensione
2) L'aumento di grasso nel sangue (colesterolo, trigliceridi)
3) Il diabete
4) Il fumo, l'alcol, l'abuso dei medicinali
5) L'eccesso di peso

La medicina moderna si limita a considerare solo i fattori di rischio e a cercare di correre ai ripari con i farmaci. La medicina di Ildegarda oltrepassa largamente questi confini e vede le vere cause profonde delle malattie del cuore in una mancanza di buone qualità nell'uomo. Vengono dunque prescritti 35 fattori psichici che possono aggravare la situazione fisica. Ildegarda raccomanda, di conseguenza, anche 35 medicine per il cuore, che possono essere considerate in relazione con questi vizi.

Ogni uomo durante la sua vita può avvertire dei dolori al cuore, e ognuno dovrebbe sapere che non necessariamente questo significa avere una malattia al cuore o un infarto cardiaco. Nella maggior parte dei casi dipende da voi stessi e dal vostro medico di famiglia se dovete essere considerati come un paziente malato di cuore, e in questo caso assumere le medicine adatte, oppure se considerate questi dolori come un avvertimento che deve mettere fine ai vostri conflitti cambiando lo stile di vita. Se si vuole eliminare il dolore al cuore con medicine forti, non si capirà mai il loro senso profondo e il messaggio che Dio ci vuole dare.

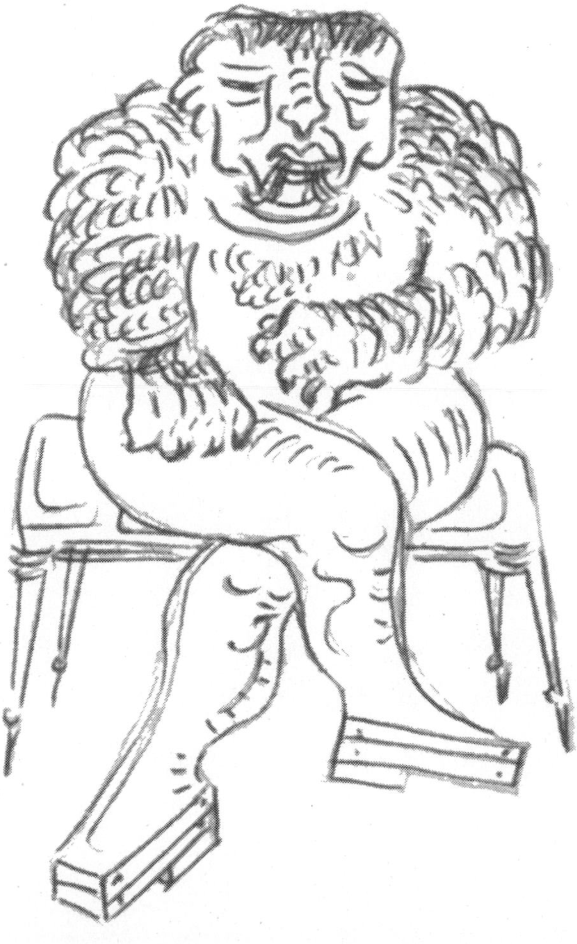

L'Invidia dice: «Io sono il pastore e il custode di tutti gli eccessi e quando voglio ritiro tutta la forza vitale agli uomini. Tutte le parole misurate, siano esse abbondanti come la sabbia del mare o furbe come i serpenti, io le soffocherò, affinché esse non possano farmi resistenza, poiché io mi chiamo Inferno. E perciò attiro a me le masse, trascino nel fango tutto ciò che Dio ha creato» (Vitae merit. *III, 7).*

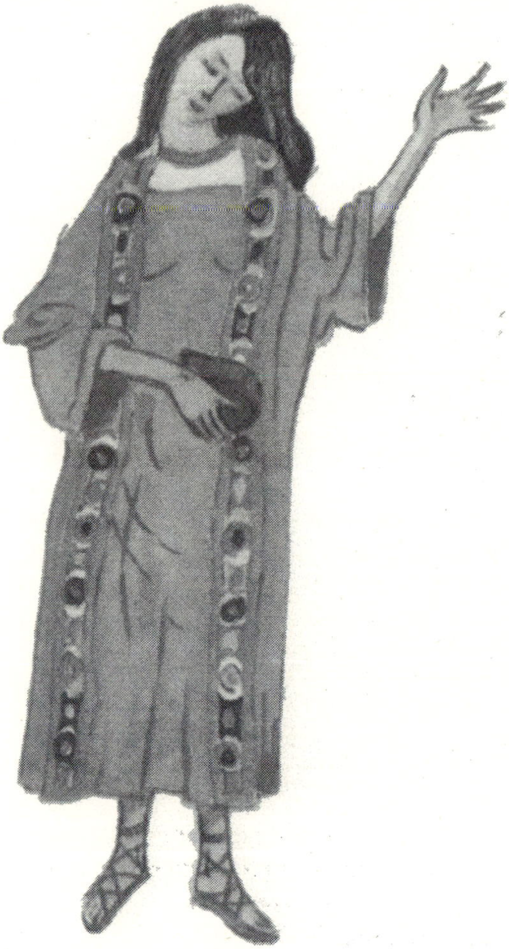

L'Amore del prossimo (Caritas) risponde: «Dopo che l'uomo, il seme più nobile e il germoglio più dolce, fu creato, nacque il Figlio di Dio, come uomo, alla fine dei tempi. E quantunque Lucifero volesse rovinare il mio abito e la mia integrità, io sono apparsa in uno splendore lucente in Dio e nell'uomo. Anche se i ciechi e i morti, le donne di mala vita e le meretrici invocano il mio nome per i loro atti impuri, è assolutamente impossibile che questo fango tocchi il cielo, e allo stesso modo esso non potrà influenzare la mia volontà. Io mi preparerò delle ali fatte di altre virtù, per eliminare con esse tutte le cose cattive che Lucifero diffonde nel mondo. Solleviamoci tutti verso la vera Luce, costruiamo ovunque le torri più grandi e più forti in modo che quando viene il giorno, noi troviamo i frutti abbondanti nell'ordine materiale e spirituale»
*(*Scivias *III, 8).*

I dolori al cuore possono essere un segnale di avvertimento per riflettere sui nostri pensieri e sentimenti o per cambiare le nostre abitudini di vita. Per una persona può significare che deve sbarazzarsi delle sigarette e rinunciarvi, per un'altra di non prendere troppo sul serio la vita e senza fiducia, per una terza di fare la pace con il vicino, oppure di saper controllare meglio la propria paura e la propria collera.

Vivete come un essere umano, non aspettate che sia troppo tardi! Pensate al senso della vostra vita, e se la notte vi svegliate con i dolori al cuore, pensate a Ildegarda che in *Scivias*, facendo esprimere la grazia di Dio, scrive:

> «Alle volte tocco l'uomo nella sua anima e gli faccio capire che potrebbe cominciare a essere giusto e a evitare il male. Ma lui mi disprezza e crede di poter fare tutto ciò che vuole... Più tardi lo ammonisco di nuovo, affinché egli faccia il bene e tralasci di fare il male. Alle persone che non fanno attenzione ai miei ammonimenti ripetuti, manderò molte sventure che riguardano o la loro proprietà o altre cose simili che in un certo modo non permettono loro di fare il bene. Nell'amarezza della loro anima esse non hanno più voglia di fare ciò che avevano deciso di intraprendere nei giorni di fortuna. Infatti, quando ogni cosa andava bene, sembrava loro impossibile che una cosa qualsiasi potesse contrastare i loro piani» (*Scivias* III, *Visione* 8, *PL* 656).

Chi si sveglia di notte con le palpitazioni al cuore, o durante il giorno sente dolori al cuore o al fianco, può usare la pietra preziosa diaspro, premendola sul cuore.

> «Chi sente dei dolori al cuore o al fianco oppure a un'altra parte del corpo, cioè gotta [sclerosi, arteriosclerosi], metta un diaspro su questa parte dolente premendolo forte finché diventa caldo, e il male cesserà, perché il buon calore e la buona virtù del diaspro curano quegli umori che sono irregolarmente freddi e caldi in modo non equo» (*PL* 1257 B).

Il diaspro è quindi, per così dire, un saluto del Buon Dio, se si tiene con sé di notte nel letto, applicandolo sulla pelle quando il cuore fa male. Moltissimi disturbi cardiaci dipendono da un'irrigazione sanguigna insufficiente del muscolo, poiché le coronarie sono sclerotiche. Perciò sorgono disturbi primari di ritmo (i disturbi secondari di ritmo sorgono con le intossicazioni dovute alle medicine, per esempio la digitale).

Nel caso di dolori al muscolo cardiaco o al fianco, che non sono ancora una vera malattia cardiaca, giova al cento per cento il vino con prezzemolo e miele.

> «Chi ha dolori al cuore o alla milza, faccia cuocere del prezzemolo nel vino, aggiungendo un po' di aceto e abbastanza miele, poi filtri il tutto con un telo, e ne beva spesso. In questo modo guarirà» (*PL* 1158 D).

Ricetta – Vino con prezzemolo e miele
Prezzemolo fresco (8-10 steli con le foglie)
Aceto di vino (due cucchiai da tavola)
Miele (80-150 g) e un buon vino naturale (1 litro)

Se ne prende ogni giorno un bicchiere da liquore. In casi di insonnia e di stanchezza berne mezza tazza la sera, a sorsi.

Il vino con prezzemolo e miele si dimostra efficace ai primi sintomi di debolezza, nel caso di stanchezza e insonnia da cui potrebbero derivare dolori o fitte al cuore.

È una medicina ideale in casi di dolore al petto di carattere nervoso (discardia), quando i nervi e l'anima si fanno annunciare dal cuore. Di questi malesseri funzionali succede anche che non si trovi traccia nemmeno con un elettrocardiogramma, nonostante un certo conflitto continui a pesare su quest'organo.

Questi tipi di dolori al cuore, dunque, spariscono rapidamente con questo rimedio.

Il vino si può anche preparare facilmente da soli, variandolo perfino. Di solito si prendono da 8 a 10 foglie di prezzemolo con stelo e si fanno i cuocere con due cucchiai da tavola di aceto di vino in un litro di vino naturale per cinque minuti. Si aggiungono poi da 100 fino a 150 g di miele (i diabetici ne prendono solo 80 o un po' di meno) e si cuoce il tutto ancora per cinque minuti. Attenzione al vino che schiuma! Il vino viene filtrato e messo in una bottiglia sterile.

Si può usare sia il vino rosso che quello bianco, a patto che sia vino naturale. Si noti che il vino bianco è stimolante rispetto al vino rosso che è più tranquillizzante, e per il suo tannino è più gradito allo stomaco e all'intestino.

Il vino con il prezzemolo e il miele è efficace anche per i disturbi reumatici al cuore o per la debolezza cardiaca dopo l'influenza. Se si ha una debolezza al cuore anche in età avanzata prima di fare una cura con la digitale bisognerebbe cercare di fare una cura con il vino con il prezzemolo e il miele, poiché esso rende superflua la chimica.

Anche per la riabilitazione da un infarto cardiaco questo vino è utile. In questo caso bisogna prenderne tre volte al giorno un bicchierino da liquore. Più tardi, dopo tre o sei mesi, si può ridurre la dose quotidiana a un bicchiere da liquore al giorno.

Ogni malattia organica del cuore deve essere curata con la grande cura per il cuore di Ildegarda. A essa appartengono le pillole per il cuore (*pilulae cardiales*), il succo per il cuore (*concentratum cardiale*) e la polvere per il cuore (*pulvis cardialis*).

> «Se gli umori tossici hanno il sopravvento sugli intestini e sulla milza e hanno causato al cuore molta amarezza a causa della bile nera, è necessario prendere la galanga e la radice di piretro in parti uguali e del pepe bianco equivalente a un quarto delle due altre piante. Poi si prende della farina di fagioli, si aggiunge questa polvere, mescolando il tutto con il succo di seme di fieno greco [*semen foenumgraeci*], se ne fanno delle piccole pillole e si fanno essiccare al sole. Poi

si assumono le pillole o dopo colazione o a digiuno. In seguito, si prende della liquirizia, cinque volte tanto di finocchio, zucchero come il peso della liquirizia, e un po' di miele. Si prepara una bibita e si beve per i dolori al cuore o dopo la colazione o a digiuno. Prima di sentire la debolezza al cuore o di sentire il primo dolore, si prende anche del pepe bianco di cui un terzo di cumino, semi di fieno greco come la metà del peso del cumino, si polverizza e si mastica con un po' di pane, a digiuno e dopo colazione» (*CC* 174, 19 e s.).

Ricetta – Pillole per il cuore
Galanga, radice di piretro, pepe, farina di fagioli, succo di semi di fieno greco essiccato al sole (livello di preparazione difficile)

Si prendono tre pillole per il cuore al giorno, prima o dopo i pasti, e poi si beve subito un bicchiere da liquore di succo per il cuore.

Ricetta
Liquirizia, finocchio, zucchero, miele

Con questa ricetta si elimina la sostanza che provoca l'autentica malattia del cuore, se i dolori non sono già cessati senza alcun tipo d'intervento.

Le pillole per il mal di cuore levano gli spasmi cardiaci, lo sciroppo leva la sostanza velenosa che li provoca. Se sorgono improvvisi dolori al cuore, si prendano subito due o tre punte di coltello di polvere per il cuore su un pezzo di pane secco, e anche per prevenzione dopo un pasto un po' pesante o grasso, o dopo degli sforzi fisici o una concentrazione mentale. Allo stesso modo assumere due punte di coltello di polvere per il cuore su un pezzo di pane.

Per poter eliminare la paura che precede un attacco cardiaco si prendono spesso questi pezzetti di pane. Ciò tranquillizza e dà una certa sicurezza contro altre crisi cardiache.

La cura fortifica e guarisce il cuore stanco. Essa si deve fare per tre settimane fino a tre mesi, e può essere ripetuta ogni anno.

Il cuore può essere molto indebolito se si ha la predisposizione al raffreddamento o all'influenza da virus. La polvere ildegardiana contro l'influenza elimina certamente le tossine che sorgono a causa dei batteri o dei virus e che si depositano facilmente nel muscolo del cuore.

> «Prendi il geranio [geranio inglese] e un po' meno di radice di piretro, noce moscata – meno ancora della radice di piretro – e mescola questa polvere. Chi ha mal di cuore mangi il miscuglio così ottenuto con o senza il pane leccandola dalla mano; così si sentirà meglio, poiché questa polvere fa molto bene al cuore» (*PL* 1188 A).

Com'è scritto nel capitolo sull'influenza, si prende la polvere contro l'influenza come prevenzione, due o tre punte di coltello con le quali cospargere ogni pasto o l'insalata.

La galanga (*alpinia officinalis*) è la migliore medicina che Ildegarda prescrive per il cuore ed è una delle sue più grandi scoperte. Essa agisce in fretta e in modo sicuro come la nitroglicerina: elimina i dolori al cuore, la debolezza al cuore, le vertigini forti nei casi di tutti i dolori cardiaci, gli attacchi di *angina pectoris*, previene gli attacchi al cuore, ed è indicata perfino durante e dopo un infarto.

In nessun trattato di medicina monastica o popolare si parla dell'efficacia della galanga. Ildegarda, infatti, fu la prima a scrivere:

> «Chi ha mal di cuore e si sente una debolezza al cuore prenda subito la galanga in giusta dose, e si sentirà meglio» (*PL* 1134 A).

Se ci fosse una medicina per far quasi risuscitare i morti questa dovrebbe essere la galanga, poiché è, potremmo tranquillamente dire, la spezia più forte del mondo.

La paprica, in confronto, è un confetto da succhiare.

La galanga cresce nella Cina del Sud, in Indonesia, in India e in Thailandia dove è impiegata come base per il curry.

Il meccanismo d'azione della galanga si basa sui principi attivi che contiene: i bioflavonoidi, gli oli eterici e le sostanze che hanno proprietà antispasmodiche, carminative (purificanti) e lenitive. Il suo uso impedisce nel corpo la formazione di prostaglandina che origina il dolore. Aiuta rapidamente, tuttavia non guarisce la malattia. È solo un rimedio che elimina i dolori, la debolezza, i capogiri cardiaci durante tutte le crisi cardiache, sia che siano dovuti a un'eccitazione psichica o a uno sforzo fisico.

Nel caso di sindrome di *angina pectoris*, di dolori gastrocardiaci (sindrome di Roemheld) e all'inizio di coliche ai reni, si prenda anzitutto una pastiglia di galanga (0,1 o 0,2 g), lasciandola sciogliersi o sotto la lingua o nell'acqua. Grazie alla sua azione antispasmodica i vasi sanguigni irrigiditi si aprono, la pressione sanguigna si normalizza, e vi è un apporto maggiore di ossigeno al cuore. In seguito a una migliore circolazione sanguigna, tutto il corpo si riscalda.

La galanga elimina i sintomi senza effetti secondari o assuefazioni.

Nel caso di un attacco cardiaco si prenda in primo luogo una pastiglia di galanga, lasciandola liquefare lentamente in bocca. Alla traspirazione cutanea segue una distensione. Una seconda pastiglia di galanga si può prendere dopo quindici minuti dall'assunzione della prima. Se i dolori cardiaci non sono ancora passati dopo quindici minuti, restando strazianti, allora è necessario farsi trasportare subito all'ospedale.

Comunque la galanga, calmando i dolori lancinanti, può salvare la vita a una persona, perché il sessanta per cento dei casi mortali avviene nella prima ora dopo l'inizio di un infarto cardiaco.

Colui che avverte un aumento della frequenza cardiaca dopo la minima fatica, dopo un pasto, quando cambia il tempo, un mattino freddo (quando fa freddo), dopo un'agitazione o stress, prenda preventivamente del miele di galanga (20 o 30%). Ogni tanto si prendano dopo il pasto, più volte al giorno, tre o quattro punte di coltello di questo miele e si lascino sciogliere in bocca, o si mangino con il pane. Ciò alleggerisce l'attività cardiaca e previene eventuali sforzi. Non si abbia paura dell'assuefazione, poiché la galanga continua ad agire anche in "casi seri".

Un miele contenente dal 5 al 10% di galanga è sopportato bene dai bambini per eliminare le crisi dovute a un cuore debole, alla fatica, all'inizio di attacchi, per esempio di crisi pseudo-epilettiche. Se ne prendano più volte al giorno 2-3 punte di coltello, eventualmente sul pane.

La galanga migliora la fluidità del sangue, poiché impedisce la formazione di aderenze sanguigne, e gli consente di scorrere meglio ed evitare che si formino i trombi pericolosi (con la possibilità di un'embolia).

Di ciò possono approfittare tutti i pazienti che hanno già avuto un infarto cardiaco o che sono predisposti alla formazione di un'embolia.

La galanga è efficace in svariati casi, come abbiamo visto, e non dovrebbe mai mancare nel taschino di nessuna giacca o nella borsa, sul comodino o nella farmacia domestica. È un importante aiuto in molte situazioni difficili e critiche, in macchina, quando ci si sente deboli in chiesa, nelle vacanze famigliari, dopo un pasto copioso, o in caso di malessere durante un viaggio.

Esiste anche una marmellata di galanga indicata per una persona anziana che soffre di asma e di debolezza cardiaca. Ildegarda scrive:

> «Chi ha dolori al petto, al cuore, alla milza e sente freddo in seguito a un ingorgo di muco [gastrite], prenda la galanga, una doppia porzione di maggiorana, e semi di sedano nella stessa proporzione della maggiorana e un po' di pepe bianco. Polverizzi il tutto, aggiungendo un po' di miele schiumato [*mel depuratum*], e ne prepari una marmellata [un elettuario], in modo che essa venga cotta senza bollire. Il paziente mangi spesso questa marmellata e beva spesso anche del vino buono, puro e forte» (*PL* 1135 B).

Ricetta – Elettuario di galanga
Galanga, maggiorana, sedano, pepe, miele
Rhiz. galangae plv. 6,0
Hb. origani plv. 12,0
Sem. apii plv. 12,0
Fol. rosae plv. 4,0
Succ. liquir. (50%) 20,0
Mellis coct. despumat. ad 400,0
M. coque lentiter ut fiat electuarium

Si prende un cucchiaino di marmellata di galanga tre volte al giorno per due settimane, poi si aumenta la quantità da quattro a sei, e infine si deve continuare la cura per altri due mesi con un solo cucchiaino al giorno. Inoltre si deve bere spesso un bicchiere da liquore di buon vino, o moscatello o malaga. Se all'inizio della cura subentra la diarrea, bisogna ridurre la quantità (da 1-2 cucchiaini al giorno).

Anche l'urina deve essere controllata ogni tanto. È possibile ci siano delle irritazioni ai reni: in questi casi si riduce la cura a due punte di coltello al giorno.

L'elettuario di galanga si è dimostrato specialmente efficace per i pazienti con insufficienza cardiaca e asma, e che avvertono una pressione sulla regione dello stomaco.

Non dimenticare il drenaggio!

Si può ricorrere a questo rimedio anche per i dolori alla milza.

Nella medicina popolare è noto il sapore amaro della genziana (gialla). Dopo che si è quasi elminato il giallo con il distillatore, si è trovato un equivalente in altri tipi di genziana. L'effetto è da attribuire al contenuto di sostanze amare. Poiché la genziana non contiene tannini, decade l'effetto irritante per lo stomaco e si mantiene quello tonificante della sostanza amara (R.F. Weiss, *Lehrbuch der Phytotherapie*). Siccome la genziana è una sostanza puramente amara, cioè stimola l'appetito, può fungere da tonico e ricostituente per i muscoli e i nervi. Per questo motivo essa migliora notevolmente l'attività cardiaca, perfino in situazioni estremamente critiche di debolezza e di pericolo di vita.

Preparatevi dunque una minestra di genziana.

> «Chi ha dolori al cuore, come se il cuore fosse appeso a un filo, prenda la genziana polverizzata e mangi questa polvere in forma di minestra (farina di farro o semolino di farro), e così il cuore si fortificherà» (*PL* 1142 B).

La sostanza amara favorisce fortemente la secrezione del muco dello stomaco. Bisogna, quindi, prendere questo rimedio prima dei pasti principali, in modo che l'effetto stimolante della genziana sullo stomaco, sull'intestino, sul fegato e sulle ghiandole salivari del ventre sia diminuito quando si comincia a mangiare.

L'effetto gradevole di questo rimedio, come pure le sostanze forti contenute nella galanga, comincia già sulla lingua.

> «Chi ha la febbre nello stomaco, beva spesso della polvere di genziana nel vino caldo, e il suo stomaco verrà purificato dalla febbre» (*PL* 1142 BC).

La febbre allo stomaco è molto diffusa. Tanto per le allergie come per le malattie di fegato febbrili si possono prendere due o tre punte di coltello di polvere di genziana in un bicchierino di liquore di vino caldo.

Secondo Ildegarda lo smeraldo è una delle pietre preziose più dotate di forza curativa, poiché è efficace «in tutti gli stati di debolezza e di vecchiaia dell'uomo». Aiuta contro i dolori di cuore, la flatulenza e nelle difficoltà al diaframma (cioè i dolori opprimenti allo stomaco dopo un pasto abbondante) che potrebbero originare una colica biliare o un infarto cardiaco.

Tali situazioni scompaiono, come scritto sopra, con la pastiglia di galanga, ma pure con lo smeraldo «attaccato sulla pancia».

> «Chi ha dolori al cuore, allo stomaco o al fianco, porti uno smeraldo addosso, in modo che il corpo si riscaldi con esso, e si sentirà meglio» (*PL* 1249 B).

Lo smeraldo verde viene considerato da Ildegarda come la quintessenza della forza, l'energia verde che può rinnovare l'energia vitale dell'essere umano. Si fissa, dunque, lo smeraldo sullo stomaco, o si mette uno smeraldo greggio esagonale sull'ombelico, lasciandovelo per alcune ore.

Alimentazione del cuore

I metodi più efficaci per evitare le malattie del cuore sono la dieta, il digiuno ildegardiano e la cura della rigenerazione.

L'eccedenza di peso e un regime ricco di grassi con cattivi idrati di carbonio costituiscono un grande rischio. Dimagrendo, si eliminano molti problemi che sono legati al sovrappeso. Con il digiuno si normalizzano i tassi dei trigliceridi e il colesterolo, mentre le pareti dei vasi sanguigni vengono alleggerite e il cuore protetto. L'Associazione tedesca per l'alimentazione fissa il tasso normale del colesterolo a meno di 220 mg% e quello normale dei trigliceridi nel sangue (grasso neutro) a meno di 150 mg%. Dal momento che i disturbi del metabolismo del grasso rappresentano il fattore di rischio numero uno nelle malattie del cuore, si raccomanda di fare attenzione alle regole seguenti.

Evitare i grassi saturi: i grassi animali, i latticini, la panna montata, i gelati, i grassi vegetali come il grasso delle noci di cocco o palmina, i cibi fritti come le patate fritte. Evitare le grandi quantità di colesterolo, il rosso d'uovo (un rosso d'uovo contiene 300 mg di colesterolo), la pelle del pollame, la carne macinata arrostita, il merluzzo, la carne di capra, i granchi, il caviale, i rognoni, le cervella e la lingua. Anche la carne di manzo rossa contiene molto colesterolo. Evitare il sale: non usare più di un cucchiaino di sale (3 g) al giorno. Non dimenticare che il formaggio, i salumi, le salse per l'insalata, il pane e altri alimenti sono sempre ben salati. Noi consigliamo perciò il pane di farro alle erbe, in cui il sale è sostituito dalla galanga, dal timo e dalla radice di piretro.

Le bibite alcoliche non devono superare un bicchiere di vino o un bicchiere di birra (al giorno). Non bere dei liquori o grappa ad alta percentuale alcolica.

Nuove ricerche scientifiche dimostrano ciò che Ildegarda scrisse già ottocento anni fa. Con un'alimentazione sana si possono evitare le malattie del cuore e della circolazione. Alcuni tipi di carne, di pesci e di piante contengono degli acidi grassi protettivi che prevengono lo sviluppo dell'arteriosclerosi e quindi l'infarto cardiaco.

Gli scienziati hanno rilevato, per esempio, che fra gli esquimesi in Groenlandia e i giapponesi le malattie del cuore e della circolazione sono assolutamente rare e che l'infarto cardiaco è un'eccezione. Questi popoli mangiano molto volentieri salmone e balena che contengono acidi grassi, i quali sono in grado di fare abbassare un tasso elevato di colesterolo nel sangue, e quindi d'impedire gli attacchi cardiaci. Gli acidi grassi non saturati che abbassano il colesterolo si trovano anche nei pesci freschi come nel pesce persico, nella passera (un specie di pesce), nel pesce spada, nel merluzzo, nel salmone, nel luccio e nella balena.

Infine possiamo trovarli maggiormente nei grassi vegetali e oli, per esempio nell'olio di girasole e nell'olio di germi di grano.

Arteriosclerosi

L'arteriosclerosi è una malattia lenta, insidiosa, e ci vogliono anni, alle volte quasi trent'anni perché raggiunga uno stato allarmante, per arrivare al colpo apoplettico.

I primi segni sono una stanchezza generale, una diminuzione di rendimento e un rallentamento di concentrazione e di memoria. Quando l'indurimento dei vasi è molto progredito, si manifestano la confusione, la mancanza di orientamento, la depressione e la perdita della personalità. All'ultimo stadio dell'arteriosclerosi tutto l'organismo ne è affetto, provocando gravi disfunzioni al fegato, ai polmoni e ai reni.

Ildegarda descrive l'arteriosclerosi come una reazione a catena, che comincia dai reni che non possono più eliminare dal corpo le scorie che si depositano nei vasi e nei tessuti. Come vedremo più tardi, l'arteriosclerosi aumenta ancora a causa di un certo indurimento psichico, il vizio della durezza di cuore. Perciò cresce la sostanza della bile nera, seguita da una cascata di lesioni.

Ildegarda non descrive solo l'arteriosclerosi, ma ci dà pure un eccellente rimedio preventivo diventato famoso: la cura primaverile di assenzio.

> «Quando l'assenzio è verde e fresco, si tritano le sue foglie, spremendone il succo in un telo. Poi si fa cuocere del vino con il miele, ma non troppo, aggiungendo nel vino del succo di assenzio primaverile in quantità tale che il gusto dell'assenzio non superi il gusto sia del vino che del miele. Se ne beve a digiuno, da maggio a ottobre, ma non ogni giorno, solo ogni due giorni. Esso calma i dolori ai reni e la malinconia, schiarisce gli occhi, fortifica il cuore, impedisce che si ammalino i polmoni, riscalda lo stomaco, purifica gli intestini e permette una buona digestione» (*PL* 1173 B/D).

Ricetta – Elisir di assenzio
Succo di assenzio, succo primaverile d'assenzio, vino, miele

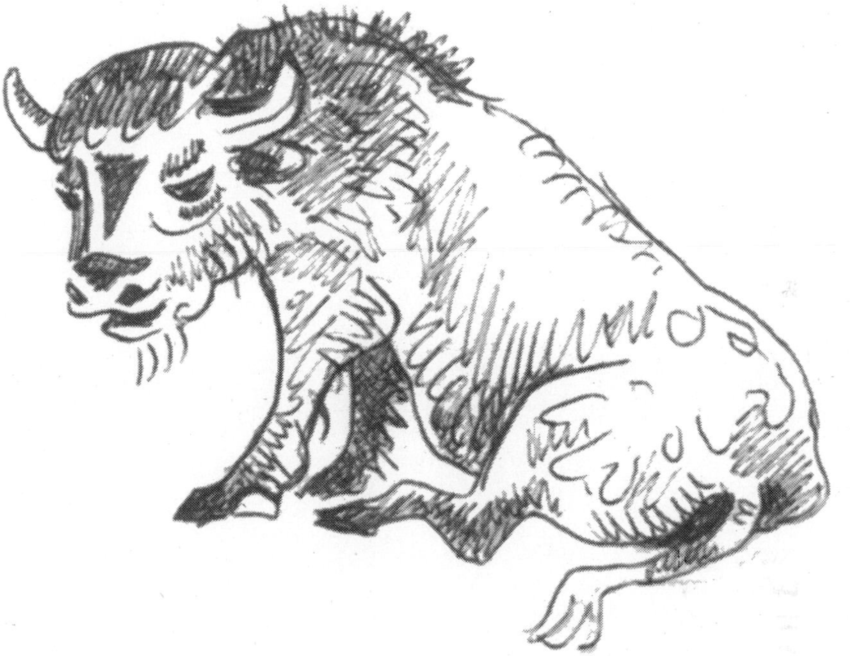

La Durezza di cuore (Obstinatio) dichiara: «Non m'importa di non sapere né sospirare né piangere, poiché molti muoiono di dispiacere, poiché se Dio vuole, concede ogni favore. Perché dovrei sforzarmi così tanto per una casa tanto stupida?»
(Vitae merit. *IV, 16)*.

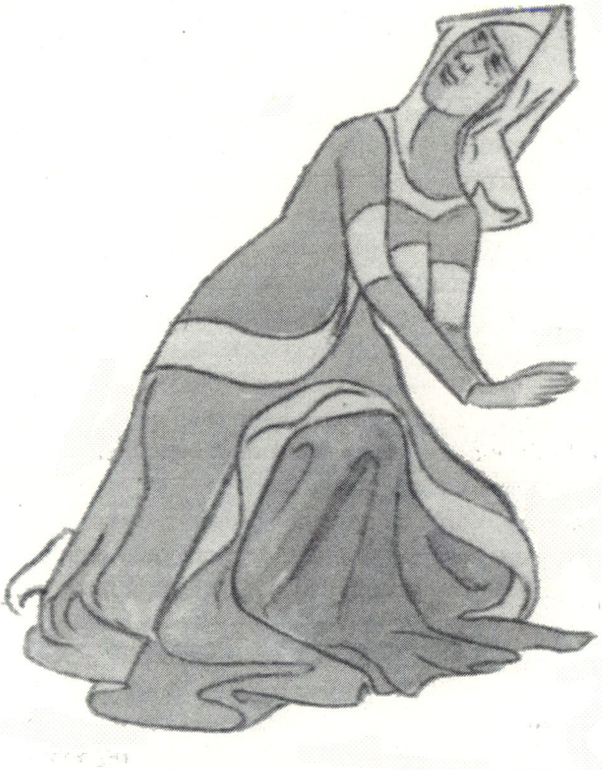

La Contrizione (Compunctio cordis) dice alla durezza di cuore: «Io desidero sempre ardentemente e abbraccio la vera ed eterna Luce. I miei pensieri, le mie aspirazioni e la mia vista non potranno mai saziarmi abbastanza della gioia eterna che è nel mio Dio»
*(*Scivias *III, 10.* Visione *12).*

Si prende un bicchierino da liquore a digiuno ogni due giorni, da maggio a ottobre, come cura preventiva contro le malattie polmonari (predisposizione per le malattie causate dal freddo, influenza), debolezza renale, sintomi prematuri di vecchiaia e arteriosclerosi, disturbi di stomaco e di digestione, secrezione e infiammazioni dell'addome. L'assenzio con le sostanze amare tonifica tutto l'organismo e aiuta nei casi di debolezza del cuore e degli occhi, come pure nei disturbi del metabolismo generale, nella depressione e nel diabete.

Nelle malattie croniche si può prendere un bicchiere da liquore di elisir di assenzio ogni due giorni al mattino prima di colazione.

Un altro rimedio preventivo contro l'arteriosclerosi e la sclerosi cerebrale sono le mele cotogne: cotte, secche o crude. La marmellata di cotogne o il pane di cotogne assicurano un'eliminazione radicale delle scorie velenose e delle sostanze che causano la stanchezza, come riportato nel capitolo sui dolori reumatici.

Quando comincia ad apparire una debolezza di memoria, il cervello deve essere "lubrificato" con l'olio della memoria.

Quest'olio composto di succo di ortica e di olio di oliva aiuta però solo i pazienti che si rendono conto dell'indebolimento della loro memoria. Se il cervello è già così ottuso che il malato non nota che comincia, per così dire, a instupidirsi, allora anche l'olio per la memoria non è di nessun aiuto.

Contro le perdite di memoria Ildegarda consiglia:

«Una persona che è smemorata senza volerlo, prenda delle ortiche, ne sprema il succo a cui deve aggiungere un po' di olio d'oliva, e quando va a letto frizioni il petto (lo sterno) e le tempie, e lo faccia spesso, e la sua smemoratezza diminuirà» (*CC* 195, 13).

Ricetta – Olio per la memoria
Succo di ortica, olio d'oliva

Prima di andare a letto anzitutto si cosparge lo sterno con cinque o sei gocce e poi le tempie. Tener conto esatto della parte che si deve frizionare prima.

In seguito all'innalzamento della media della durata della vita umana, la malattia di Alzheimer, la debolezza mentale prematura, è al quarto posto delle cause mortali nei paesi industrializzati, dopo le malattie del cuore e della circolazione, il cancro e il diabete. Di solito essa si manifesta fra i cinquanta e i sessant'anni, e consiste in disturbi di metabolismo biochimici nel cervello. La malattia è finora poco esplorata e non ci sono a disposizione le medicine. Ma Ildegarda ci offre dei rimedi che sono in grado di migliorare il metabolismo nervoso e di poter conservare meglio la funzione del cervello. Ne fanno parte le sostanze eccellenti del regime ildegardiano, come per esempio il farro, i finocchi, le mandorle dolci, la radice di piretro e così pure le castagne, e l'abitudine giornaliera di mangiare a pranzo un'insalata di lattuga con farro (vedi la ricetta nel capitolo "Il regime ildegardiano").

> «Una persona il cui cervello è vuoto in seguito ad aridità e che si sente perciò la testa debole, faccia cuocere le castagne nell'acqua senza aggiungere altro. Le deve prendere spesso prima e dopo i pasti, e così il suo cervello crescerà e si riempirà, i nervi si fortificheranno e il mal di testa sparirà» (*PL* 1227 A).

Fra le piante, il castagno è ciò che il finocchio è fra le erbe: è assolutamente sano, dalle radici alla cima. I suoi frutti, la buccia, le foglie e la scorza presentano delle materie concianti (tannino e bioflavonoidi). I frutti contengono, oltre all'amido (dal 45 al 58%) e all'albume (dal 4 al 7%), degli idrati di carbonio di alto valore (dal 22 al 34%) che servono per tutte le cellule nervose, ma specialmente come fornitori di energia. Inoltre, contengono delle sostanze specifiche attive (gaba, amine biogene, neurotrasmettitori), che sono necessarie per la direzione nervosa e per lo stimolo muscolare, e le vitamine A, B e C. Dal momento che nei frutti non ci sono sostanze come glucosio o fruttosio, le castagne possono essere raccomandate anche per i diabetici (100 g = 210 calorie = 800 Joule). Dunque le castagne sono un nutrimento ideale per i nervi di tutte le persone che hanno oltrepassato i quarant'anni.

È proprio in relazione alle malattie del cuore, che noi pensiamo pure alla forza salutare delle virtù cristiane.

La durezza di cuore (*obstinatio*) è il terreno fertile dell'arteriosclerosi.

Ildegarda simbolizza con ciò le forze intorpidite e indurite che si depositano come sudiciume e scorie nei vasi sanguigni (sclerosi, arteriosclerosi) o nei tessuti connettivi che sovraccaricano tutto il corpo. Nell'uomo ostinato e indifferente, la durezza di cuore è stesa al suolo come una bestia. Si preoccupa solo di cose terrene, il cielo le è precluso. Nel suo cuore essa non ha riguardo nemmeno per Dio, perciò il suo cuore è «incollato come pece e zolfo». A chi non viene in mente la fiaba di Guglielmo Hauffs dal cuore duro? Il suo cuore di pietra ha tre desideri, e invece di desiderare per sé la saggezza e l'intelligenza, egli vuole sapere ballare bene e avere del denaro da spendere in un'osteria. Quando non ha più denaro, finisce in miseria, arrabbiato, amareggiato e con il cuore pietrificato.

Le persone dal cuore duro non hanno fiducia negli altri. Le loro parole sono come frecce, le opere sono piene di amarezza e di ottusità. Possono convertirsi solo con i dolori di cuore (la *compunctio cordis*, che significa, letteralmente, la puntura in tutte le parti del corpo). Ildegarda dichiara che questa forza potente e rigeneratrice, forza di protezione e di difesa, è favorita dal digiuno. Ma è necessario lottare.

> «Tu hai una grande intelligenza, sai distinguere il bene dal male, perciò si pretenderà anche molto da te. Se il male ti domina, io pretendo da te che tu ti rivolga a me piangendo e con il cuore contrito. Io pretendo che tu mi chiami in soccorso per fare il bene. Poi io farò tutto ciò che tu desideri per poter abitare in te» (*Scivias* III, 10. *Visione*).

Il pentimento dice alla durezza di cuore:

«Poiché tu non ti aspetti nulla da Dio, non riceverai nulla da Lui» (*Vitae merit.* IV, 17).

La natura dell'uomo si rinnova totalmente con la forza del pentimento:

«Tutto ciò che è nato da Dio, vince il mondo (anche la malattia più grave)... Così la natura dell'uomo cambia, poiché ciò che è celeste vince e supera tutto ciò che è terreno» (*CC* 19, 25 e s.).

La forza rinnovatrice del pentimento è attiva fin dentro il cosmo, altrimenti i quattro elementi del mondo sarebbero trascinati in un turbine tale da creare un caos a causa della brutalità degli uomini.
Tuttavia, grandi catastrofi naturali appestano il mondo.

«Noi non possiamo più respirare, gridano gli elementi e non possiamo più compiere il nostro compito. Noi puzziamo già come la peste e abbiamo fame di una vera giustizia» (*Vitae merit.* III, 2).

Tutti i quattro elementi del mondo vengono liberati dalla sporcizia con il digiuno ildegardiano «dall'uragano della purificazione del mondo, poiché essi brillano nella chiarezza più luminosa, come se fosse stata loro strappata via una pelle nera» (*Scivias* III, 12, 90). «Ora il corpo, in armonia con l'anima e i quattro elementi del mondo, può assumere i suoi compiti che gli procureranno la guarigione» (*LDO* IV, 95).

«Gli elementi brillano con grande chiarezza e bellezza, perché è stata levata loro ogni bruttura e ogni macchia. Il fuoco risplende come l'oro senza incendio, come l'aurora. L'aria è pura e brilla senza vapore. L'acqua scorre tranquilla e chiara senza inondazioni devastatrici. La terra si mostra forte senza malattie e tare» (*Scivias* III, 12. *Visione*).

Capitolo 7
Chi ha digerito bene ha guadagnato a metà

Le malattie dello stomaco e dell'intestino sono legate simbolicamente con il Maligno, e l'intestino può essere paragonato a un serpente. Il male è nel mondo a causa di un frutto proibito, e quindi le malattie possono essere eliminate se si rinuncia spontaneamente a mangiare digiunando.

Inoltre, le malattie dello stomaco e dell'intestino sono un esempio tipico di connessione del corpo e dell'anima. In essi si riflettono i conflitti spirituali, e possono esplodere.

Per questo motivo la psicoterapia di Ildegarda ha una parte importante nella guarigione delle malattie dello stomaco e dell'intestino. A causa degli eccessi nel mangiare e nel bere, di un regime alimentare sbagliato dovuto ai veleni di cucina, si manifestano nell'essere umano fattori di rischio psichici caratteristici come: l'impazienza, la collera, il timore, la paura, l'inquietudine, che tormentano e rovinano l'uomo a tal punto che viene meno tutto il suo coraggio di vivere.

> «Se un essere umano soffre di fatica e di paura in seguito a ogni tipo di nutrimento e di bibite inadatti, si accumulano diversi succhi e sostanze dannosi [scorie], e così succede che l'anima tormentata e stanca dalle avversità soccombe e ferma a un certo grado i suoi movimenti vitali» (*CC* 163, 11 e s.).

In questo modo viene colpito tutto l'apparato digestivo. Qui è compresa, secondo Ildegarda, tutta l'unità funzionale dall'esofago fino al colon, e anche gli intestini e le ghiandole di secrezione interna (viscere), il pancreas, il fegato, la vescica biliare, la milza, le ovaie, i reni e gli organi di comando, l'ipofisi. Tutto il metabolismo è regolato dal cervello e dalle ghiandole di secrezione interna (ghiandole ormonali).

> «Il cervello emana, nel periodo della sua pienezza, una secrezione che mette in moto la digestione».

Alito

Se l'alito è cattivo, probabilmente la digestione è cattiva. Eppure è tanto facile eliminarlo.

> «Se qualcuno ha un accumulo di muco o un cattivo alito, faccia bollire della salvia nel vino, filtri con un telo, e beva spesso questo liquido, così gli umori cattivi e il muco diminuiranno» (*PL* 1154 A).

Si prenda un cucchiaino di salvia, si faccia bollire per due o tre minuti un terzo di litro di buon vino naturale dolce, per esempio il moscatello, e si beva una o due volte al giorno senza zucchero. Ancora più semplice è con le pastiglie di finocchio. Si prendano da tre a cinque pastiglie al giorno.

> «Il finocchio rende l'uomo allegro, anche se si mangia in diversi modi: gli dà un calore piacevole, un buon odore al corpo e aiuta a digerire bene. Si dovrebbero mangiare dei semi di finocchio a stomaco vuoto, perché essi levano l'alito cattivo e rendono chiara la vista» (*PL* 1156 C).

L'alito cattivo può essere provocato dalla bocca, dalla cavità nasale, dalla faringe o dai polmoni, che devono espirare giornalmente fino a 15 litri di gas intestinali. Questi gas corrotti vengono allora principalmente dai polmoni. Nei casi ostinati è quasi sempre efficace l'elisir di pesca. Di solito non è necessario ripetere la cura.

> «Chi ha un alito cattivo prenda delle foglie di pesca prima della maturazione del frutto e le schiacci. Poi aggiunga una manciata di liquirizia, un po' di pepe e un po' di miele; faccia bollire il tutto in un vino puro fino a che il liquido diventi chiaro. Lo beva poi spesso dopo pranzo e la sera. Così il suo alito diventerà buono e farà sparire i gas maleodoranti dal corpo e dal petto» (*PL* 1220 D).

Se lo stomaco è delicato se ne prenda un cucchiaio o solo un cucchiaino, aumentando la dose da uno a due bicchieri da liquore dopo il pranzo e dopo la cena per quattro giorni o più, alle volte fino a due mesi. L'elisir di pesca ha un gusto eccellente e guarisce anche l'alito cattivo più ostinato. E non deve essere bevuto di colpo, ma si deve mescolare alla saliva e riscaldare un po' in bocca.

Bruciori di stomaco ed eruttazioni

I bruciori di stomaco e le eruttazioni, accompagnati da dolori pungenti, sono una conseguenza della superacidità dello stomaco data dalla fermentazione, al suo interno, degli acidi gastrici e specialmente dagli acidi biliari i quali, nei casi meno gravi, sono dovuti al consumo eccessivo di dolciumi o di alimenti grassi. Le persone che mangiano troppo in fretta hanno molte eruttazioni poiché aspirano troppa aria.

Nei casi più gravi, bruciori allo stomaco ed eruttazioni possono essere un primo avviso per diversi disturbi allo stomaco, come la gastrite, l'ulcera allo stomaco, oppure anche un carcinoma. Anche in questo caso è certamente efficace il finocchio in forma di pastiglie, prese prima o dopo i pasti. Il finocchio agisce come un altro prodotto che blocca l'acidità, in modo che noi possiamo indicarlo come il *Tagamet* della medicina di Ildegarda.

Quando ci sono casi gravi di malattie allo stomaco è necessario naturalmente cercarne la causa originaria.

Vomito e nausee

Ildegarda descrive una cura semplice ed efficace contro il vomito da mal di mare o per l'aereo, in generale per i disturbi di viaggio (nella maggior parte dei casi capita a bambini o a ragazzi che vanno a scuola), o per il vomito da gravidanza come pure per la nausea dopo la cura dei raggi X.

> «Chi soffre di nausee, prenda del cumino di cui la terza parte di pepe e una quarta parte di anice, lo triti e prenda farina pura di farro, ne faccia dei biscotti con un tuorlo d'uovo e un po' di acqua, e li cucini al forno o sotto la cenere calda. Poi mangi questi biscotti, ma mangi pure la polvere di cumino sparsa sul pane. In questo modo si soffocano nell'intestino i succhi caldi e freddi, che sono la causa di questo malessere» (*PL* 1138 B).

Ricetta – Miscela di polvere di cumino
Polvere di cumino 31 g
Polvere di pepe bianco 11 g
Polvere di radice d'anice 8 g

Per la cura si usa questa ricetta al cumino per i biscotti. Si mescolano 2 cucchiai di farina e di cumino con un tuorlo d'uovo e con 3-4 cucchiai di acqua, si fa una pasta e si cuoce al forno non troppo caldo, facendone dei biscotti. Ogni giorno si mangia qualcuno di questi biscotti insieme a del pane con la polvere di cumino, che si deve masticare bene. Se la nausea è passata bisogna diminuire la razione quotidiana fino a sospenderla.

La cura può anche essere fatta dopo gravi malattie o operazioni. Tuttavia essa non è efficace nelle malattie gravi o dopo infortuni con episodi di vomito. Allora è evidentemente necessario ricorrere al medico.

Adiposità e senso di pienezza

L'adiposità non è solo un difetto estetico, ma pure una malattia, un «suicidio con il coltello e la forchetta», ed è legata alla perdita dell'energia vitale e della gioia di vivere.

In rapporto alla loro attività fisica, gli obesi mangiano sempre troppo. La causa deve essere cercata nella mancanza di discrezione (*discretio*). In altri casi la gozzoviglia e l'avidità di piaceri fanno la loro parte. Anche le delusioni frequenti possono esserne la causa. In compenso di altri godimenti sfumati (mancanza di amore), di mancanza di esperienza, di successo o di difesa contro la paura o la depressione, ci si consola con delle leccornie.

La cura consiste prima di tutto in un cambiamento energico fisico-psichico con il digiuno e il regime ildegardiano (mangiare poco alla volta). In questo caso è efficace una pietra preziosa, il diamante (come pietra grezza), per frenare l'appetito. Si mette in bocca e si attacca a una catenella per non essere ingoiato.

Gli obesi devono mangiare pane di segale se non hanno un'infiammazione alla mucosa dello stomaco.

> «Il pane di segale va bene per coloro che sono grassi, poiché esso riduce le parti grasse, rendendo forti nello stesso tempo» (*PL* 1130 A).

Molto buona è anche la menta di ruscello (*mentha aquatica*), come spezia e sparsa sul cibo (da 2 a 3 punte di coltello).

> «Se lo stomaco è appesantito dal troppo cibo e troppe bevande, e se si respira a fatica (asma), si mangi spesso la menta di ruscello cruda o cotta con la carne, o nella minestra o verdura, e così si riprende fiato, poiché la menta acquatica rinfresca gli intestini adiposi e infiammati» (*PL* 1161 B).

Con i biscotti di artemisia le persone grasse possono alleggerire il loro stomaco pesante.

> «Se lo stomaco è riempito di cibi cattivi e appesantito, polverizza l'artemisia, aggiungi un po' di farina di farro e acqua, fanne un biscotto, e cuocilo al forno. Poi polverizza questo biscotto e leccalo spesso a digiuno e di sera quando vai a letto, e il tuo stomaco si rimetterà a posto» (*PL* 1135 B).

Prima di colazione e prima di andare a letto, se ne prenda un pizzico dalla mano. Bisogna attenersi strettamente alla prescrizione. Si può anche aumentare la quantità fino a un cucchiaino al giorno.

Mal di stomaco

Per Ildegarda lo stomaco è considerato come un'unità funzionale accanto agli intestini e ai reni. Ciò si manifesta, per esempio, pensando alla sensibilità dello stomaco e dei reni per il caldo e il freddo. Se una persona soffre di dolori ai reni e alla schiena, questo succede frequentemente per la debolezza di stomaco.

> «La regione dei reni è il firmamento e il deposito di calore per tutto l'organismo... In questa regione ci sono dei forti vasi sanguigni che li tengono fermi, per cui tutto l'organismo viene protetto. Se però una persona sente dei dolori ai reni, ciò deriva dallo stomaco debole» (*CC* 100, 3 e s.).

Con la cura primaverile dell'assenzio noi abbiamo un rimedio universale che mantiene sani stomaco e intestino ed elimina l'insufficienza dei reni, nel caso dello stomaco malato e dei disturbi digestivi. L'efficacia è dovuta al contenuto di sostanze amare dell'assenzio e agli oli aromatici che assicurano una buona irrigazione sanguigna dello stomaco e dei reni. Dalle ricerche del dottor Zimmermann dell'ospedale per cure naturali di Monaco, le sostanze amare eccitano l'insieme della secrezione del liquido digestivo, cioè la saliva, i succhi gastrici, la secrezione del duodeno, del fegato e della bile. Inoltre le sostanze amare stimolano tutto il sistema immunizzante del corpo, perché l'assenzio libera delle sostanze di difesa dell'intestino (i cosiddetti IgA). L'assenzio per il suo contenuto di oli eterici favorisce anche una buona irrigazione sanguigna dei reni, come abbiamo già detto, la cui funzione limitata si normalizza di nuovo. A questo proposito Ildegarda scrive:

> «L'elisir di assenzio calma le malattie dei reni e la malinconia in te, rende limpidi i tuoi occhi, fortifica il cuore e non permette che si ammalino i polmoni, riscalda lo stomaco, purifica gli intestini e permette una buona digestione» (*PL* 1173 B).

Il massaggio ai reni con la pomata di erba ruta nel vino, davanti al fuoco di legna di olmo, ristabilisce la funzione indebolita dei reni (insufficienza renale) nel caso di debolezza dello stomaco e rigenera i tessuti renali rovinati dai calcoli renali o dalla formazione di renella. Noi usiamo il massaggio ai reni per regolare la pressione alta del sangue, anche in casi urgenti. Così, ad esempio, dopo un massaggio ai reni, in un caso urgente, la paziente che aveva una pressione di 280/140 mm Hg, dopo venti minuti aveva solo 180/120 mm Hg.

La pomata per i reni viene fatta penetrare con movimenti ritmici nella regione renale davanti al fuoco di legna di olmo.

> «Quando una persona ha dolori ai reni o ai fianchi, ciò succede spesso a causa di una malattia allo stomaco. Allora si deve prendere la ruta nel vino e l'assenzio nella stessa proporzione, aggiungendo grasso di orso in una proporzione maggiore. Poi si mescoli tutto contemporaneamente e si frizioni i reni e la regione

dei fianchi (là dove fa male) davanti a un fuoco di legna di olmo, poiché il dolore ai reni e ai fianchi si forma in molti casi da umori cattivi. Ma quando il calore della ruta nel vino, il calore dell'assenzio e quello del grasso di orso vengono mescolati insieme disperdono gli umori cattivi» (*CC* 180, 15 e s.).

Ricetta – Pomata di erba ruta con il vino
Erba ruta con il vino, assenzio, grasso di orso ed essenza di rose
Fol. Rutae et Absinthii ree. aa 20,0
Oleum Rosae 5 gtts.
Arvina ursi 50,0

Quindi, ricapitolando: è necessario frizionare davanti al fuoco di legna di olmo; la frizione sulla regione dei reni viene fatta come cura: per la debolezza allo stomaco, per le malattie croniche renali, per la pressione alta. Per la terapia contro l'ipertensione occorrono due massaggi alla settimana (almeno dieci massaggi in tutto).

Dolori allo stomaco in seguito all'infiammazione della mucosa gastrica

(Gastrite, catarro allo stomaco, ulcera allo stomaco e al duodeno, *Ulcus ventriculi et duodeni*)

Quando si mangia disordinatamente, ci si alimenta con vegetali crudi o del cibo grasso, si formano nel corpo dei succhi cattivi, malsani, dall'odore sgradevole, che possono non solo rovinare lo stomaco, ma anche tutto l'organismo.

> «Quando certe persone hanno mangiato dei cibi in quantità eccessiva, che erano o troppo crudi, non cotti o cotti a metà e particolarmente molto grassi e pesanti, ma anche senza gusto e asciutti, può succedere talvolta che il cuore, il fegato e i polmoni e gli altri depositi caldi, che sono nell'uomo, non possano fornire calore allo stomaco e questi cibi continuino a gravare sull'organismo. Perciò essi restano nello stomaco, s'induriscono e diventano cattivi, rendendo lo stomaco a volte un po' verde o blu-verdastro, o di colore piombo, oppure lo caricano molto di muco, così da mandare dei succhi cattivi e dei gas puzzolenti intestinali per tutto il corpo, come un mucchio di letame putrido» (*CC* 99, 11 e s.).

La mucosa dello stomaco può essere distrutta non solo dalle cattive abitudini alimentari, ma pure dalla masticazione insufficiente, da cibi guasti, da bevande alcoliche altamente concentrate, dall'uso del tabacco e del caffè, da cibi o troppo freddi o troppo caldi, da malattie infettive dello stomaco e dell'intestino, e dall'abuso di medicinali. Gli stessi fattori che provocano l'infiammazione della mucosa sono gli stessi che provocano delle ulcere, ma ci sono pure delle cause psichiche, per lo più nell'uomo in età adulta. Anche gli influssi atmosferici hanno la loro influenza, poiché le ulcere si notano maggiormente in primavera e in autunno.

L'ulcera allo stomaco si manifesta con dolori spasmodici come crampi allo stomaco, durante o poco dopo i pasti, con delle eruttazioni, vertigini e vomiti. Un'ulcera al duodeno è più frequente di un'ulcera allo stomaco, in questo caso è caratteristico il dolore a digiuno, da una a tre ore dopo i pasti (o anche di notte), e spesso passa quando il malato mangia anche solo una piccolezza.

Un rimedio classico per guarire completamente lo stomaco e per eliminare i dolori è quello di una cura di dieci giorni con elisir di peonie, con un antipasto per lo stomaco composto di elisir di peonie, farina di farro e tuorlo d'uovo.

Ricetta – Elisir di peonie
Succo di peonie 200 ml di tintura
Succo di abrotano 50 ml di tintura
Erba potentina 40 g pappa della pianta

Cuocere questi ingredienti in un buon vino naturale (600 ml), filtrare e riempire una bottiglia. Far cuocere due o tre volte, e al calore di ebollizione mescolare con la polvere di galanga (una punta di coltello o polvere di radice di piretro) e polvere di pepe (una punta di coltello). Se ne beve un bicchiere da liquore prima dei pasti per cinque giorni, riscaldato. Poi, come antipasto, si prende per cinque giorni (una volta al giorno): un bicchiere da liquore di elisir di peonia, mescolato con un tuorlo d'uovo e un cucchiaio da tavola di farina di farro. Il tutto si amalgama con un po' di acqua e si mangia caldo. Non aggiungere né grasso né olio. Si mette dell'issopo crudo nel vino e se ne beve un bicchiere da liquore una volta al giorno.

L'elisir per lo stomaco (elisir di salvia con il moscatello) è il rimedio più importante per la guarigione della mucosa gastrica, specialmente quando manca di acidità e la persona è inappetente.

> «Se lo stomaco è così debole che gli alimenti lo rendono suppurante, allora si prende la salvia con il moscatello, di cui un terzo di menta puleggio, del finocchio (tanto come un terzo di menta puleggio), si fa cuocere con un buon vino, aggiungendo un po' di miele, si filtra con un telo e se ne beve spesso dopo i pasti e prima di notte. Lo stomaco guarirà e si purificherà, e si riavrà l'appetito» (*PL* 1191 B).

Ricetta – Elisir di salvia e moscatello
Salvia, menta puleggio, semi di finocchio e miele
Folia salviae sclareae 10,0
Herba Pulegii 6,0
Semen Foeniculi 2,0
Mei depuratimi 50,0

Far cuocere con un buon vino bianco e filtrare. Dopo il pranzo e la cena prendine da uno a due bicchieri da liquore pieni. Per uno stomaco delicato all'inizio se ne può prendere un po' di meno (un cucchiaio).

Per eliminare i dolori spasmodici, specialmente dopo le operazioni allo stomaco, sono efficaci le pastiglie di finocchio, il quale ha proprietà antispasmodiche e purificanti.

«Se una persona ha mangiato della carne o del pesce arrostiti e sente dei dolori, deve mangiare subito dei finocchi o i suoi semi, e si sentirà meglio» (*PL* 1156 C).

La polvere per lo stomaco (*Pulvis zingiberis comp.*) è un altro rimedio contro dolori e ulcere allo stomaco e al duodeno, dolori alla pancia, coliche all'ombelico, o gastrite.

«Polverizza dello zenzero, aggiungendo una doppia dose di galanga e mezza di artemisia. Dopo i pasti sbatti questa polvere nel vino e bevila così e anche la sera prima di andare a letto. Fallo spesso, e il tuo stomaco starà meglio» (*PL* 1135 D).

Ricetta – Polvere per lo stomaco
Zenzero, galanga, artemisia

Per molto tempo, da due a quattro mesi, si prendono da due a quattro punte di coltello di polvere per lo stomaco in mezzo bicchiere di vino rosso. Si continua a fare così, fintanto che i dolori allo stomaco non sono cessati.

Mangiando fegato di capra, non solo scompaiono i dolori allo stomaco, ma si guarisce perfettamente.

«Chi ha dolori allo stomaco, deve far arrostire il fegato di capra e mangiarne spesso, fino a metà agosto, ed esso purificherà il suo stomaco e lo guarirà, come una buona bevanda. La carne di capra, se si mangia spesso, guarisce gli intestini rotti e strappati [ernia] e guarisce e fortifica pure lo stomaco del malato» (*PL* 1325 B).

Con la pomata di abete, in caso di dolori allo stomaco, si fa sul cosiddetto plesso solare un massaggio molto gradevole. Prima si comincia a massaggiare la regione del cuore e poi lo stomaco.

«Quando l'abete si fa verde si tagliano un pezzo di corteccia, delle foglie e le punte di quest'albero, si tagliano pure dei piccoli pezzi del suo legno, in modo da non far perdere il suo succo, come succede in marzo e anche in maggio; a questi si aggiunge della salvia per metà del peso dell'abete. Poi si fa cuocere tutto bene nell'acqua, finché diventa denso. Aggiungere anche del burro, che in maggio viene preparato dal latte della mucca. Infine, filtrare con un telo, facendone una pomata. E se una persona ha dolori allo stomaco o alla milza [a causa della debolezza del cuore], frizioni con questa pomata prima il cuore, poi lo stomaco, se i dolori sono allo stomaco, o alla milza la pomata penetrerà con la sua forza tutta la pelle, da far guarire presto» (*PL* 1233 A).

Ricetta – Pomata di abete
Estratto di legno e delle punte di abete di primavera, salvia e burro di maggio
Coque a unguentum:
Toriones abietis 40,0
Cortex et ramusculi abietis aa 20,0
Folia Salviae 30,0
Butyr. vac. majal. 35,0
Aqua 200,0
Da conservare in frigorifero

Per tutte le malattie dello stomaco e dell'intestino, specialmente per le ulcere allo stomaco, la gastrite, o le malattie al pancreas, al fegato e alla bile, è efficace la minestra di castagne.

> «Chi ha dolori allo stomaco, faccia cuocere i frutti del castagno (tre-cinque castagne o due-tre cucchiai di farina di castagne) nell'acqua per venti minuti, li triti finché non diventano una poltiglia, poi mescoli in una scodella un po' di farina di farro (tre cucchiai) con l'acqua, aggiungendo un po' di polvere di legno di liquirizia (un cucchiaio colmo) e un po' meno di polvere di polipodio volgare (o liquirizia dei boschi), e faccia cuocere il tutto per ottenere una purea. Poi la mangi ed essa purificherà lo stomaco, rendendolo caldo e forte» (*PL* 1227 B).

La purea di castagne è specialmente efficace in primavera e in autunno, nel periodo delle ulcere allo stomaco e al duodeno. Si deve però mangiare regolarmente per quattro-sei settimane. Il regime ildegardiano, come base contro tutti i dolori dello stomaco e dell'intestino, dà un valore speciale al farro, lo abbiamo detto più volte.

Il latte di mandorle che si può preparare con il frullatore, usando le mandorle e l'acqua, è stato provato per la neutralizzazione degli acidi gastrici dello stomaco. Anche il latte di capra neutralizza gli acidi gastrici e contribuisce a guarire la mucosa infiammata dello stomaco.

Nelle malattie dello stomaco e dell'intestino è necessario evitare:

1. Tutti i frutti acidi
2. L'alimentazione con vegetali crudi
3. Tutti i cibi fritti e cotti con il grasso
4. Il tabacco, l'alcol, il caffè e il cioccolato

5. Le spezie forti come la senape e la paprica
6. Lo zucchero e i prodotti derivati dallo zucchero, specialmente le bibite dolci

Nella medicina popolare l'ortica è usata in diversi modi come depurativo del sangue. Ildegarda raccomanda di usare le foglie primaverili di ortica come verdura cotta con la carne, gnocchi o polpette, per purificare lo stomaco ed eliminare il muco.

> «Quando l'ortica spunta fresca dalla terra, si deve farla cuocere con i cibi dell'uomo, poiché purifica lo stomaco ed elimina da esso il muco» (*PL* 1168 D).

In primavera si possono aggiungere ai cibi e far cuocere da una a due foglie d'ortica. D'inverno, si può usare la polvere delle foglie fresche primaverili.

Si può anche far cuocere l'artemisia con la carne d'agnello (o di capra), o adoperarla cotta come spezia. L'artemisia è particolarmente necessaria e benefica per la gastrite e in generale per i disturbi allo stomaco.

> «L'artemisia è molto calda e il suo succo è molto utile quando viene cotto e mangiato come purea; cura gli intestini malati e riscalda lo stomaco malato. E se qualcuno ha dolori, la faccia cuocere con carne o grasso o come purea e la mangi. La suppurazione che il malato si è procurato con cibi e bibite ingeriti anteriormente, viene così eliminata» (*PL* 1171 C).

Il corniolo (*cornus*) è quasi un frutto universale.

D'autunno diventa rosso scuro, ha un gusto dolciastro e si trova in certi i giardini di casa. La sua virtù si deve probabilmente attribuire al suo contenuto di acidi colorati, la cosiddetta antocianina, nota come rimedio per le piaghe delle mucose e i vasi sanguigni distrutti. I frutti maturi si colgono in autunno e si possono adoperare per fare una marmellata squisita.

> «Il frutto del corniolo non fa male all'uomo quando si mangia, ma purifica lo stomaco, malato o sano esso sia; il corniolo è utile alla salute dell'uomo» (*PL* 1240 B).

Il vino di alloro è benefico in casi di dolori allo stomaco e di gastrite con sensazione di febbre che il malato sente, ma che il termometro non segnala.

> «Se hai dolori di stomaco, fa' cuocere dell'alloro nel vino e bevi questo vino caldo, ed esso eliminerà il muco dal tuo stomaco, lo purificherà e leverà perfino la febbre» (*PL* 1228 B).

Si fanno cuocere nel vino per tre o quattro minuti le foglie di alloro intere (2 o 3 cucchiaini in mezzo litro di vino rosso). Si beve mezza tazza di vino caldo una o due volte al giorno. Questo fa passare la febbre dovuta a un'allergia. Nel caso di malattie polmonari o di una bronchite seguita da infezione, oltre al vino, più volte al giorno, si mangia una punta di coltello di polvere d'alloro spalmata sul pane.

Digerire bene

Ogni buon pasto ildegardiano dovrebbe finire, in linea di massima, con delle erbe amare. A queste appartiene soprattutto la ruta che con il vino non solo può eliminare il bruciore di stomaco dopo i pasti, ma anche la bile nera. La ruta con il vino è un buon rimedio contro la malinconia.

«La ruta con il vino va bene contro le amarezze pungenti che sono in ogni essere umano privo degli umori indicati. Sarebbe meglio e più utile mangiarla cruda (come foglia) che polverizzata. Una volta mangiata, essa attenua l'ardore cattivo del sangue nell'essere umano, poiché il calore della ruta nel vino diminuisce il cattivo calore della malinconia e ne tempera il freddo cattivo. Così l'uomo malinconico starà meglio se la mangia dopo altri cibi. Se qualcuno ha mangiato qualcosa che gli ha procurato dei dolori, prenda la ruta nel vino e starà meglio» (*PL* 1155 B).

Disturbi di digestione, dispepsia

I disturbi di digestione non soltanto sconvolgono l'intero metabolismo, ma sono la causa di tutte le malattie croniche.

«Quando il metabolismo [*humores*] è sconvolto a causa di malattie o di un'alimentazione poco sana e che rende malati, gli umori scacciano ed espellono i cibi e le bibite che non sono state digerite. Quando gli umori cattivi hanno il sopravvento, procurano nell'essere umano un fumo nuvoloso (gas intestinali puzzolenti, flatulenze). Questi si spargono negli intestini, nello stomaco e in tutto il corpo, causando tutte le altre malattie gravi nell'essere umano» (*CC* 151, 25).

Ciò può provocare una reazione a catena di malesseri nell'uomo.

«Dal dolore di stomaco nasce il dolore al fianco, e dal dolore al fianco proviene il dolore all'ilio (mal di reni, mal di schiena, all'anca, mal di pancia). Quando lo stomaco è indebolito da cibi cattivi e tossici in modo che non possono essere digeriti da esso, allora si sente allo stomaco una sensazione di dolore come un fumo o una nebbia al fianco, allo stesso modo in cui un fumo denso si sviluppa dalla legna verde. Questo fumo che viene dallo stomaco [gas putrefatti] trascina una nuvola nera fino agli intestini [*ilia*] e gli intestini assorbono questo fumo che normalmente tende ad andare verso di essi, come il fumo sale nel camino. Così ogni debolezza e ogni sensazione di dolore dello stomaco per abitudine consueta e cattiva si trasferisce verso gli intestini (mal di reni, sciatica, dolori al bacino e all'addome), facendo avvertire all'uomo il dolore anche lì» (*CC* 100, 16 e s.).

Ildegarda raccomanda una pomata fatta di diverse piante per guarire il mal di reni, della schiena, dell'anca e dell'addome, causati dai disturbi di digestione.

«Se si propaga un fumo nebbioso [gas di putrefazione] dallo stomaco all'intestino dell'essere umano, causando lì dei dolori, allora è necessario prendere della salvia, cinque volte tanto di brionia e dieci volte tanto di erba ruta nel vino facendo cuocere queste erbe nell'acqua fino all'ebollizione. Dopo aver colato l'acqua, mettere le erbe cotte, ancora calde, là dove si avvertono i dolori e legarle con una benda come una compressa» (*CC* 180, 25).

Ricetta
Piante mescolate con la salvia, la brionia e la ruta nel vino.

Per migliorare la digestione, Ildegarda prescrive una specie di "rimedio universale", il Sivesan o *Pulvis pilosellae cp.*, che guarisce le malattie e preserva la salute.

«Si prendano dei semi di finocchio, metà di galanga, e la metà di galanga di dittamo, e la metà di dittamo di pelosetta, poi si polverizzano, si filtrano e dopo una mezz'ora dal pranzo si mette questa polvere nel vino caldo (non bollente) e la si beve. Questa polverina tiene l'uomo sano, fortifica il malato, procurando una buona digestione, dandogli forza, un bel colorito al viso. La polvere aiuterà ogni persona, sia sana o malata, se la prenderà dopo i pasti» (*PL* 1158 B).

Ricetta – Sivesan (polverina di finocchio mescolata ad altre piante)
Galanga, finocchio, dittamo, pelosetta
Fruct. Foeniculi pulv. 16,0
Rhiz. Galangae pulv. 8,0
Herba Dictamni alb. 4,0
Herba Pilosellae pulv. 2,0

Si prendono due o tre punte di coltello di Sivesan in un bicchiere da liquore con vino caldo, per esempio vino del cuore, bevendo il tutto mezz'ora o un'ora dopo il pranzo.

La polverina Sivesan contribuisce a migliorare il metabolismo e la circolazione ed è specialmente efficace per il periodo di convalescenza dopo malattie e operazioni. Può essere usato, inoltre, per ricuperare la salute nel caso di frequenti traspirazioni cutanee, che sono sempre un segno di una salute instabile.

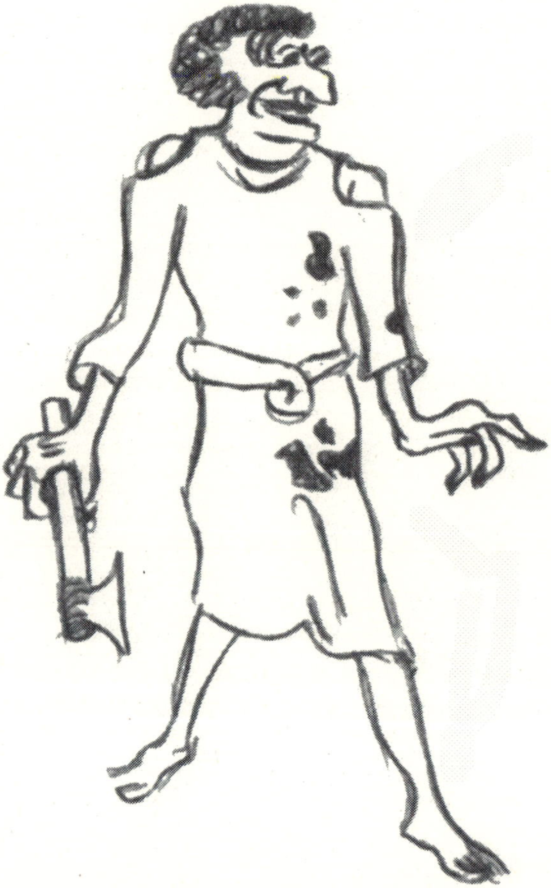

La Rivalità (Contentio) dice: «Io non sopporto che mi si metta sotto i piedi e che mi si imponga qualcosa... Se qualcuno mi si avvicina troppo, allora io lo so mettere a posto...» (Vitae merit. *II, 15).*

Ildegarda sconsiglia categoricamente l'uso arbitrario di purganti per i disturbi di digestione, per esempio i sali lassativi ("erbe svedesi" o foglie di senna), come viene suggerito nella medicina popolare. Questo può causare dei gravi danni cardiaci. Succede spesso che ci siano dei disturbi al cuore in seguito alla perdita di minerali.

Ildegarda afferma esplicitamente che le sostanze che nutrono il cuore non sono preparate per l'intestino e possono essere messe a disposizione del cuore solo al decimo giorno. Se queste sostanze vengono eliminate prima del tempo dai purganti o lassativi, il cuore ne soffre, come si può spesso constatare oggi.

Differente è la purga fatta eseguendo le giuste indicazioni:

> «I purganti [*potiones*] che purificano lo stomaco non sono utili alle persone che sono molto malate e che sono così deperite come se fossero paralizzate [reumatici]. Inoltre, non sono utili nelle persone che hanno in sé un metabolismo instabile in riferimento agli umori [disturbi di metabolismo], così come i fiumi durante le inondazioni scorrono su e giù senza stabilità. Questi purganti fanno più male che bene, poiché gli umori scorrono dopo la loro digestione nello stomaco fra la pelle e la carne e anche nei vasi, accelerando il loro corso qui e là e non si trovano più contemporaneamente nello stomaco. E quando il purgante arriva nello stomaco non vi trova più nessun umore da purificare» (*CC* 135, 10).

Ildegarda descrive dei biscotti lassativi di zenzero che servono da purganti, i quali liberano l'organismo dagli umori cattivi, conservando quelli buoni.

> «Le persone snervate dalla paralisi gottosa [*gutta paralysis*] e tormentate da questi umori già descritti, usano con vantaggio questi biscotti, fatti con la polvere di erbe buone e genuine, poiché il profumo buono e gradevole di queste erbe aromatiche calma e indebolisce il fumo tossico [*noxium fumum*], emanato dagli umori sopraccitati [*mali humores*]» (*CC* 135, 22).

I biscotti lassativi di zenzero sono un purgante complicato in grado di normalizzare i disturbi del metabolismo dei reumatici e dei gottosi, e perfino di diminuire il tasso di colesterolo e di controbilanciare i trigliceridi elevati nel siero sanguigno che si trova nei pazienti obesi. Questa cura insieme al regime ildegardiano è uno dei metodi più importanti per normalizzare il tasso elevato del grasso nel sangue e per preservare dalle malattie del mondo civilizzato dovute all'alimentazione, come i reumatismi (o anche le malattie della circolazione e del cuore).

Questi biscotti di zenzero eliminano nello stomaco e nell'intestino non solo le scorie e le sostanze tossiche, ma sbarazzano lo stomaco e l'intestino dalle sostanze putrefatte che provocano il cancro. Perciò essi sono chiamati con ragione "rimedio universale", perché mantengono la salute e prevengono le malattie. Ciò vale per i reumatici come per gli uomini che non si sentono né malati né sani.

Ricetta – Biscotti lassativi di zenzero
Zenzero, liquirizia, artemisia, succo di euforbia
Rhiz. Zingiberis 12,0
Rad. Liquiritiae 6,0
Rhiz. Zoedoriae 4,0
Succ. Sacchari crud. 25,0
Farinae Tri. alb. 5,0
Lactis Euphorbiae 2 gtts.
Massa farinae exide rotulos, exsicca sole

I biscotti lassativi di zenzero sono efficaci con il digiuno di Ildegarda (al posto della cura da cavallo del sale di Glauber).

Si mangiano i biscotti al mattino a digiuno a letto e si resta coricati ancora un poco, cercando di non raffreddarsi (eventualmente davanti alla stufa o al camino).

L'impiego di questi biscotti di zenzero non è ancora stato interamente studiato. Secondo Ildegarda, si può usare questo rimedio nelle seguenti patologie: malattie dello stomaco e dell'intestino (dispepsia, stitichezza), malattie del fegato e della vescica biliare (calcoli biliari, infiammazione della vescica biliare), malattie della milza e del cuore, emicranie, pericolo di un colpo apoplettico, malattie renali, malattie della pelle (eczema, acne, foruncolosi), disturbi di metabolismo (obesità, gotta, diabete), infiammazioni e depositi negli occhi e nelle orecchie. Anche i malati con dolori allo stomaco possono prendere questi biscotti lassativi, poiché calmano gli spasmi, li disperdono e li eliminano.

Ildegarda raccomanda questi biscotti come cura preventiva contro le malattie che si manifestano specialmente nei mesi d'estate e in agosto (diarrea estiva, sclerosi a placche e anche paralisi infantile). In questi casi si prendono i biscotti già in giugno-luglio, e anche più tardi, per tutto l'anno.

Per ottenere una buona digestione, Ildegarda ci offre una serie di rimedi fatti con piante che hanno un effetto depurativo e antispasmodico per lo stomaco e per l'intestino.

> «Chi sente un peso e una pressione allo stomaco per diversi cibi pesanti, prenda un brodo di carne (cotto senza verdura e anche senza altre erbe). Vi metta del tanaceto e lo faccia bollire di nuovo, poi, quando è cotto, ne mangi spesso e alleggerirà lo stomaco, assicurando una buona digestione» (*PL* 1173 C).

La minestra di tanaceto è squisita. Si prende del tanaceto fresco, senza fiori, si tritano le foglie amare (un cucchiaio), si fa cuocere con due o tre cucchiai di semolino di farro nell'acqua salata per fare una minestra. Si può prendere anche un cucchiaio di polvere di atanasia senza fiori e si fa cuocere con due cucchiai di farina di farro o di semolino di farro.

La lattuga con farro appartiene a ogni tavola ildegardiana, poiché permette una buona digestione.

«Chi vuole mangiare dell'insalata, la prepari prima con l'aneto o l'aceto, o qualcosa d'altro, in modo che sia imbevuta per poco tempo prima di essere mangiata. E se un malato mangia dell'insalata in questo modo, essa fortifica il cervello e prepara una buona digestione» (*PL* 1165 A).

Per aumentare l'effetto che facilita la digestione si può, in caso di stitichezza, mescolare a un'insalata di lattuga due o tre cucchiai colmi di grani di farro già cotti, caldi o freddi.

Una pelle non sana con pustolette, foruncoli o eczemi deriva per lo più da una cattiva digestione. In questo caso è efficace l'atriplice, che si trova come erbaccia in tutti i giardini e in vicinanza di siepi.

«Mangiando l'atriplice si ha una buona digestione. E se in una persona cominciano a crescere delle ghiandole tossiche, la scrofolosi, allora si deve preparare una verdura con l'atriplice e un po' meno di *alium ursinum* e un po' meno ancora di issopo. Questo rimedio farà sparire la scrofolosi» (*PL* 1170 C).

Il nasturzio (crescione), cotto a vapore come gli spinaci, permette una buona digestione.

«E chi non può digerire i cibi che mangia, faccia cuocere a vapore del nasturzio [*nasturtium offficinale*] in una pentola, poiché la sua forza viene dall'acqua. Mangiandolo si starà meglio» (*PL* 1161 A).

Ildegarda descrive diversi tipi di menta che favoriscono la digestione e che sono anche delle buone spezie.

«Chi ha anche uno stomaco freddo e non digerisce i cibi, mangi la menta campestre o cruda o cotta con carne o con pesce: essa riscalderà il suo stomaco e aiuterà la digestione» (*PL* 1161 C).

Anche la menta di ruscello, che non soltanto favorisce la digestione ma elimina l'asma nelle persone grasse, è un ottimo condimento.

«Chi, dopo aver mangiato o bevuto troppo, sente lo stomaco pesante e asmatico, mangi spesso della menta di ruscello, cruda o cotta con la carne, con la minestra o con la verdura, e l'asma passerà, poiché la menta di ruscello rinfresca gli intestini adiposi e infiammati... Chi respira affannosamente per un polmone malato, deve espettorare e tossire per il minimo sforzo; chi, a causa dell'adiposità e dell'abbondanza di cibo e di liquidi che ingerisce, riesce solo a respirare malamente e non arriva a espettorare, deve prendere la menta di ruscello» (*PL* 1161 B).

La menta crespa (*mentha crispa*) non è solo un buon rimedio contro i reumatismi, ma anche una buona spezia:

«Come il sale, usato con parsimonia, dà gusto ai cibi, che sono più o meno buoni a seconda della quantità di sale che si adopera, così la menta crespa, se viene aggiunta alla carne, al pesce o ad altri cibi o alla purea, dà un buon gusto ai cibi e riscalda anche lo stomaco, procurando una buona digestione» (*PL* 1161 D).

Lo stomaco malato si può purificare con la menta puleggio (*herba pulegii*).

«Chi mangia spesso la menta puleggio cruda o con il sale, aggiunta per esempio alla carne, se si ha uno stomaco freddo quest'erba lo riscalda [in caso di gastrite]. E quando lo stomaco è pieno di veleno, cioè di pus, questa menta lo purifica e lo risana» (*PL* 1181 C).

Nelle persone anziane, a causa di una digestione difettosa, diminuisce la vista. Così si prende la menta puleggio, accompagnata dal miele o dall'aceto.

«Prendi la menta puleggio, aggiungendo una miscela in parti uguali di aceto e di miele, e bevine spesso a digiuno. Essa purifica lo stomaco e rischiara gli occhi» (*PL* 1181 B).

Si mescolano 100 ml di aceto di vino con del miele chiaro (pari a 100 ml), riscaldato a bagnomaria nell'acqua. Si beve un bicchiere da liquore di questo miele con l'aceto prima dei pasti con due o tre punte di coltello di polvere di menta puleggio al giorno.

Risultando troppo forte, si versa questa dose in una tazza di tè di finocchio e si beve. La durata della cura è di parecchie settimane o anche di mesi. Questa sostanza fortifica non solo lo stomaco, ma è anche un rimedio eccellente per gli occhi nei casi di offuscamento della vista e, grazie a una maggiore irrigazione sanguigna dello stomaco, migliora anche la circolazione nella vescica in caso di infezioni delle vie urinarie.

La pomata di tremolo che si ricava dal pioppo tremolo (*populus tremula*) elimina i dolori causati da disturbi di digestione che si ripercuotono sulla testa, la schiena e l'addome:

«Prendi anche in maggio la scorza del tremolo e il legno esterno fino al cuore e taglia il tutto a pezzettini, spremendone il succo. Aggiungi il succo ad altre pomate che hai preparato, ed esse avranno più effetto contro tutte le altre malattie che tormentano l'uomo alla testa, ai fianchi, allo stomaco e alle altre sue membra, e così i cattivi umori saranno moderati» (*PL* 1236 C).

Il pioppo tremolo contiene una sostanza di grande efficacia, gli acidi salicilici, perciò si può preparare anche un bagno di pioppo tremolo contro i reumatismi o contro i dolori di stomaco.

«Se qualcuno soffre di gotta [reumatismi] o se ha uno stomaco freddo [gastrite], prenda la scorza del pioppo tremolo, quando è verde, e il legno esterno fino al cuore, ma non ciò che viene chiamato il cuore dell'albero. Tagli il tutto a pezzettini e lo faccia bollire nell'acqua, e poi versi quest'acqua con il legno sminuzzato nella vasca da bagno e ci s'immerga. Ripeta spesso il bagno, e i reumatismi spariranno, e così pure lo stomaco freddo si riscalderà e il malato starà meglio» (*PL* 1236 C).

I frutti della susina selvatica non solo sono buoni, ma cotti nell'acqua fortificano lo stomaco, guariscono il muco e la gastrite.

«Se una persona ha lo stomaco debole, faccia abbrustolire delle susine selvatiche sul fuoco o le faccia bollire nell'acqua e ne mangi spesso. Esse leveranno il muco e le scorie del suo stomaco, e se anche mangerà dei noccioli non le faranno male» (*PL* 1243 C).

Anche la rosa canina cotta è efficace per la gastrite.

«Se qualcuno è sano, avendo solo uno stomaco debole, faccia cuocere delle rose canine e le mangi spesso. Lo stomaco sarà ripulito e così pure il muco» (*PL* 1243 A).

L'elisir di sanicula (erba fragolina) non solo guarisce lo stomaco, ma elimina pure i dolori intestinali.

«Il succo di sanicula è gradevole al gusto, è sano e salutare per lo stomaco e per gli intestini malati. D'estate, quando è verde, estraila con le radici e falla bollire nell'acqua, filtra l'estratto con un telo, aggiungendo a quest'acqua del miele e un po' di liquirizia. Fanne un liquore al miele e bevilo spesso dopo i pasti. Esso toglierà il muco allo stomaco e guarirà gli intestini malati» (*PL* 1146 D).

Ricetta – Elisir di sanicula
Succo di sanicula, liquirizia, miele

Contro i disturbi di digestione non bisogna dimenticare la radice di piretro. Si fanno cuocere due o tre punte di coltello con i cibi o si spargano su di essi.

«La radice di piretro è buona perché diminuisce la suppurazione nell'uomo, aumenta il buon sangue e rende chiara l'intelligenza. Il malato che è quasi morto nel suo corpo riacquista forza, in modo tale da non espellere nulla che non sia stato digerito, poiché aiutato nella digestione» (*PL* 1138 C).

Già molte persone si sono convinte del buon effetto della radice di piretro, così che essa non solo è diventata rara, ma pure più costosa. Da qualche anno il prezzo è raddoppiato. È conveniente quindi coltivarla in privato, per frenare questa tendenza.

Stitichezza (costipazione)

Da una buona evacuazione deriva gran parte della salute: la sensazione di sentirsi bene e il buon umore dipendono da essa. Per questo motivo nel nostro libro *Küchengeheimnissen* (Segreti di cucina) abbiamo dedicato tutto un capitolo alla evacuazione e alla buona digestione.

«Cura bene chi purga bene» è una frase che anche i medici dell'antichità già conoscevano.

La causa della stitichezza viene indicata da Ildegarda come l'eccesso di nutrizione, un'alimentazione con vegetali crudi e l'abitudine di mangiare qualsiasi cosa a qualsiasi ora. In questo modo «viene tolto al processo di digestione il succo [necessario], così lo stomaco è freddo [malamente irrigato di sangue] e ingombro di muco. Il nutrimento s'indurisce nello stomaco e nell'intestino e l'uomo si ammala... Chi soffre di dolori allo stomaco e all'intestino a causa di una cattiva digestione, avrà anche un indebolimento alla vista» (*Aforismi* III, 43).

Per Ildegarda non esistono purganti che si possano prendere per lungo tempo, poiché ne potrebbero derivare delle malattie organiche al fegato, alla milza, ai polmoni e al cuore.

> «Il nutrimento che porta il grasso nei tessuti umani è digerito nella prima notte dopo essere stato consumato. Un cibo che fornisce agli intestini [ghiandole] le sostanze attive è digerito il giorno che segue la consumazione. Ma un cibo che fortifica il fegato è digerito il secondo giorno; quello che fortifica la milza sparisce al terzo giorno con la digestione. Un nutrimento per il cuore e per il sangue viene digerito al decimo giorno, poiché il cuore e il sangue riposano quasi sullo stesso principio attivo. Le funzioni dei polmoni vengono meno nutrite dai cibi, ma molto più dalle bevande» (*Aforismi* III, 39).

Secondo Ildegarda, la vera ricetta per assicurare l'evacuazione è una cura basata, nel caso di stitichezza spasmodica, sui biscotti lassativi di zenzero sopraccitati.

Contro la stitichezza dovuta all'atonia devono essere usate, secondo Ildegarda, e secondo la dottrina moderna che tratta l'alimentazione, delle sostanze fibrose: grani di farro, cruschello di farro, eventualmente con aggiunta di crusca di farro.

È particolarmente efficace l'insalata di lattuga mischiata con i grani di farro cotti, ma freddi e tritati, e con l'aggiunta di olio di girasole, di aceto di vino e un po' di zucchero.

Gli stimoli per una buona digestione possono essere aiutati con i semi di pulicaria (*semen psylli*). Questi semi di piantaggine dei paesi meridionali, infatti, si gonfiano nell'intestino fino a quaranta volte il loro volume. Ildegarda non consiglia i semi di lino per l'uso interno poiché le loro parti di muco si sciolgono e impediscono il riassorbimento. Inoltre eliminano le vitamine e il calcio.

Durante i pasti è necessario bere a sufficienza.

> «Se l'uomo non bevesse quando mangia, ciò non farebbe bene né al corpo né allo spirito e sarebbe un danno sia per il sangue che per una buona digestione» (*CC* 113, 28 e s.).

A colazione raccomandiamo il caffè di farro. Nel caso di una stitichezza cronica si possono usare dei prodotti che favoriscono la digestione.

Il rimedio più semplice per la salute e una buona digestione sono le pastiglie di finocchio, mangiate ogni giorno a digiuno.

> «Quando si mangia il finocchio, esso rende l'uomo allegro, dà un bel colorito alla pelle, un buon odore del corpo e in più favorisce una buona digestione» (*PL* 1156 D).

La radice di piretro assicura un buon assorbimento da parte del sangue degli elementi che costituiscono l'alimentazione.

Diarrea

In primo luogo non è un fatto in sé dannoso, ma una specie di disintossicazione dell'intestino. In casi di una diarrea grave è necessario consultare il medico. Ma contro la diarrea (eccettuati i casi di cancro) esiste secondo Ildegarda una cura standard.

1) Fare uno o due giorni di digiuno, bevendo tè di finocchio o tè nero.
2) Prendere una minestra leggera di farro, un po' salata, poiché le sostanze farinose fermano l'evacuazione.
3) L'uovo per la diarrea (comprare il prodotto già pronto).
   Prima si mangia un piccolo pezzo di pane di farro bianco, poi un uovo per la diarrea ben cotto, senza sale. In casi gravi anche due o tre volte al giorno. Trattandosi di una semplice diarrea, basta mangiarli una sola volta, ma quando si ha la diarrea estiva, la cura dura da tre a quattro giorni.

L'uovo per la diarrea si usa più a lungo quando si tratta di colite ulcerosa, in cui a causa di motivi psichici ci sono da sei a dieci evacuazioni quotidiane. Allora è necessario dare al malato, pazientemente, per settimane e mesi, l'uovo per la diarrea una o due volte al giorno; naturalmente si deve anche somministrare la minestra di farro.

L'uovo per la diarrea è risultato efficace specialmente nei casi di diarrea che può verificarsi durante i viaggi nei paesi tropicali, e perciò non deve mancare nella piccola farmacia portatile da viaggio. Lo si può trovare già pronto, e si può evitare di prepararselo da soli, come sta scritto nel manuale di Ildegarda (*CC* 200,18). Si tratta di un granulato composto di tuorlo, pepe e cumino.

4) Cura dopo la guarigione.
Sono assolutamente proibiti per tutta la durata della cura:

a) Latte e tutti i latticini come formaggio, ricotta, panna montata; il burro è permesso in quantità limitata, ma più avanti
b) Pane nero, pane d'orzo, pane con frutta, pane di crusca, biscotti freschi con il lievito
c) Acqua e acqua minerale
d) Ogni cosa fredda
e) Ogni cosa arrostita e fritta, piccante (senape, paprica)
f) Alimentazione con vegetali crudi, insalata, frutta cruda
g) Verdura ordinaria, in specie il porro e i cetrioli, la purea di patate
h) Carne di manzo e di bue, conserve, salumi
i) Zucchero, dolci, marmellate

A partire dal terzo giorno della malattia o soprattutto se si ha la predisposizione per un'evacuazione scarsa, sono permessi:

- Pane bianco, torte al lievito, biscotti
- Semolino di farro, farina di farro e ciò che si può preparare con il farro (per esempio gnocchi di farina, tagliatelle)
- Vino (riscaldato, meglio vino rosso)
- Pollo e brodo di pollo

Più tardi mele cotte (ma non composta di mele crude), torta di mele (che non sia fresca e poco zuccherata), carne di vitello e fegato (cotti a vapore). Lamponi, ciliege e more cotte.

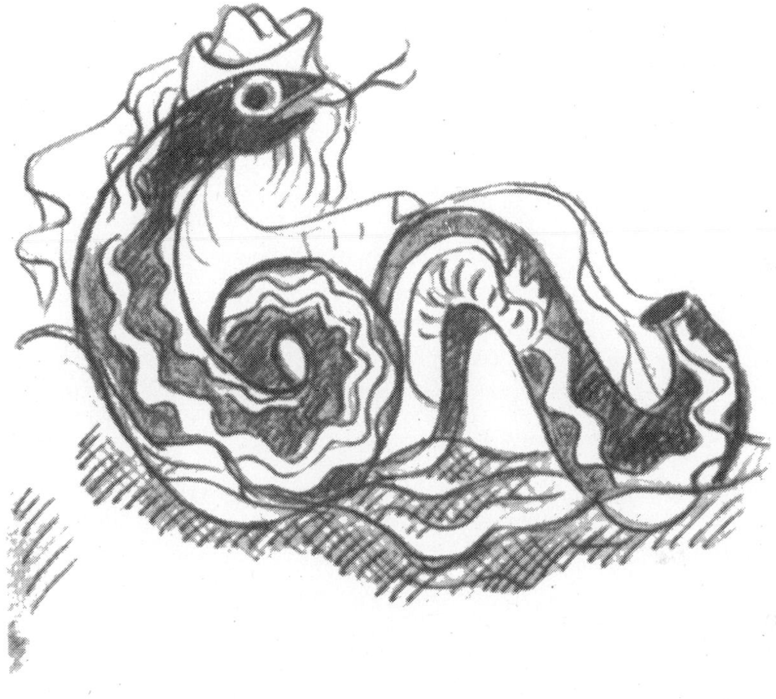

La Gozzoviglia (Ingluvies ventri) usa queste parole: «Dio ha creato tutto, perché dovrei rinunciarvi? Se Dio non sapesse che abbiamo bisogno di tutte le cose, non le avrebbe create. Perciò io sarei pazzo se non godessi tutte queste buone cose» (Vitae merit. *II, 4).*

Il pancreas e le sue malattie

Le malattie del pancreas sono molto difficili da diagnosticare.

In più vale sempre il fatto che più i disturbi sono caratteristici e più insufficienti sembrano le constatazioni oggettive, tanto più probabile è il fatto di una pancreatite cronica. Nei casi di insufficienza pancreatica sono caratteristiche le feci ricche di grasso, il vomito, i gravi disturbi di circolazione e dolori che irradiano dall'addome fino alla schiena, o fino al cuore e al braccio sinistro come *angina pectoris*.

Una cura per le ghiandole pancreatiche abbisogna di un vitto continuo di farro (grani di farro) e il regime indicato nel libro *Küchengeheimnisse* ("Segreti di cucina").

Quando si hanno dolori è efficace la pomata di abete che si mette prima sul cuore, poi sotto l'arco sinistro delle coste: frizionare davanti e dietro sotto l'arco della costa, cioè sul pancreas. La mancanza di enzimi può essere compensata dal pane agli enzimi *Enzymapain* (*Jura*).

Ildegarda non ci dà una cura per il diabete. Nei casi più facili si può fare una cura di digiuno.

Si è constatato che è specialmente efficace far cuocere la radice di piretro con ogni cibo che ingerito stimola la produzione di insulina. Nei casi di diabete mellito si consiglia il regime dei grani interi di farro, poiché saziano e nutrono senza essere completamente digeriti. In questo modo si risparmiano le calorie e l'insulina. Qui esiste la possibilità di una prevenzione: le castagne cotte.

Meteorismo (flatulenza), sindrome di Roemheld

In primo luogo c'è il complesso dei sintomi gastrocardiaci (sindrome di Roemheld) con i dolorosi crampi all'intestino e un peso al cuore o al fegato, per cui si possono originare perfino degli infarti al cuore o delle coliche epatiche (dopo copiosi pranzi di feste in famiglia o pranzi d'affari).

Spesso nascono complicazioni come nel caso di *angina pectoris*: dolori cardiaci, attività accelerata del cuore, respirazione difficoltosa, diminuzione di rendimento, mal di testa e disturbi circolatori.

Un rimedio rapido per eliminare la flatulenza è costituito dalle pastiglie di galanga (farle sciogliere lentamente sulla lingua). Dopo circa cinque minuti, la pressione sparisce grazie a un'eruttazione o a una flatulenza e lo stato si normalizza di nuovo. L'effetto rapido ed efficace si basa sul contenuto delle sostanze forti e degli oli eterici, che esercitano le loro proprietà antispasmodiche per mettere a riposo lo stomaco e l'intestino, e che sono già efficaci sulla lingua grazie alle eccitazioni sensoriali dei nervi. Inoltre, la galanga ha pure delle proprietà antibatteriche e leggermente disinfettanti che contribuiscono a eliminare nell'intestino i batteri di putrefazione formatori di gas. Il profilo farmacologico, che non è stato ancora completamente esplorato, presenta anche delle proprietà antiflogistiche (che impediscono

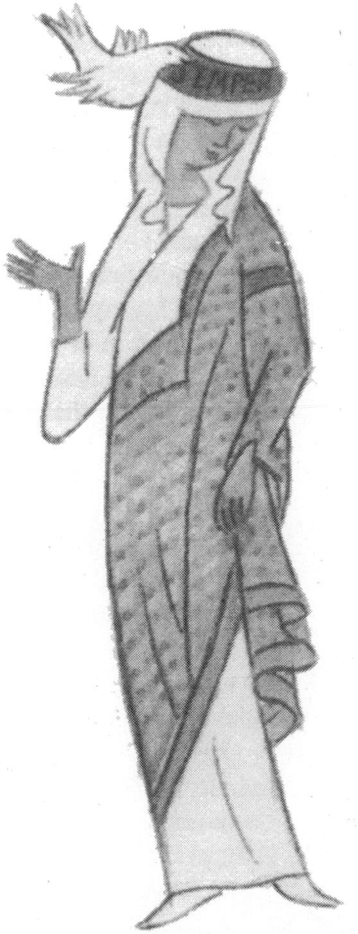

*L'Astinenza (Abstinentia) dice: «Io mi sento invasa intimamente dalla misericordia, essa fa scaturire un ruscello che non vuole nascondere i suoi tesori, il suo oro, le sue pietre preziose né ai poveri né ai bisognosi, che piangono la loro miseria. Io vorrei consolarli e allontanare la loro miseria per sempre, per amore del Figlio di Dio, che è dolce e umile, che distribuisce tutti i suoi beni alle anime dei giusti, e che guarisce le piaghe dei peccatori che si pentono» (*PL *626 B).*

l'infiammazione) – impedimento della sintesi di prostaglandina – che, negli stati acuti e cronici delle infiammazioni delle mucose dello stomaco e dell'intestino, possono esercitare una virtù curativa in grado di favorire la guarigione delle ferite.

Ildegarda dice semplicemente: «Chi ha dolori al cuore, prenda la galanga e si sentirà meglio».

Ciò non si trova in nessun altro libro sulle piante del mondo intero, poiché la santa di Bingen ha imparato questa scienza da una sorgente soprannaturale, da fonti visionarie e audizioni interiori, che precedono sia il suo che il nostro tempo. Inoltre, l'efficacia e il carattere inoffensivo della galanga sono state confermate recentemente dall'Ufficio d'igiene della Germania Federale in un'ampia monografia.

Anche le pastiglie al finocchio diminuiscono i gas intestinali ed eliminano i disturbi gastrointestinali, il senso di pienezza e le flatulenze mediante il loro effetto antispasmodico e carminativo. Anche ai bambini si possono dare le pastiglie di finocchio che eliminano le coliche e i crampi intestinali.

Inoltre è necessario seguire un regime alimentare adeguato per impedire la formazione di gas. Perciò si rinuncia per molto tempo al piacere di mangiare le patate, la carne di maiale, i cavoli, le cipolle, i ravanelli, l'insalata di cetrioli e i legumi secchi. Poi ci si preoccupa contemporaneamente di far funzionare bene il fegato, mangiando dei polli cotti con l'issopo e bevendo il vino all'issopo (issopo crudo messo nel vino).

Un altro rimedio è il tanaceto cotto nel brodo di carne senza verdure o erbe (v. sopra). Un effetto simile si ottiene pure con l'elisir per lo stomaco (elisir di salvia e moscatello), prendendone un bicchierino da liquore dopo aver mangiato e la sera. Ugualmente la carne di cervo ha un'azione purificante sullo stomaco e sull'intestino, così come la marmellata di corniolo sul pane.

Anche l'insalata di farro favorisce la digestione ed è ricca di vitamine. L'insalata di lattuga con i grani di farro, cotti ma serviti freddi, mangiata regolarmente per una settimana a mezzogiorno, purifica lo stomaco e gli intestini, normalizzando la flora intestinale.

Dolori addominali e dolori intestinali

I dolori intestinali sono per lo più a forma di colica e di carattere spasmodico, costringono al riposo e a risparmiarsi dalle fatiche.

Il dolore intestinale si manifesta spesso in seguito a infiammazioni acute o croniche. Si ottiene un rapido sollievo facendo immediatamente dei massaggi forti sulla pancia, sulla parte dolente (con o senza gocce di olio da massaggio) (*CC* 197, 17).

Ildegarda raccomanda anche l'elisir di sanicula (v. sopra) e consiglia di osservare una dieta a base di farro (minestra di farina di farro in caso di diarrea). In caso di colite, il sangue sparisce nelle feci con una minestra di fagioli, che si mangia sola e senza i fagioli.

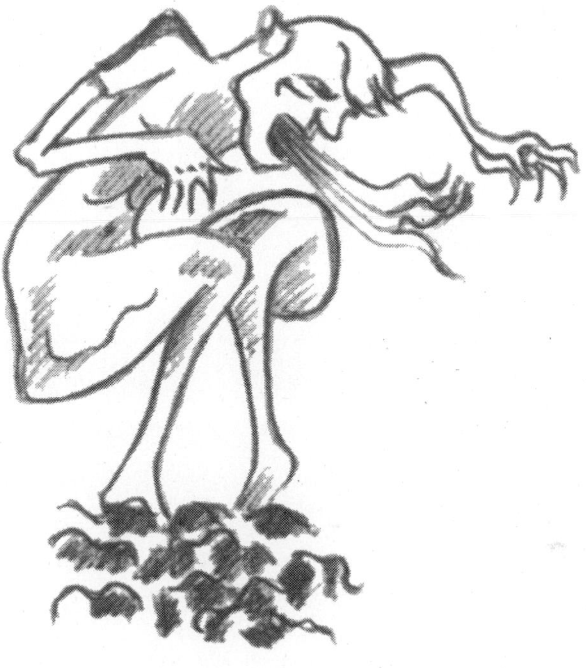

La Menzogna (Fallacitas) dice: «Chi può dire sempre solo la verità? Io mi danneggerei se augurassi al mio prossimo benessere e prosperità» (Vitae merit. *II, 12).*

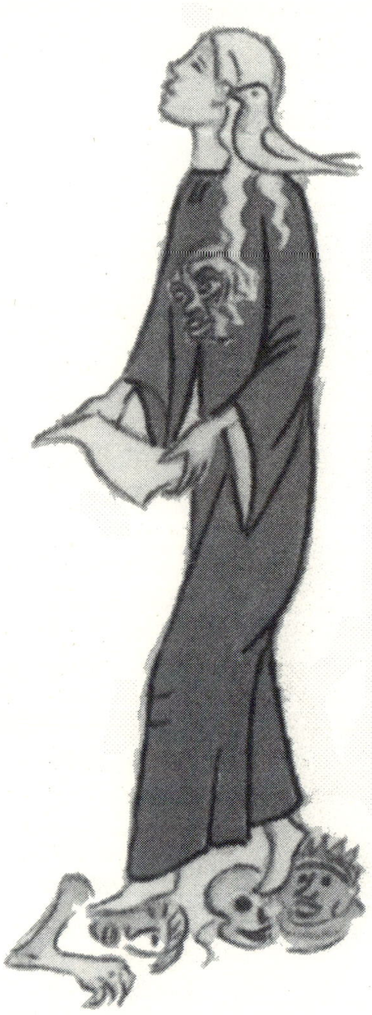

La Menzogna viene allontanata dalla Verità (Veritas): «Io vorrei essere verga e un flagello contro il bugiardo, che è un figlio del demonio, poiché il demonio è colui che perseguita la giustizia inesprimibile di Dio. Perciò io gli intralcio il cammino e sono una cosa molesta e antipatica per lui. Non mi si trova mai nella sua parola, come pure anch'io lo sputo dalla mia bocca come un veleno mortale, quantunque lui non penetri mai in me con la sua astuzia. Il demonio è il male più cattivo e spaventoso che esista, da cui derivano tutti i mali. Per questo motivo io lo sbatto a terra e lo sfracello sotto i miei piedi con la giustizia amabile di Dio che mi sostiene e mi guida continuamente. Perciò io sono un appoggio e una giuda. Tutte le virtù di Dio, che conducono in alto, possono essere costruite su di me, poiché io sono solida e stabile» (PL *627 A).*

Nell'eventualità di un'appendicite cronica, la febbre alta sparisce con degli impacchi caldi di pulicaria (*psyllium*) cotta e applicata calda. Inoltre bisogna prendere a digiuno, ogni giorno, un bicchiere di Gold-Wein ("vino all'oro"). L'appendicite acuta, però, deve essere controllata.

Una colite (ulcerosa, un'infiammazione dell'intestino crasso) richiede molta pazienza da parte del malato e del terapeuta: è necessario prendere l'uovo per la diarrea una o due volte al giorno, per settimane e mesi.

Prima di assumere questo rimedio si deve mangiare un po' di pane bianco vecchio e osservare un regime alimentare severo. Per il Morbo di Crohn si può aggiungere una dieta a base di farro e l'uovo per la diarrea, il fegato di cervo (per esempio gli gnocchetti fatti con il fegato di cervo e con il farro) e fare ogni settimana un bagno di foglie di pioppo. Per quest'ultimo si fanno cuocere circa un chilo di foglie, rami e corteccia di pioppo nell'acqua e si fa un bagno ogni settimana a 38 gradi per venti minuti.

Spesso si ottiene una guarigione completa solo con l'aiuto di una radicale psicoterapia ildegardiana.

Conflitti psichici e fattori di rischio nelle malattie dello stomaco e dell'intestino

Tutti i mali dell'umanità sono iniziati con il peccato originale mangiando un cibo (proibito). Ildegarda ha scritto molto e dettagliatamente su questo tema.

Tutto inizia praticamente già nel grembo materno. Quindi, si può solo consigliare alle donne gravide di attenersi scrupolosamente a un regime adeguato, quello ildegardiano (vedi *Küchengeheimnisse* – Segreti di cucina), poiché anche il bimbo nel grembo materno viene nutrito dagli stessi alimenti. Le connessioni inseparabili degli avvenimenti organici e di quelli psichici si svolgono parallelamente fra madre e bimbo già in questa fase. Sarebbe una buona cosa se la donna in gravidanza riesaminasse con attenzione, se fosse necessario, le abitudini del suo animo a poco a poco sotto questo punto di vista. Ma chi al giorno d'oggi non dovrebbe farlo?

Si distinguono quattro possibilità fondamentali di conflitto psichico (interiore) durante la gravidanza, oltre a quelle che sono già presenti per natura e da cui difficilmente una persona è esente. Il numero quattro si potrebbe mettere in relazione con la dottrina conosciuta già dall'antichità (e ammessa da Ildegarda) dei quattro elementi del mondo. Si tratta con ciò di archetipi dell'umanità riconosciuti in un tempo in cui (più che oggi) valeva la massima della natura: «Ed è così che essa mantiene il movimento con la fame e l'amore...».

Il primo gruppo dei vizi, che Ildegarda chiama golosità (*gula*) e il cui contrario è l'astinenza (*abstinentia*), tratta dell'eccesso della nutrizione o del modo di cibarsi facendo del ventre un dio. Colui che ama l'astinenza non rinuncia solo, nel senso puro della parola, alla nutrizione, ma anche al conto in banca e ai gioielli a favore dei poveri e per amore del Figlio di Dio (*PL* 626 B). Questo è lo spirito giusto per una donna gravida, che tiene conto della temperanza, se è necessario. Fortunato quel bimbo la cui mamma conosce il mistero del sacrificio gradito a Dio!

Il secondo gruppo dei vizi tratta del concetto giusto della verità.

La disposizione alla bugia è un fatto congenito. È proprio un gran male mentire un poco, dire una bugia a fin di bene, necessaria? Chi può sempre dire la verità?

Tutti coloro che hanno fatto carriera, le persone ragguardevoli e ricche, non sono scrupolosamente attaccate alla verità. E gli argomenti della menzogna sono esattamente questi! (*Vitae merit.* II, 12). Se Cristo è la verità, allora la menzogna è l'anticristianesimo: tutti coloro che sono contro il cristianesimo hanno sempre perseguitato i cristiani con la menzogna, il loro mezzo di combattimento, e così succede oggi. Il cristianesimo comincia, per così dire, con la verità già nel grembo materno. La Verità dice di sé:

> «Io sono la cosa più spiacevole per il bugiardo, il figlio del demonio [...]. Lui non mi ha mai nominato, allo stesso modo in cui io lo sputo come una specie di veleno, un veleno mortale [...]. Tutte le altre forme delle virtù hanno la loro base in me» (*PL* 627 A).

Non per niente noi parliamo nel libro *Küchengeheimnisse* ("Segreti di cucina") del veleno nella pentola, e ci fa piacere l'aver spezzato una lancia in favore della verità con le regole del regime ildegardiano. L'aspetto misterioso della menzogna per Ildegarda si chiama "falsità" (*fallacia*) e ha dei tratti appena umani. Il suo principio è: andare avanti, più in alto delle stelle e di tutti gli altri, sì, più in alto ancora del trono di Dio! (*Vitae merit.* II, 80).

Anche l'arroganza e l'ambizione morbosa sono già un germe congenito.

Noi sappiamo che quest'atteggiamento è la causa principale psichica dell'ulcera dello stomaco e dell'intestino. Già la tentazione per le mamme di costruire dei castelli in aria su come sarà il futuro bambino è grande. I compagni della verità, e solo della verità, sono la pace e la felicità, la felicità in senso cristiano. Ciò che le donne gravide devono evitare è l'opposto, che è spiacevole, per non dire vizioso; in altre parole devono astenersi da: l'inquietudine e l'insoddisfazione (*desperatio*) di sé, di Dio e del mondo. Abbandonarsi a questo modo di pensare conduce automaticamente alle malattie. Anche la diarrea come pure la stitichezza possono avere le radici qui, in questo comportamento.

Qual è l'aspetto dell'inquietudine e della pace nel simbolismo mistico? E qual è il principio dell'insoddisfazione? In fin dei conti è la calunnia, la preoccupazione costante di considerarsi più grandi degli altri, di screditare e di criticare sistematicamente l'agire del prossimo (*Vitae merit.* II, 84). Ecco il tenore dei suoi propositi:

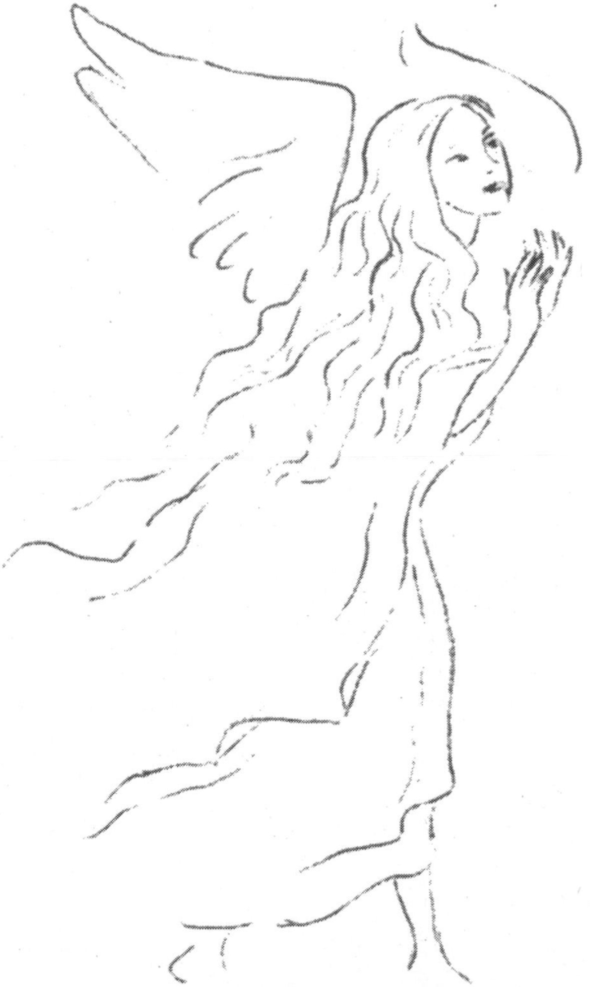

La Pace (Pax) dice: «Io lotto contro il demonio, che si scatena continuamente contro di me e dice: "...Io non posso sopportare nessuna punizione e quindi voglio sbarazzarmi di tutto ciò che mi dà fastidio e mi intralcia il cammino. Io non ho paura di nessuno: chi dovrei temere? Non voglio aver paura di nessuno!". Tuttavia mi libero di coloro che parlano in modo così cattivo: io sono fatta solo per la gioia, poiché Gesù Cristo è il Salvatore e il Consolatore di ogni dolore, avendo sopportato personalmente il dolore nel proprio corpo» (PL *627 B).*

«Io non sopporto che mi si metta sotto i piedi e che mi si imponga qualcosa... Se qualcuno mi si avvicina troppo, allora io lo so mettere a posto» (*Vitae merit.* II, 15).

Spasmi costanti

Noi tutti sappiamo che ci sono tali spasmi che possono ripercuotersi sullo stomaco. Ed è evidente che l'insoddisfazione (verso Dio e il proprio destino) confina già con la ribellione contro Dio, e non può quindi finire bene.

E qual è il principio dell'infelicità (*infelicitas*)?

«Noi non vogliamo nessun Dio che quello dello spirito di contraddizione [Lucifero]... Poiché noi abbiamo bisogno di qualcuno che possa cominciare la lotta contro il [cosiddetto] ordine divino del mondo» (*Vitae merit.* II, 90).

Chi si meraviglia ancora che un terzo gruppo di forze ostili, gli spiriti del disordine, dell'anarchia (*immoderatio*) seguono immediatamente questo spirito dell'insoddisfazione: basti pensare alla rivoluzione. Tutti, tutti devono cambiare, io no, però! A queste persone l'ordine del mondo pesa sullo stomaco e così ogni autorità all'infuori di quella del proprio partito, della propria banda preferita, del proprio capobanda, come si può sempre constatare in ogni rivoluzione.

La forma antagonista, che considera, secondo san Paolo, ogni potenza (civile) come proveniente da Dio, porta secondo Ildegarda il nome particolare di *discretio*. Questo nome è certamente conosciuto, ma è qui fondamentale il significato particolare che gli attribuisce. Nel linguaggio simbolico e mistico la discrezione si presenta così:

«Io non condanno nulla, io non distruggo nulla, io non disprezzo nulla, né un re né un generale né un presidente e nemmeno qualsiasi autorità secolare, che fa risalire tutta la potenza all'Autore di ogni cosa [...] Io desidero tutto ciò che desidera anche il Figlio crocifisso di Dio» (*PL* 628 A).

Non è forse così? In fondo si tratta di una concezione totalmente nuova della discrezione molto elogiata (specialmente fra i Benedettini). In medicina noi connettiamo la discrezione e lo spirito di rivoluzione con le malattie dello stomaco e dell'intestino. Le castagne, usate per i dolori dello stomaco e dell'intestino, del fegato e della milza, non sono abbastanza valorizzate come frutti salutari, e ci conducono al nome simbolico di *discretio*!

Chi non ne fosse ancora convinto, può rileggere di nuovo nel gran libro di Ildegarda *Il mondo e l'uomo* che gli intestini hanno relazione con la *discretio*, e il fatto di non sapersi controllare (anche nell'alimentazione) può causare dei disturbi nervosi (*PL* 805 D, 806 A).

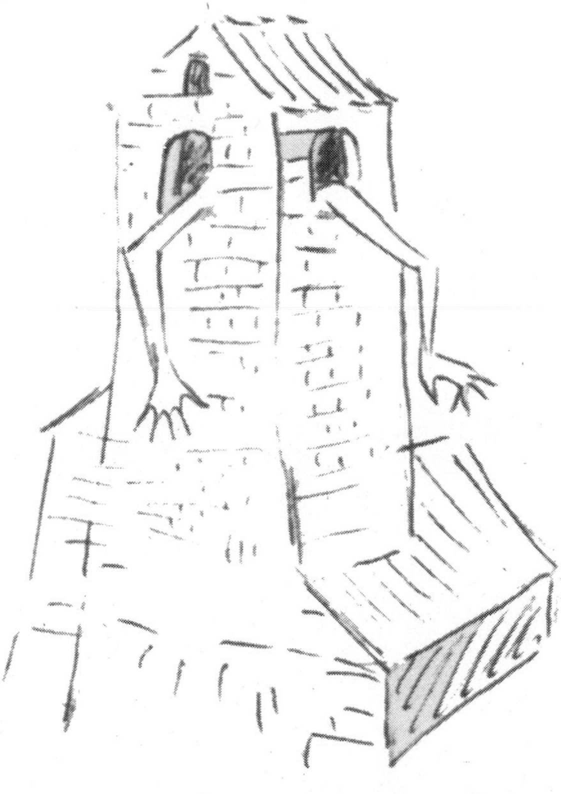

L'Ateismo (Perditio animarum) dice: «Che merito posso avere e che vantaggio ho io? Noi vogliamo solo il fuoco. Io non voglio sapere nulla dello splendore raggiante della vita, io sono qui per spogliare le anime. L'ateo non ha nessuna gioia nella vita, poiché si rifiuta di conoscere Dio, che lo può aiutare» (Vitae merit. *II, 24).*

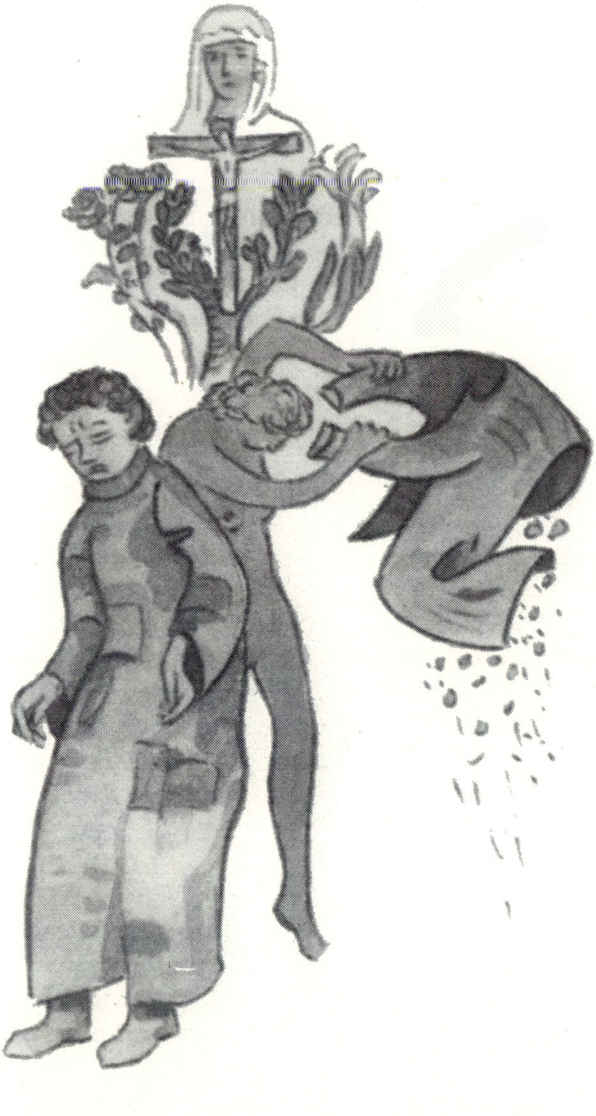

La Salvezza delle anime (Salvatio animarum) dice: «Io abbandono la Vecchia Alleanza e rivesto il Figlio di Dio con la sua giustizia, la sua santità e la sua verità. Io sono quindi come rinata e mi sento liberata dai miei vizi. O Dio, non ricordarti più dei miei peccati della mia giovinezza e della mia ignoranza, e non vendicarti dei miei peccati!» (PL *628 C).*

Il quarto vizio del ventre e della gravidanza, se così si può chiamare, è l'ateismo, a cui Ildegarda accenna con il nome di *perditio animarum*: «Dio, chi è Dio? Non siamo forse noi?» (*Vitae merit.* II, 98). L'immagine di questo vizio vuole essere raffigurata come una montagna dove la salvezza è assicurata, ma non è che una rovina completa le cui braccia sono tese verso la terra: nell'uomo il piacere della decadenza e l'amore dello sfacelo aumentano sempre di più. L'unica forza antagonista che si oppone all'ateismo è la decisione ferma di creare un mondo sano e salvo in Dio e in cui le anime possano svilupparsi liberamente.

Qual è la terapia?

Credere in Dio e osservare esattamente le sue Leggi (anche se si tratta di problemi che hanno a che fare con il cibo), vegliare di notte e digiunare, fare elemosina... (*Vitae merit.* II, 100), tutte queste cose fanno parte della base dell'igiene psichica auspicata da Ildegarda.

Capitolo 8
Il fegato, laboratorio della vita

Da chi ha imparato Ildegarda le sue conoscenze sul fegato e le sue funzioni? I medici del suo tempo non sapevano nulla riguardo al metabolismo del fegato e della circolazione della vena porta. Dove ha potuto fare le ricerche personali per scoprire che il fegato è rifornito e provvisto di sangue arterioso per mezzo dell'arteria epatica e di sangue venoso per mezzo della vena porta?
Scrive:

> «Il fegato si comporta nell'uomo come un recipiente in cui il cuore, i polmoni e lo stomaco versano i loro succhi, che a sua volta il fegato fa scorrere in tutti gli organi, come un recipiente messo vicino a una fontana fa scorrere l'acqua ricevuta in altri luoghi. Se però il fegato è bucherellato e fradicio, come fu già scritto prima, esso non può più ricevere i succhi buoni dal cuore, dai polmoni e dallo stomaco. Questi succhi e questi liquidi ritornano dunque al cuore, ai polmoni e allo stomaco, provocando una specie di inondazione. Se questa malattia si è sviluppata nell'uomo, egli non potrà vivere a lungo» (*CC* 98, 10 e s.).

Come oggi sappiamo, il fegato è un meraviglioso laboratorio. In esso vengono immagazzinati e trasformati i materiali da costruzione e l'energia muscolare necessaria per lavorare. Il suo compito principale consiste nel fornire al sangue le sostanze nutritive utili (per esempio l'albume, gli idrati di carbonio e i grassi) e aiutarlo a elaborarle. Il fegato immagazzina lo zucchero sotto forma di glicogeno oppure trasforma in grasso le quantità eccedenti di zucchero. Se è necessario, il fegato può trasformare all'inverso il glicogeno in zucchero, per esempio fra i pasti, o durante lo sport o come fornitore di energia per il cervello. L'albume è decomposto dal fegato nei suoi elementi strutturali, gli aminoacidi, da cui il corpo costruisce il proprio albume.

Questi primordiali elementi strutturali costituiscono le sostanze necessarie al corpo, secondo un piano divino fissato per ogni uomo e che gli scienziati chiamano il codice genetico.

Il fegato, come un filtro, toglie al sangue le sostanze deteriorate e le scorie nocive, per esempio l'alcol, la nicotina o le medicine chimiche. Esse vengono trasformate in sostanze idrosolubili e non velenose, permettendo ai reni di eliminarle. Il fegato può essere talmente inondato da così tante sostanze velenose e da scorie che il "filtro" viene ostruito (congestione del fegato) e allora il fegato si gonfia (fegato grasso) o, nel caso peggiore, viene distrutto (cirrosi epatica).

Può succedere anche che i globuli "morti" del sangue decomposti dalla milza siano trasformati in sostanze colorate della bile (per esempio la bilirubina) ed eliminati con gli acidi biliari nella bile del fegato. Questa bile giallo-oro è fornita al duodeno per la digestione dei grassi, perciò nell'intestino si forma la sostanza colorata in bruno che dà il colore alle feci. Nel caso di disturbi della produzione della bile e della sua eliminazione, le feci diventano di un colore chiaro o di un grigio pallido. L'urina, invece, diventa di un colore bruno scuro, perché ora la sostanza colorata della bile è eliminata con essa.

Il tasso aumentato della bilirubina nel sangue colora la pelle in giallo-cotogna nel caso di itterizia. La bile eccedente viene immagazzinata e concentrata nella vescica biliare e, se è necessario, per esempio nel caso di un pasto ricco di grassi, viene distribuita all'intestino. Perciò si arriva alla formazione della bile nera. Essa ha una grandissima importanza nella medicina ildegardiana e può non solo causare delle gravi malattie interne, ma anche il cattivo umore nell'uomo.

Le "conoscenze" che Ildegarda ha ricevuto nelle sue visioni non sono relegate al livello della biochimica. In un modo più profondo di ogni altro essere umano, ha visto nelle passioni dell'uomo la chiave della salute o della malattia.

Il metabolismo del fegato dell'uomo può essere influenzato dagli organi di senso, per esempio dall'udito. Ambedue, fegato e udito, hanno un effetto reciproco:

> «Se i vasi sanguigni sono toccati dagli umori così scossi [irregolarità del metabolismo], allora essi raggiungono pure i vasi delle orecchie, compromettendo così l'udito, poiché spesso la salute o la malattia deriva all'uomo dall'organo uditivo, allo stesso modo in cui egli si sente contento a causa di circostanze felici, oppure si abbatte e diventa triste a causa di una disgrazia» (*PL* 792 B).

È per questo motivo che, in passato, alcuni medici credevano che la musica potesse guarire. Noi facciamo uso della terapia musicale, perché spesso un cuore si apre sentendo della bella musica, come nel caso di pazienti che soffrono di depressione, e il metabolismo con il canto e la danza si normalizza.

Ildegarda sapeva già che le malattie del fegato e la depressione possono essere causate da una predisposizione ereditaria e possono, per esempio, dipendere dall'istante del concepimento.

«Ci sono anche uomini che sono concepiti nel periodo della luna calante o delle tempeste di un tempo variabile [*aura*]. Alcuni di loro sono sempre tristi e sono incostanti. A causa della loro tristezza, il loro fegato è indebolito e perforato da numerosi buchi piccolissimi, come un formaggio. Per questo motivo queste persone non mangiano molto e non hanno voglia neanche di bere, se non moderatamente. Il loro fegato diventa molle e putrido come una spugna e si raggrinza» (*CC* 97, 37 e s.).

La descrizione di Ildegarda corrisponde al nostro concetto e alla nostra osservazione di pazienti depressi, in cui la gioia della vita e le attività sono diminuite a tal punto che essi hanno perduto il coraggio, l'appetito e stanno seduti senza muoversi. Tutto il loro metabolismo è sceso a zero. Le cellule del fegato si raggrinzano e si guastano. Qui abbiamo l'immagine di un'atrofia del fegato, se esso si rovina anche l'irrigazione sanguigna diventa più difficile, per cui si può arrivare a un ristagno della vena porta.

Altri uomini sono concepiti durante la luna piena e perciò sono così sani che possono mangiare tutto disordinatamente. Ma anche loro possono ammalarsi al fegato.

«Gli uomini che sono stati concepiti durante la luna piena e durante un tempo moderato e caldo, che non è né troppo caldo né troppo freddo, sono sani e avidi di cibo, così che possono mangiare alimenti diversi. Quantunque essi possano mangiare cibi di diverse specie, senza doverli scegliere, dovrebbero però moderarsi per alcuni cibi dannosi (*noxii*), come un cacciatore che lascia andare la selvaggina che non serve, cacciando solo quella che si può utilizzare» (*CC* 97, 17 e s.).

Ildegarda conosce le vere cause delle malattie del fegato. Specialmente nel caso di supernutrizione, il metabolismo del fegato e con questo tutto il metabolismo del corpo può rovinarsi, come possiamo notare nei casi di reumatismi e di cancro.

«Se una persona che è stata concepita in questo periodo [di luna piena], si ciba eccessivamente senza fare attenzione e senza scegliere con giudizio ciò che mangia, allora il suo fegato viene rovinato dai diversi succhi di questi alimenti e si indurisce, così che il loro succo salutare che era destinato a tutti gli organi, alle diverse articolazioni e all'intestino, si guasta a causa delle diverse sostanze nocive e talvolta succede che la carne di questa persona si trasformi in qualche parte delle sue membra in un tumore e che il tessuto si strappi; inoltre può capitare che qualche membro venga ferito talmente da farla zoppicare (*arthrosis deformans*)» (*CC* 97, 25 e s.).

Qui sta la causa per cui, nelle malattie gravi della civiltà, il fegato e l'insieme del metabolismo devono essere trattati simultaneamente per guarire la malattia a fondo. Oltre le misure eliminatorie e disintossicanti segnalate dalla medicina di santa Ildegarda (salasso, scarificazione, sauna, cambiamento di alimentazione a base di farro), l'essere umano deve riconoscere il suo limite e abbandonare le sostanze che gli hanno provocato il grasso al fegato o la cirrosi epatica. Ildegarda descrive spesso i disturbi del metabolismo (discrasia) come la causa decisiva, per cui i cattivi umori (*mali humores*), gli umori nocivi (*noxi humores*) e gli umori infettivi (*infirmi humores*), condizionati dalla malattia, scombussolano l'insieme del metabolismo generale. Talvolta ci sono persone che soffrono per anni a causa di questi umori nocivi, senza averne trovato la causa. Queste persone non devono essere considerate dei malati immaginari (ipocondriaci), forse soffrono semplicemente di un disturbo dell'intero metabolismo.

«Talvolta gli umori menzionati si spandono in misura eccessiva nella regione del petto dell'uomo e così inondano anche il fegato, causando in questo modo delle fantasticherie esagerate e molteplici, cosicché lui pensa di diventare pazzo. Da lì questi umori salgono nel cervello e lo colpiscono, poi scendono nello stomaco producendo la febbre. Anche in questo modo l'uomo può essere malato a lungo!» (*PL* 793 D).

In nessun libro di medicina del mondo sono state descritte così bene le relazioni fra il metabolismo e le cause psichiche determinanti.
Ildegarda descrive una persona allergica come un uomo che è uscito dai gangheri.

«A causa di queste inondazioni anche gli intestini si mettono in movimento attorno all'ombelico dell'uomo, poi salgono fino al cervello con il potere di renderlo furioso [collerico]. Se scuotono i vasi della regione lombare [le ghiandole surrenali], allora scuotono la bile nera [*melanche*], rendendo l'essere umano confuso, tanto che egli cade in una tristezza non motivata» (*PL* 704 A).

A questo punto si presentano delle valutazioni importanti che portano a scegliere la cura del regime ildegardiano, di cui noi facciamo largamente uso.

La cura per i dolori al fegato e le malattie croniche del fegato

I dolori al fegato e le malattie croniche al fegato sono spesso la conseguenza di una grave epatite o di avvelenamento al fegato a causa dell'alcol, del tabacco o di medicine, come pure a causa dell'alimentazione eccessiva e disordinata, particolarmente ricca di cibi molto grassi. Nei casi di numerose malattie interne come il cancro, i reumatismi, il diabete o le malattie polmonari, il fegato si gonfia e fa male quando si tocca. La maggior parte delle epatiti derivano da infezioni prodotte da virus.

Noi sappiamo da Ildegarda che specialmente i polmoni sono messi continuamente in pericolo dai disturbi di metabolismo del fegato. Perciò alcune medicine indicate per il fegato sono in grado di guarire contemporaneamente anche i polmoni. L'esempio migliore è la cura di una tosse cronica in seguito a una vecchia malattia al fegato per mezzo dell'elisir di scolopendrio.

> «Lo scolopendrio (*asplenium scolopendrium*) è caldo ed è efficace per il mal di fegato, i polmoni e gli intestini dolenti. Prendi perciò lo scolopendrio, fallo cuocere bene nel vino; aggiunto del miele puro, fallo cuocere di nuovo. Aggiungi anche del pepe lungo (una parte) e cannella in polvere (due parti) con un vino preparato già prima. Fa cuocere ancora una volta, filtra con un telo e prepara una bevanda chiara [bevanda genuina]. Bevine spesso, dopo aver mangiato e a digiuno, e ciò farà bene al fegato, guarirà gli intestini sofferenti, purificherà i polmoni ed eliminerà le putrefazioni interne e il muco» (*PL* 1142 AB).

La preparazione dell'elisir di scolopendrio è difficile, anche a causa dell'acquisto dello scolopendrio, che rientra nelle bellezze della natura da tutelare.

Ricetta – Elisir di scolopendrio
Felce di scolopendrio, miele, cannella, pepe lungo, vino
Scolopendrium vulg. 20,0
Mel dep. 50,0
Cortex Cinnamomi 10,0
Piper longum 5,0
Vinum album ad 500,0

All'inizio se ne prende giornalmente solo un bicchierino da liquore dopo aver mangiato; una volta abituati a questo gusto caratteristico, se ne prende sia prima dei pasti che dopo un bicchierino da liquore per 4-6 settimane. L'elisir di scolopendrio purifica il fegato intossicato e i polmoni dalla putrefazione interna e dal muco ed è la medicina principale nel caso di malattie al fegato che persistono da anni e nel caso di bronchite cronica.

Questa medicina è pure efficace nel curare le malattie dell'addome e serve a regolare i disturbi ormonali. Con l'elisir di scolopendrio si possono curare con efficacia anche le malattie croniche come le infiammazioni delle vie urinarie, della vescica biliare e degli annessi, e la secrezione continua (fluoro).

Secondo Ildegarda, con questo rimedio si può tentare di curare anche l'asma, che è una delle malattie più difficili da guarire.

Tutte le malattie interne che danno un senso di peso, di ristagno e di sofferenza sotto l'arco delle coste dovrebbero essere trattate anzitutto con il digiuno e con il regime dietetico a base di farro per alleggerire e disintossicare il fegato. Anche il salasso fatto a regola d'arte (nella vena speciale del fegato) fa parte di questa cura.

Ildegarda descrive nel suo manuale un regime dietetico molto particolare per il fegato e anche una bevanda speciale:

> «La persona che è malata di fegato deve bere spesso il vino di more [*moretum*], poiché i dolori al fegato derivano spesso da una sovrabbondanza di sangue, che il calore e il succo del vino di more calmano, perché esso è, per così dire, affine al sangue. Ogni cibo di cui il malato si nutre, deve essere gustato con un po' di aceto di vino, perché il calore e l'acidità dell'aceto restringono il fegato. Si deve anche masticare bene il pane di frumento che si è soliti mettere fra le fette di prosciutto affumicato, su cui si versa del vino [si versa un bicchierino da liquore di vino sul prosciutto per disinfettarlo]. Il succo secco del prosciutto viene neutralizzato, poiché viene bagnato dal calore del vino e del pane, e così il pane temperato dal vino restringe il fegato, così che non si gonfi. Però non si deve bere il vino, che serve solo a inzuppare il prosciutto, poiché tutto ciò che era dannoso in questa carne è passato nel vino» (*CC* 176, 33 e s.).

Il panino imbottito di prosciutto è specialmente efficace per le persone malate di fegato, che già al mattino si sentono stanche e con le vertigini, cosa che si verifica nei casi estremi dopo un'epatite.

Per la salute del fegato occorre un albume di alto valore nutritivo come si trova nel farro, che è il nutrimento ideale, oppure nelle mandorle dolci. Dal momento che il lievito di birra contiene l'albume e inoltre è ricco di vitamina B, noi abbiamo preparato per i pazienti malati di fegato delle pastiglie di lievito di birra. Se ne prendono da 3 a 5 al giorno con molto liquido.

Ildegarda trova molte virtù salutari nelle castagne, l'abbiamo visto in precedenza. Esse non servono solo per le malattie del fegato, ma per ogni tipo di stato di debolezza.

> «Il castagno è molto caldo e, a causa del suo calore, ha una grande virtù, poiché simbolizza la *discretio* [la giusta misura, la via di mezzo, la moderazione] e tutto ciò che è in esso, e anche nel suo frutto, è utile per ogni tipo di debolezza che è nell'uomo» (*PL* 1226 B).

Il fegato, più di tutti gli altri organi, soffre l'eccesso nel mangiare e nel bere e, anche, un modo di vivere assurdo. Perciò noi diamo ai malati di fegato le seguenti istruzioni riguardanti il loro regime dietetico: non prendere nulla né troppo bollente o freddo, né troppo dolce, né troppo amaro, rinunciare ai cibi grassi, specialmente alle patate fritte, al grasso arrostito, alla panna montata, al caffè, all'alcol e alla nicotina.

L'intemperanza è descritta così da Ildegarda: questa siede come un lupo con le zampe incrociate per afferrare e per impadronirsi di tutto, per inghiottire tutto.

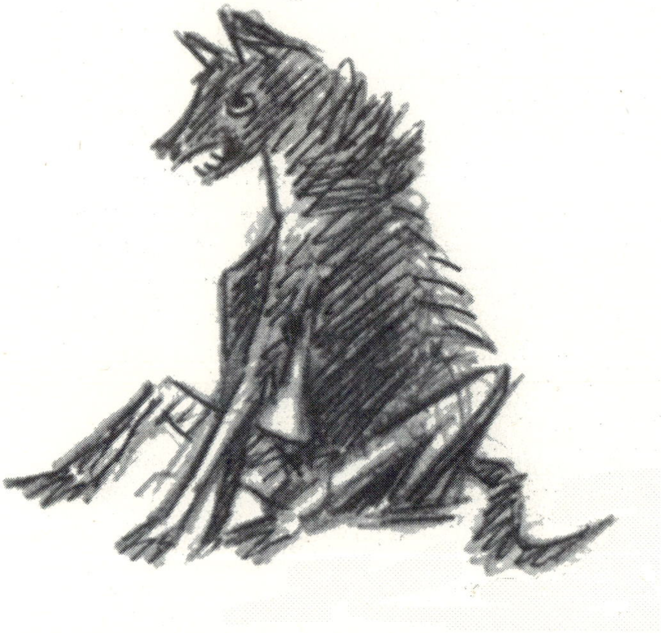

La Smodatezza (Immoderatio) dice: «Ciò che io desidero e scelgo, lo voglio pure godere e non voglio rinunciare a nulla. Ogni stimolo dato al mio corpo è per me un vero piacere. Io sono così e così vivo, e se una cosa mi piace, la faccio» (Vitae merit. *II, 21).*

«Tutto ciò che io desidero, lo voglio pure godere e non voglio rinunciare a nulla. Ogni stimolo del mio corpo è per me un vero piacere. Io sono così e così mi sfogo, e se una cosa mi piace, la faccio» (*Vitae merit.* II, 21).

Ildegarda vede nell'astensione da tutti i cibi grassi e nell'ubbidienza la via della guarigione per ottenere la "discrezione". La *discretio*, cioè la giusta misura, brilla in mezzo a una chiara nube verso la forza elettrizzante di Dio. Essa scaccia con un mazzo di fiori le ispirazioni del demonio, come se fossero dei moscerini. La forza della potenza divina la fortifica alla spalla destra sotto forma di croce, e nel suo seno protegge con amore e con sollecitudine le virtù, come se fossero delle pietre preziose. La giusta misura (*discretio*) dice:

«Tutte le cose che stanno nell'ordine di Dio si corrispondono. Le stelle scintillano per la luce della luna, e la luna splende per il fuoco del sole. Ogni cosa serve a qualcosa di superiore, e nulla supera la sua misura» (*Vitae merit.* II, 22).

Ogni uomo che sopravvaluta la propria misura, la propria efficienza, la propria forza mangiando troppo, bevendo troppo alcol, prendendo troppe droghe, ha passato il limite. Come conseguenze Ildegarda enumera il vagabondaggio dei pensieri che non conducono a nulla di buono, la stanchezza, la debolezza, la vertigine cardiaca, la tristezza assurda e la mancanza di resistenza interna.

Nel suo ultimo libro teologico *Divinorum operum*, Ildegarda scrive che Dio ha fissato un nome a ogni uomo e una determinata misura, e che l'anima reclama di osservare la giusta misura in tutte le cose: «Poiché l'uomo non può vivere continuamente nelle sfere celesti. Il demonio però non vuole che si osservi questa misura ed egli fa che si aspiri alla misura eccessiva, sia essa la più alta come la più bassa». Nel malato di fegato questa misura si è perduta, perché egli l'ha superata. Quando sarà di nuovo sano, dovrà riconoscere la propria misura e dovrà imparare ad amarla. Un ruolo importante per la salute del fegato è riservato, ancora una volta, alla castagna, che viene soprannominata *discretio*. A causa delle sostanze che essa contiene e dell'energia solare immagazzinata, è in grado di nutrire l'uomo in un modo così completo e armonioso che egli ricupera la forza di resistenza e il suo splendore.

Inoltre, guarisce il fegato e aiuta l'uomo a riacquistare la sua giusta misura.

«Se qualcuno soffre di fegato, schiacci spesso le castagne e le metta nel miele, ne mangi spesso e il suo fegato guarirà» (*PL* 1226 B).

Ricetta – Miele con le castagne

È difficile preparare da soli il miele con le castagne. Se ne prende giornalmente un cucchiaino prima di pranzo e un cucchiaino il pomeriggio, almeno per due mesi. In seguito, bisogna prenderne sempre un cucchiaino.

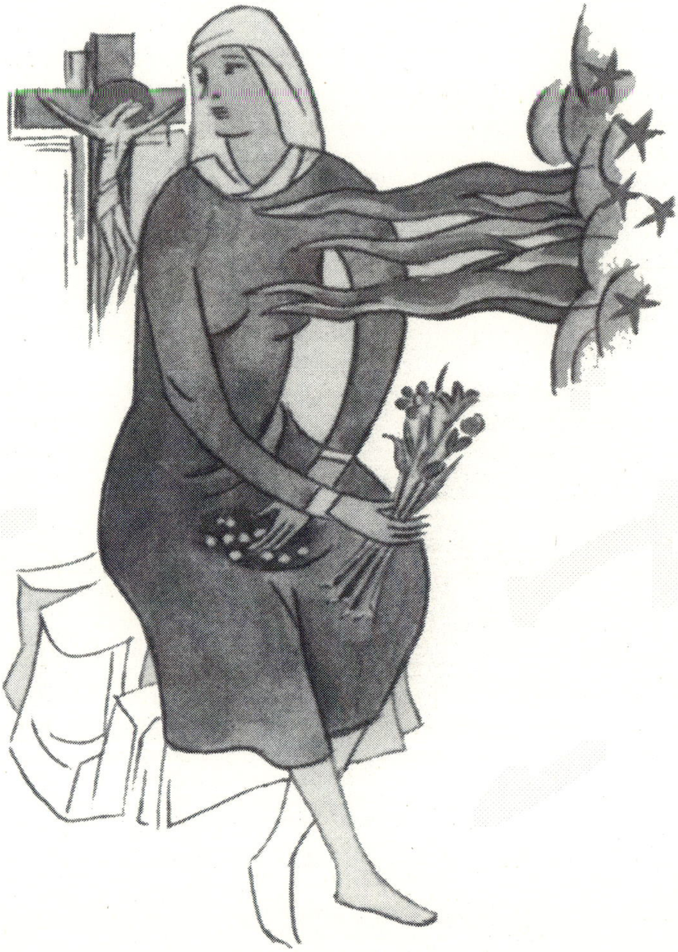

La Moderazione (Discretio) dice: «Tutte le cose che stamno nell'ordine di Dio si corrispondono. Le stelle scintillano per la luce della luna, e la luna splende per il fuoco del sole. Ogni cosa serve a qualcosa di superiore, e nulla supera la sua misura»
*(*Vitae merit. *II, 22).*

Questa cura assicura la guarigione completa dai dolori cronici al fegato, le transaminasi (gli enzimi del fegato che moltiplicati nell'epatite passano nel sangue) si normalizzano di nuovo. Il castagno è fra gli alberi ciò che il finocchio è fra le piante: sano al cento per cento, dalla radice fino alla cima! I frutti, la buccia, le foglie e la scorza contengono delle sostanze di alto valore nutritivo (tannini e bioflavonoidi). I frutti contengono, oltre all'amido (dal 45 al 58%) e l'albume (dal 4 al 17%), degli idrati di carbonio di alto valore nutritivo (dal 22 al 34%), che forniscono energia soprattutto alle cellule epatiche e cellule nervose.

Inoltre i frutti contengono delle sostanze attive specifiche (gaba, amino biogeni, neurotrasmittenti) necessarie per il circuito nervoso e lo stimolo muscolare. Nei frutti si trovano anche le vitamine A, B e C. Poiché non ci sono sostanze del tipo glucosio o fruttosio, le castagne si possono raccomandare anche ai diabetici (100 g = 210 calorie). Dalle ricerche farmacologiche fornite dalla letteratura scientifica risulta che l'estratto delle foglie di castagno è leggermente calmante e antispasmodico, e perciò può essere usato come medicina in caso di bronchite e di pertosse.

Un altro rimedio di Ildegarda per il fegato è il vino di lavanda.

Questo vino elimina non solo i dolori al fegato, ma specialmente il senso di peso del fegato ingrossato. Inoltre, elimina spesso la congestione polmonare e assicura la libertà e la freschezza di spirito. Ildegarda raccomanda categoricamente di far bollire del vino con la lavanda selvatica (*lavendula spica*). Solo nel caso in cui non si avesse del vino, si possono anche far bollire nell'acqua dei fiori di lavanda con il miele e poi bere questo estratto tiepido durante la giornata. Il nostro vino di lavanda contiene al massimo il 2% di alcol, poiché è stato ridotto durante la preparazione.

> «[...] E il suo calore è sano. Facendo bollire della lavanda con il vino, o se non si avesse del vino, con il miele e l'acqua, e bevendo spesso quest'estratto tiepido, diminuiscono i dolori al fegato e ai polmoni [congestione polmonare]. Inoltre il vino di lavanda assicura all'uomo una pura scienza e una chiara intelligenza» (*PL* 1140 C).

Se ne prendono da uno a due bicchieri da liquore pieni, tiepidi, tre volte al giorno e la cura dura da due a quattro mesi.

Ildegarda fa una distinzione esatta fra la lavanda selvatica e la nobile lavanda da giardino (*lavendula vera*), cui dedica un capitolo particolare. Forse la lavanda è efficace per il suo profumo gradevole, e forse perfino efficace contro il cancro (*PL* 1143 C). In ogni caso, per la medicina contro il mal di fegato si usano solo i fiori della *lavendula spica* invece della *lavendula officinalis*, che si vende sia in farmacia sia in erboristeria.

I malati di fegato sono spesso molto tristi, ma trovano nell'issopo una medicina per il fegato che li rende allegri. L'issopo è una spezia ideale per la cucina (cotto con il pollo). E si può anche mettere nel vino come bevanda:

«Se si usa spesso l'issopo, il malato viene risanato, perché esso purifica gli umori schiumosi, come il calore schiuma nella pentola. L'issopo è buono per tutti i cibi. Cotto e polverizzato è più utile che crudo negli alimenti [come spezia]. Quando si mangia, esso rende il fegato efficiente e attivo e purifica pure un po' i polmoni. Ma quando il fegato è malato in seguito alla tristezza, si deve, prima che la malattia abbia il sopravvento, far cuocere un pollo giovane con l'issopo, e mangiare spesso sia l'issopo che il pollo. Si deve mangiare anche l'issopo fresco messo nel vino e bere pure questo vino» (*PL* 1156 A-C).

Alla fine, io raccomando ai malati di fegato di mangiare giornalmente da cinque a dieci mandorle dolci. Esse sono una specie di rimedio universale e fortificano i nervi, danno un bel colorito al viso, fanno sparire il mal di testa, fortificano i polmoni e sono un rimedio ideale per il fegato.

«Chi si sente il cervello vuoto e ha un cattivo colorito al viso e perciò il mal di testa, mangi spesso le mandorle che riempiono il cervello e danno un bel colorito al viso. Anche chi è malato ai polmoni e al fegato, mangi spesso delle mandorle crude o cotte: esse danno forza ai polmoni, perché non sovraccaricano né seccano l'uomo, ma lo fortificano» (*PL* 1225 C-D).

Capitolo 9
Bile, itterizia e malinconia

L'uomo, dopo aver perduto il paradiso, ha perduto anche la gioia serena per le cose belle e buone. Al momento del suo peccato originale, il male è entrato furtivamente nel suo corpo e ha liquefatto il calcolo biliare della conoscenza di Dio che prima era splendente e cristallino. Da allora, la bile lo inonda e intossica il suo sangue, in modo che egli può diventare vittima delle passioni che lo rendono malato: tristezza, collera, sentimenti di frustrazione, stizza e affanno. Dal momento che Adamo conosceva il bene, ma scelse il male, incorse in tanti conflitti che causano la malattia. In tali situazioni l'uomo si ricorda della sua origine e, nel timore di Dio, trova una protezione contro il male.

Dalla conoscenza del bene e del male e dal discernimento noi capiamo che siamo uomini responsabili davanti a Dio, e così noi acquistiamo la grande forza di evitare il male e di fare il bene! (*Scivias* III, 10. *Visione*).

> «Poiché Adamo conosceva il bene e fece il male per gustare la mela, ne derivò, in conseguenza della sua trasgressione, una malinconia molto grave che non sarebbe stata possibile nell'uomo senza il suggerimento del demonio, e che fu tale solo per mezzo della sua seduzione. La malinconia suscita la tristezza e la disperazione che Adamo non conosceva prima di aver disobbedito. Nello stesso istante in cui Adamo ha violato il comandamento divino, la malinconia si è immagazzinata nel suo sangue, come lo splendore sparisce quando si spegne la luce... Così successe ad Adamo, lo splendore fu spento in lui, la malinconia [la bile nera] si coagulò nel suo sangue, da cui poi si svilupparono la tristezza e la disperazione. Il Maligno, dopo la caduta di Adamo, ha accumulato in lui la malinconia in modo tale che essa fa dell'uomo uno scettico e un incredulo. Ma poiché l'essere umano ha la predisposizione a poter superare la sua misura, egli teme Dio (servilmente), e colto dalla tristezza cade spesso nella disperazione in quanto non crede più che l'Onnipotente lo possa proteggere. L'uomo, essendo

stato creato a immagine di Dio, non può fare a meno di temerlo come un figlio... E poiché l'uomo teme più Dio che il demonio, egli ha messo la sua speranza in Dio, in modo che il Maligno non lo possa catturare. Però capita spesso che nell'uomo penetrino per mezzo della malinconia [la bile nera] le insinuazioni del demonio, che lo rendono triste e disperato, così che molti uomini soffocano nella loro disperazione e si rovinano; ma molti altri si difendono in modo violento contro questo Maligno, e riescono a sostenere questi combattimenti come dei martiri» (*CC* 143, 22 e s.).

Ildegarda descrive come gli uomini nella loro vanità si vogliono glorificare e, invece di temere Dio, aspirano agli onori e agli omaggi transitori, dicendo: «Solo con Lucifero otterremo una grande gloria!». Ildegarda descrive questo desiderio smodato di gloria (*inanis gloria*) come un personaggio con un frac, simbolo della ricerca smodata dell'applauso del mondo. L'uomo si può liberare da questa passione mediante il digiuno e la flagellazione, e raggiungere così un salutare timor di Dio. Ma è con i rimedi della medicina ildegardiana che l'uomo può neutralizzare la bile nera (ricorrendo ai prodotti antimelanconici) per vincere il male.

«Siccome il Maligno odia le forze virtuose che sono nell'uomo, così odia pure tutte le creature che posseggono delle forti virtù salutari e che sono nascoste negli animali e nelle piante. Esse sono pure belle e utili, perciò colui che è tormentato giorno e notte – sia sveglio o dormiente – da fantasmi diabolici, deve cercare i rimedi salutari indicati da Dio» (*CC* 144, 18 e s.).

Con uno sguardo più penetrante di quello del resto degli esseri umani, Ildegarda vede nelle passioni degli uomini la chiave della salute o della malattia. Per la badessa di San Rupert il principio che rende gli uomini allegri o tristi è determinato nell'essere umano dall'equilibrio degli acidi biliari e dalla *melanche* (bile nera). All'origine, la bile nell'uomo era un cristallo splendente ("calcolo biliare") con cui Adamo ed Eva ricevettero la scienza e la perfezione, necessarie per tutte le opere buone. Nell'istante del peccato originale, l'uomo fu esistenzialmente trasformato in modo completo (*totus mutatus est*). Il calcolo biliare, ossia la pietra della bile lucente e sfavillante, si liquefece in amarezza della bile ("acidità") e in bile nera.

Quest'ultima è ciò che potrebbe trascinare l'uomo nelle tenebre dell'ateismo.

Tristezza e collera colpiscono l'essere umano che è nato con il peccato originale e lo tormentano come aghi pungenti, causandogli dei dolori lancinanti, fintanto che l'eccesso di bile non sparisce di nuovo.

«Se l'uomo non possedesse l'amarezza della bile e le tenebre della malinconia, egli sarebbe sempre in buona salute» (*CC* 146, 27).

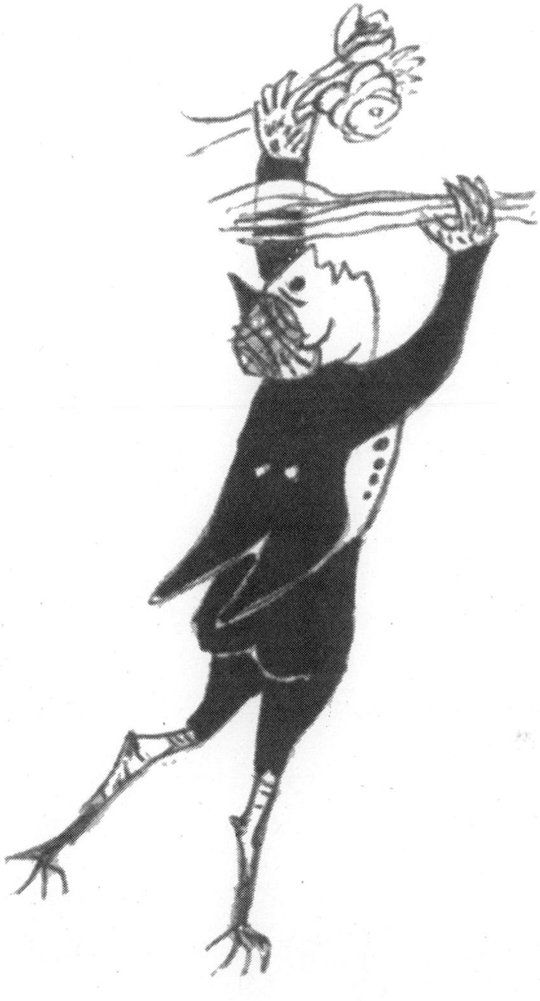

La Vanagloria (Inanis gloria) dice: «Io esamino tutto ciò che succede e sono il mio unico testimone. Manovro tutto, in modo di averne un utile. E ciò che vedo e che so, deve servire al mio onore personale. Ho una fiducia così grande in me stesso, che posso perfino volare come gli uccelli, attraverso i paesi e le strade maestre»
*(*Vitae merit. *III, 10).*

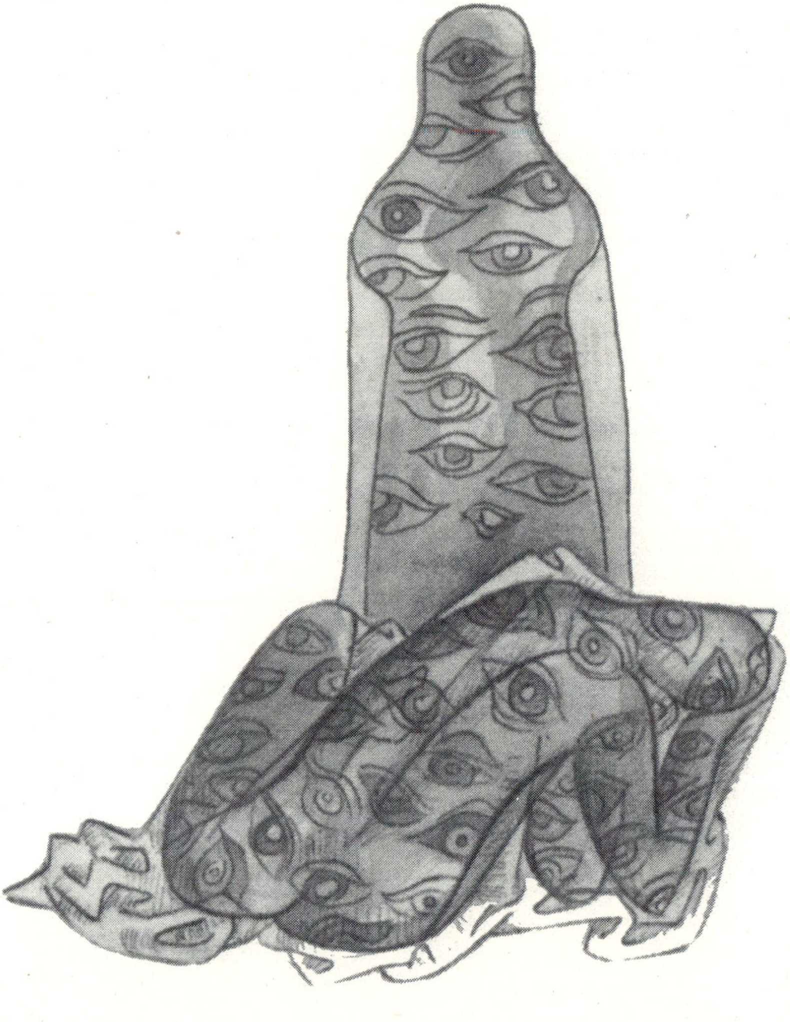

Il Timore di Dio (Timor Domini) dice: «Guai agli uomini che si lamentano, non temono Dio, ma Lo deridono solamente. Chi può fuggir dal timore del Dio infinito? Dio permette che il colpevole perisca se non vuole sbarazzarsi del male. Io voglio quindi temere Dio sempre di più. Chi mi aiuterà, quando mi troverò davanti a Dio? Chi mi salverà dalla terribile sentenza? Nessun altro all'infuori di Dio che è giusto» (PL *654 A).*

Ildegarda descrive con un'esattezza veramente scientifica i processi biochimici di un accesso di collera, di un attacco di gotta o di un attacco reumatico, e mostra i mezzi con cui si può ritrovare una via d'uscita da questi disturbi.

«Ma dove l'anima dell'uomo ha sentito qualcosa di dannoso per sé e per il suo corpo, il cuore, il fegato e i vasi sanguigni si contraggono [pressione alta, pressione della vena porta]. Per questo motivo si forma una specie di nebbia nel cuore oscurandolo, e si genera nell'uomo tristezza. Dopo la tristezza insorge la collera. Quando la persona in questione si è accorta di qualcosa, ha capito e intuito da dove deriva la tristezza, allora questa nebbia che ha colpito il cuore produce un fumo caldo [un gas] in tutti gli umori intorno alla bile, la mette in movimento e così, silenziosamente, si produce la collera dall'acidità biliare ["amarezza della bile"]. Se però l'uomo non permette alla collera di esplodere, ma la sopporta silenziosamente, allora la bile si calma. Tuttavia, se la collera non cessa, questo gas si spande sulla bile nera, la eccita, ed emana una nube scurissima che passa su di essa, provocando un gas molto amaro [sostanza colorante della bile]. Questo gas sale al cervello e la persona perde la testa. Poi scende nel ventre, scuotendo i vasi sanguigni e gli intestini, facendola diventare pazza. Così la persona dimentica se stessa e scoppia la collera, poiché l'uomo ha nella collera un grande furore, maggiore di qualsiasi altra forma di follia. E spesso, per la collera, contrae delle gravi malattie: gli acidi biliari e la bile nera lo rendono alle volte malato» (*CC* 146, 4).

Ildegarda esorta l'uomo a non rimanere nella sua malinconia, poiché egli è buono per natura. Dipende solo da lui se scegliere la strada sbagliata in cui vivere senza giudizio e senza coerenza, seguendo solo la propria volontà.

«Egli è seduto nudo come un lebbroso, isolato da coloro che sono sani, spogliato da tutti i valori buoni, sprovvisto di ogni merito e della gioia di sperare nella sua redenzione. E questa sua condizione non lo fa nemmeno arrossire» (*Vitae merit.* II, 57-58).

In questo caso la strada che conduce alla felicità non passa attraverso il digiuno, ma attraverso l'ubbidienza. Vivere in un convento o condurre una vita da eremita, questo è ciò che preserva dalla perdita della misura.

La felicità, per dare un altro esempio, lotta alla tredicesima stazione contro l'infelicità, la quale non si aspetta dalla vita che lacrime, dolori e rovina, e le parla così:

«Tu non chiedi nulla a Dio, e così non ricevi nulla da Lui. Non hai nessuna fiducia, e perciò non ricevi nessun aiuto. Tu sei addirittura lo schiavo dei tuoi affanni, e per questo motivo ti capitano solo le cose peggiori. Ma io invece chiamo Dio ad alta voce e Lui mi aiuta» (*Vitae merit.* II, 19).

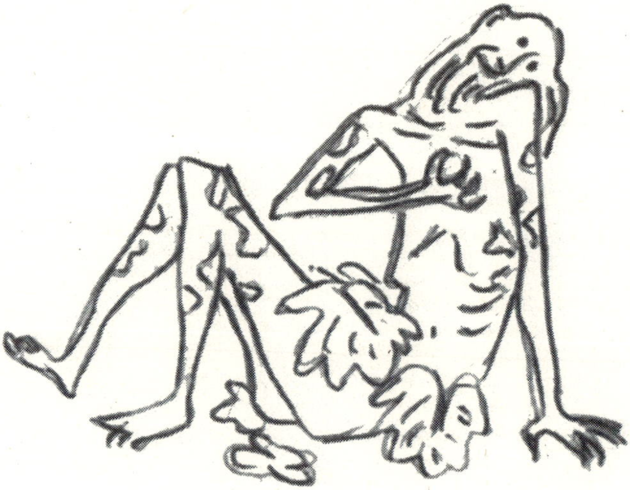

L'Infelicità (Infelicitas) si lamenta: «Che benessere ho io? Solo lacrime? Che cosa è la mia vita? Solo dolori? E che aiuto ho io se non la morte? Che via d'uscita mi rimane se non la mia rovina? Non ho effettivamente nulla di meglio» (Vitae merit. *II, 18).*

La malinconia deve essere eliminata nell'uomo in modo che dalla tristezza non scoppi la collera. Perciò Ildegarda ci dà una serie di rimedi che ci rendono allegri e che possono neutralizzare la bile nera eccedente. Per Ildegarda ogni cosa sana, ogni cosa virtuosa, ogni cosa viva e bella ha questa qualità che rende felici, sia un profumo di rose, un buon cibo, una pietra preziosa (per esempio il calcedonio) oppure il vino spento.

«L'uomo in cui la bile è più forte della bile nera [malinconia], domina facilmente la collera. Ma nella persona in cui la bile nera è più forte della bile, la tendenza a diventare collerico e ad arrabbiarsi è maggiore. Come da un buon vino si fa un aceto forte e acido, così i cibi buoni e dolci aumentano l'acido biliare e i cattivi umori lo fanno diminuire. Quindi, la sostanza della bile nera diminuisce sotto l'effetto dei cibi buoni e gustosi. Al contrario, i cibi cattivi, amari, poco puliti e preparati male, e anche i diversi umori nocivi nel corso delle malattie gravi aumentano la concentrazione della bile nera» (*CC* 146, 29 e s.).

Nel libro *Küchengeheimnisse* ("Segreti di cucina") si parla dei rimedi che rendono allegri nel capitolo intitolato "Psyllium e psiche". Ma anche i sentimenti sono riconosciuti da Ildegarda come un rimedio curativo o dannoso secondo i casi. Ridere e piangere, cantare e ballare sono degli elementi dotati di virtù curative.
Per quanto riguarda le lacrime scrive nel manuale:

«Le lacrime provocate dalla tristezza salgono come un fumo amaro verso gli occhi, esse inaridiscono il sangue dell'uomo, lo danneggiano come potrebbero fare dei cibi guasti e offuscano gli occhi. Le lacrime che provengono dalla gioia, sono invece di carattere più dolce. Infatti l'anima si ricorda nuovamente della sua origine celeste e che è soltanto pellegrina in questo mondo. Se il suo dolore armonizza in lei nel bene in modo che le sue opere sante formano un'unità, allora senza nuvole né fumo torbido, sospira di gioia e allegria e si mette a lacrimare, e queste lacrime sono una sorgente benefica. Tali lacrime non danneggiano assolutamente il cuore, non inaridiscono il sangue, non fanno dimagrire e non provocano dei disturbi alla vista» (*CC* 147, 23).

Ildegarda era una grande amica della musica. Essa compose settantasette canti e un melodramma (*Ordo virtutum*). Sapeva che Dio vuole rappresentare la sua Grandezza anche nel corpo. La danza e il canto significano per Ildegarda il ritorno nell'ordine originario della creazione.

«Adamo, prima del peccato originale, conosceva il canto degli Angeli e ogni tipo di musica, aveva una bella voce che era simile al tono del monocordo [sonometro *Vox monocordi*]. Dopo il peccato originale e in seguito alla malizia del serpente, nel suo midollo e nella sua coscia penetrò una specie di vento che an-

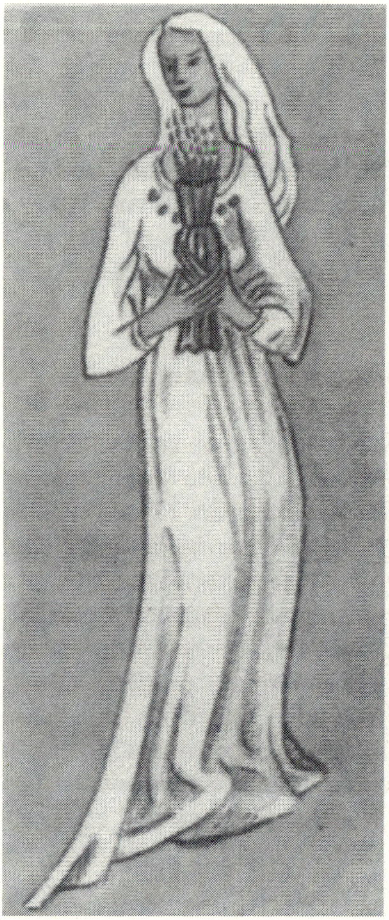

La Felicità (Beatitudo) dice: «Io sono felice, poiché il mio Signore mi rende pura. Così sfuggo il consiglio fatale del Maligno, perché esso è sempre più infelice nel suo atteggiamento, escludendo Dio e tramando solo opere malvagie. Io sfuggo questo Satana e mi sbarazzo di lui, perché egli mi ripugna sempre. Io desidero ardentemente Dio e voglio solo il mio Amore, che abbraccio spesso e che voglio possedere con gioia in tutto e sopra tutte le cose» (PL *627 C).*

cora oggi è nell'uomo. A causa di questo vento la milza si gonfia e provoca una gioia sciocca e delle risa folli» (*CC* 148, 28 e s.).

Ildegarda vede la salvezza dell'uomo, travagliato dalle passioni, nell'abbandono a Dio che permette di accettare sorridendo la vita.

«Quando la coscienza dell'anima dell'uomo non sente la tristezza, il danno e la malvagità, allora anche il suo cuore si apre alla gioia, come i fiori si aprono al calore del sole» (*CC* 149, 12).

Se la bile nera non è neutralizzata, la collera penetra nell'uomo:

«Io schiaccio e distruggo tutto ciò che attraversa la mia strada. Colpisco con la spada ciò che intralcia il mio cammino e picchio con la mazza colui che mi fa un qualsiasi torto» (*Vitae merit.* I, 22).

L'immagine della collera è nuda nei raggi di una ruota di mulino, il bianco dei suoi occhi si dilata sulle pupille, mentre cerca disperatamente di mettere in moto la ruota con le sue braccia e le gambe da locusta. Nel suo furore, il collerico non ha nessun riguardo né per sé né per il suo prossimo, ma ascolta soltanto il suo impulso interiore. Nella collera, anche il saggio monta su tutte le furie, e l'uomo paziente degenera nell'impazienza e nella smisuratezza.

L'omicidio e l'assassinio derivano dalla collera.

Dal momento che l'uomo perde la ragione quando ha un attacco di collera, egli distrugge in se stesso ogni buon germe. Appena la collera s'impossessa di un uomo, lo fa uscire dai gangheri e lo conduce a un accesso di furore tale e assurdo, che egli non può più pensare né alle cose celesti né a quelle terrene.

Soltanto digiunando severamente e flagellandosi, il collerico ritrova la pazienza, perché è soltanto con la pazienza che possono crescere i fiori e i frutti delle virtù. La pazienza dà tempo alla crescita e dice: «Tutto ciò che io comincio lo porto a termine, io persevero fedelmente restando fedele a ciò che ho promesso e non distruggo nulla» (*Vitae merit.* I, 23).

Nella collera e nel litigio la bile trabocca. In seguito all'eccedenza di bile (le sostanze coloranti della bile), si sviluppa a volte l'itterizia, specialmente quando le vie biliari sono chiuse. Qui non pensiamo alla cosiddetta itterizia infettiva nel caso di epatite, la cui cura deve essere fatta da un medico o all'ospedale, ma all'itterizia non infettiva (semplice *icterus*). Per Ildegarda essa è una malattia originale, ma anche una conseguenza di varie malattie delle vie biliari. Tipico è l'accumulo delle sostanze coloranti della bile nel sangue e nel tessuto, che si manifesta nel colore giallo del bianco dell'occhio.

«La malattia, che viene chiamata itterizia [*icterus*], dipende da una sovrabbondanza di bile, quando gli umori di malattia, la febbre e i grandi e abbondanti

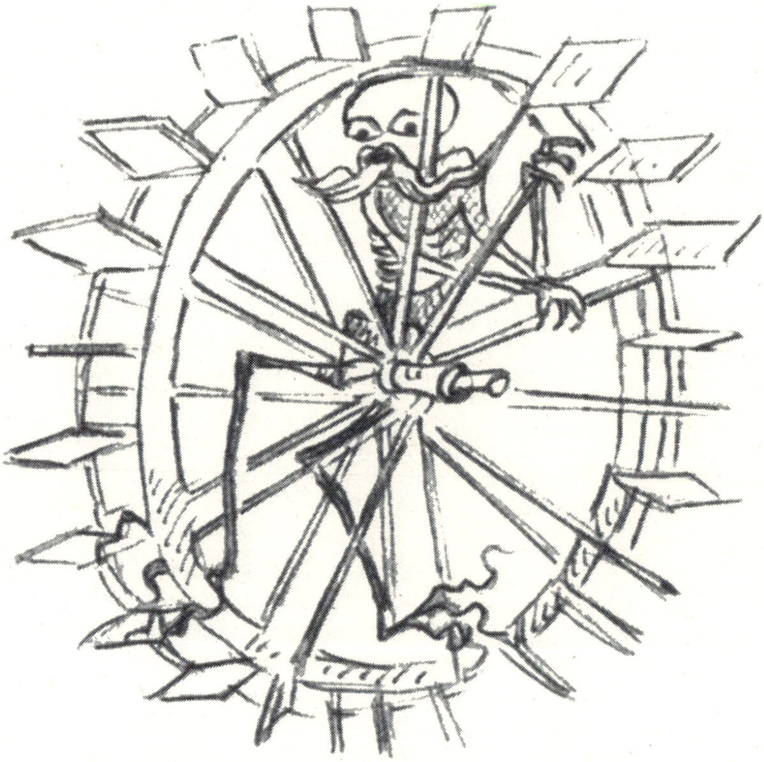

La Collera (Ira) dice: «Io schiaccio e distruggo tutto ciò che attraversa la mia strada. E dovrei forse sopportare l'ingiustizia? Colpisco con la spada ciò che intralcia il mio cammino, e picchio con la mazza colui che mi fa un qualsiasi torto» (Vitae merit. *I, 22).*

sfoghi di collera fanno traboccare la bile. Questa fluidità di bile è ricevuta dal fegato e dagli intestini, penetra in un nuovo barile, e così danneggia l'uomo. L'itterizia può essere riconosciuta nell'uomo dal suo colore [giallo-cotogna]» (*CC* 155, 3).

Ildegarda ha alcuni rimedi contro l'itterizia. Nel 90% dei casi è efficace la polvere di aloe.

«Chi ha l'itterizia, metta dell'aloe nell'acqua fredda e ne beva sia al mattino che prima di andare a letto: faccia questo per tre o quattro volte, e poi sarà guarito» (*PL* 1196 C).

Ricetta

Pestare 0,5 g di semi grossi di aloe (da 3 a 4 pacchetti) e tenerne un quinto di riserva.

La sera si agita il contenuto di un pacchetto in un bicchiere e ci si versa sopra con attenzione dell'acqua fredda, riempiendo il bicchiere per circa per tre quarti. Si lascia riposare il tutto per una notte intera e si versa l'acqua con attenzione la mattina, senza mescolare ciò che si è depositato nel fondo. Se ne dà da bere al malato la metà per tre o quattro giorni la mattina e la sera. Non è proprio necessario che si beva tutta l'acqua, ma più se ne beve, meglio è.

L'acqua di aloe ha un colore leggermente giallognolo-verdastro, ha un sapore amaro e si deve bere a piccoli sorsi. La sera seguente si mette il secondo pacchetto di polvere di aloe esattamente con lo stesso quantitativo di acqua, lasciandolo per tutta la notte, e così si fa per una terza volta. In casi ostinati, si può bere la stessa quantità dell'acqua di aloe anche al quarto giorno.

Nella maggior parte dei casi il pericolo d'itterizia (ed è visibile anche esteriormente) è scongiurato. Il paziente si sente molto meglio, più forte, e non così stanco. Il colore giallo diminuisce, il prurito cutaneo anche, l'appetito torna di nuovo e la lingua è pulita. Le feci hanno nuovamente un colore scuro e l'urina, che era di un colore bruno scuro, diventa di nuovo chiara. Così, da questi segni, si capisce il decorso della guarigione.

In caso d'itterizia è assolutamente necessario stare a letto, e inoltre si deve seguire una dieta che presuppone un digiuno assoluto il primo giorno. Soltanto quando il color giallo della pelle e della congiuntiva è sparito, ci si può alzare dal letto.

L'acqua di aloe è efficace solo in casi di semplice itterizia, quindi non in casi particolari, dove un calcolo biliare incuneato causa un'itterizia dolorosa con febbre, oppure quando il condotto biliare è chiuso in altro modo, per esempio da un tumore. L'acqua di aloe non aiuta in casi di calcoli biliari e di cancro al fegato con metastasi e in altri casi che conducono all'itterizia.

Un malato di itterizia beva spesso l'acqua di diamante:

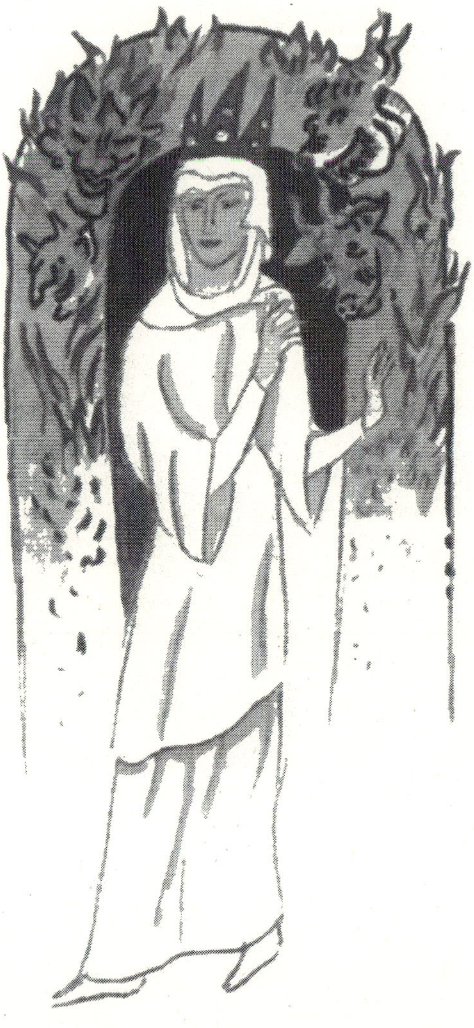

La Pazienza (Patientia) dice: «Dall'inizio io sono con il potentissimo Figlio di Dio che, mandato dal Padre, venne in questo mondo per salvare gli uomini, e che poi ritornò al Padre. Sopportando dolori atroci, Egli morì sulla croce, risuscitato dai morti è salito al cielo. Perciò io non voglio avere paura di nulla, e desidero accettare le sofferenze e i dolori del mondo» (PL *591 B*).

«Chi ha l'itterizia, metta un diamante nel vino o nell'acqua, beva quest'acqua e guarirà» (*PL* 1262 A).

Si metta un diamante greggio in una caraffa e vi si versi sopra dell'acqua, poi si levi dalla caraffa il quantitativo necessario da bere per il malato.

L'acqua di aloe e l'acqua di diamante sono state sperimentate e sono efficacissime, tanto che noi non usiamo più gli altri numerosi rimedi della medicina di Ildegarda contro l'itterizia.

Grazie alla medicina ildegadiana l'uomo si sente come rinato, come se ora avesse un altro carattere. Anche l'anima recupera le proprie forze, riprende il suo "cammino" e ritrova l'aiuto che viene dall'Alto (*CC* 155, 19).

Capitolo 10
Le malattie della milza. Milza e spleen

Per Ildegarda la milza ha un compito importante come organo di protezione e di disintossicazione del cuore. Inoltre è un organo importante di protezione contro le infezioni e le cellule tumorali.

La milza può essere intaccata specialmente dall'alimentazione con vegetali crudi (la stessa cosa può capitare più tardi al cuore) che può provocare dei dolori e disturbi circolatori.

> «Se un uomo mangia delle mele o delle pere crude o altri cibi non cotti, che non sono stati preparati né sul fuoco né con qualsiasi altra spezia, può capitare che essi non possano essere digeriti bene dallo stomaco, poiché prima non sono stati temperati. E così i cattivi succhi dei cibi, che avrebbero dovuto essere temperati ed eliminati sul fuoco o in altro modo, e che non sono stati né neutralizzati né eliminati dal sale o dall'aceto [di vino], salgono verso la milza, la gonfiano e così comincia a far male» (*CC* 98, 28 e s.).

Ildegarda ripete sempre come sia dannosa l'alimentazione con vegetali crudi, non solo perché la milza è la prima a risentirne ma anche perché a lungo andare può esserne danneggiato anche il cuore. La cucina ildegardiana quindi non è una cucina basata su un'alimentazione di vegetali crudi, quasi ogni cibo deve essere o cotto prima o preparato con altre sostanze, cioè deve essere ben temperato ed equilibrato. Fra l'aceto di vino, l'olio di girasole e lo zucchero o lo yogurt e il succo di limone, ci sono tante possibilità per preparare l'insalata. Persino nella cucina americana si trovano delle buone salse per l'insalata, i cosiddetti *dressing*.

La medicina insegnata nelle Università sa ancora troppo poco sulla milza. Il famoso patologo berlinese Rudolf Virchow (1821-1902) ha dichiarato nelle sue conferenze: «La milza è un grande organo. Sulla sua funzione noi non ne sappiamo nulla». E a questo proposito non è cambiato molto, dopo che l'anatomista di Colonia

Tischendorf scrisse un grosso libro standard sulla milza. Per quanto riguarda la medicina cinese, la milza è considerata l'organo più importante dell'essere umano, e nella medicina ildegardiana essa occupa un posto molto importante, in quanto libera il sangue e la linfa dalle sostanze putrefatte e dai gas intestinali.

> «Lo stomaco è irritato da diversi alimenti nocivi e la vescica è indebolita da diverse bevande dannose, quindi essi forniscono agli intestini degli umori cattivi, mandando un fumo cattivo [gas intestinale] verso la milza. Perciò essa si gonfia, s'infiamma, e, in seguito a questo gonfiore, provoca dolori anche al cuore che si sovraccarica di muco» (*CC* 95, 13 e s.).

Se la milza ha sofferto a causa di un'alimentazione di vegetali crudi, ne può derivare una sofferenza al cuore, che può essere eliminata con la grande cura ildegardiana per il cuore: pillole per il cuore, polvere per il cuore, sciroppo per il cuore (v. capitolo sul cuore).

I disturbi alla milza possono essere eliminati con un cibo delicato all'onice.

> «Chi ha dei dolori alla milza, faccia cuocere della carne di capra o di agnello e la mangi, dopo aver immerso la carne nel vino all'onice [si fa bollire il vino, tenendo un onice in mano sul vapore condensato, in modo che le gocce vi cadano dentro]. In seguito si mette l'onice nel vino e poi si filtra il vino, così come si marinano certi cibi nell'aceto. Lo si faccia spesso [giornalmente], e la milza guarirà e non si gonfierà più» (*PL* 1252 A).

Anche con le castagne arrostite si possono eliminare i dolori alla milza.

> «Chi ha dolori alla milza, faccia arrostire spesso delle castagne sul fuoco, le mangi abbastanza calde, e la sua milza diventerà calda e guarirà completamente» (*PL* 1226 B).

In tutte le malattie infettive e tumorali, specialmente nel caso di leucemia, si deve curare anche la milza. Se una persona è splenetica (*spleenig* = ipocondriaca) e ha la nausea prima di mangiare, prenda del pepe sul pane. Nel caso di leucemia si faccia cuocere il vino di tremolo (mettere 2 cucchiai di frutti di tremolo in un litro di vino, cuocere per 5 minuti, filtrare e prendere giornalmente 1/8 di bicchiere di questo vino per tre mesi) per la milza, facendo controllare il numero dei leucociti:

> «Chi ha dei dolori alla milza, faccia cuocere dei frutti di fusaggine [*evonymus europeus*] nel vino puro, lo filtri con un telo e dopo aver mangiato lo beva spesso. In questo modo la sua milza guarirà» (*PL* 1238 C).

Per i dolori alla milza e allo stomaco con debolezza al cuore, si deve massaggiare prima il cuore e poi la regione della milza con una pomata di abete.

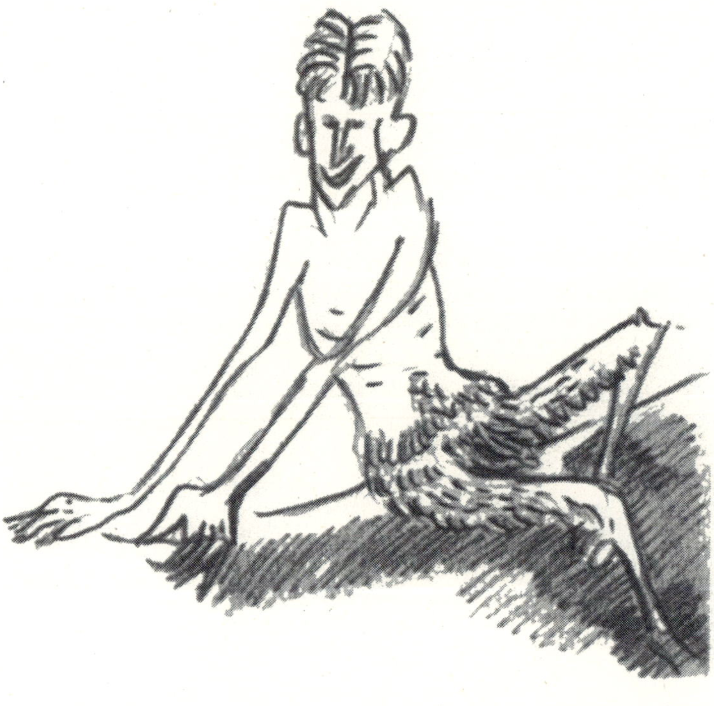

La Malignità (Inepta laetitia) dice: «Io trovo in me la dolce vita e una via meravigliosa; perché dovrei limitarmi in ogni cosa?» (Vitae merit. *I, 25).*

È particolarmente efficace per i dolori al cuore e alla milza il famoso "vino del cuore" o vino al miele e al prezzemolo. Inoltre, i dolori alla milza, al petto, associati a un dolore allo stomaco (*gastritis*), si curano con l'elettuario di galanga.

> «Prendi la galanga e una quantità due volte maggiore di origano e sementi di sedano quanto il peso dell'origano e un po' di pepe bianco. Polverizza tutto, aggiungendo un po' di miele cotto; preparati così un elettuario, facendolo cuocere leggermente senza un forte bollore» (*PL* 1134 A).

Ricetta – Elettuario di galanga
Galanga, sedano, origano, pepe e miele
Rhiz. Galanga plv. 6,0
Herba origani plv. 12,0
Sem. Apii plv. 12,0
Fol. Rosae plv. 4,0
Succ. Liquir il. (50%) 20,0
Mellis coct. dspumat. ad 400,0
M. coque lentiter ut fiat Electuarium

Per due settimane si prende tre volte al giorno un cucchiaino di elettuario, passato questo tempo se ne assume un cucchiaino da quattro fino a sei volte al giorno, poi per due mesi un solo cucchiaino. Inoltre è necessario bere spesso un bicchierino da liquore di buon vino (moscato o malaga).

In caso di diarrea o di irritazione ai reni si riduce la dose a due punte di coltello al giorno e poi in seguito eventualmente si aumenta di nuovo.

In caso di dolori alla milza si può fare anche un impacco di semi di lino; si prendono due cucchiai di semi di lino, facendoli bollire a fiamma viva per tre minuti in mezzo litro d'acqua, dopo averli messi in un sacchetto di lino. La compressa di semi di lino viene messa sulla milza, lasciandola lì almeno per mezz'ora.

I fattori psichici di rischio per la milza

Chi avrebbe mai pensato che la milza può ammalarsi se si ride smoderatamente? Ildegarda non pensa naturalmente in questo caso al buon umore o all'allegria, ma a una risata brutale o a un riso sconveniente. Il riso perfido può avere delle conseguenze gravi; pensiamo alla favola del califfo Cicogna: ridendo, il califfo dimenticò ciò che avrebbe dovuto ricordarsi. La stessa voce armoniosa di Adamo si trasformò in una risata sguaiata di un riso bestiale durante il peccato originale, scrive la santa di Bingen.

L'allegria sconveniente e il piacere sessuale sono in stretto rapporto, nota Ildegarda nel suo manuale, poiché ambedue sono manovrati dallo stesso ormone (la serotonina). Oggi noi chiamiamo tale sostanza neurotrasmettitore. Ildegarda scrive:

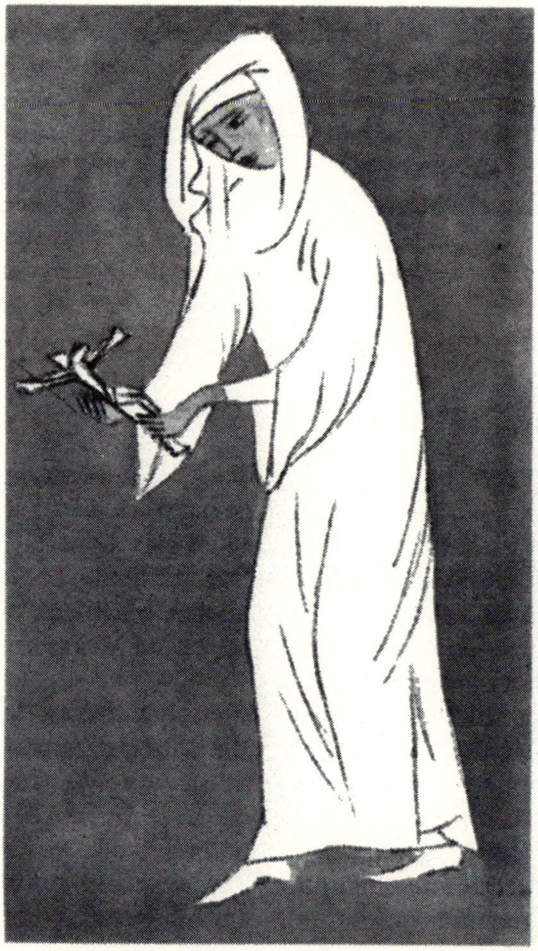

*Il Desiderio ardente di Dio (Gemitus ad Deum) risponde: «Come puoi pensare che una vita cieca e muta sia la vera vita dove non c'è oscurità? Io so che la vita terrena inaridisce come la paglia, perciò aspiro alla vita eterna, all'armonia del cielo, alle gioie degli Angeli e degli spiriti buoni» (*Vitae merit. *I, 26).*

«L'allegria sconveniente e la risata volgare hanno una certa relazione con la sessualità. Lo stesso vento [ormone] che provoca la risata, partendo dal midollo nervoso, eccita i lombi e le viscere. Talvolta questa risata provoca forti stimoli, e non fa solo venire le lacrime agli occhi, ma per mezzo del piacere sessuale, provoca la schiuma dello sperma» (*CC* 149, 3 e s.).

L'allegria esagerata può perfino mettere in libertà tanti ormoni animatori, che possono intaccare i vasi della milza, tanto che si può anche "crepare dalle risa". Quando un uomo si rallegra di cose buone o cattive, allora l'ormone animatore che esce dal midollo nervoso raggiunge dapprima i lombi, poi la milza, riempiendo i vasi in modo tale che sia il cuore che il fegato ne sono coinvolti. Perciò si mette a ridere, e così la sua voce suona come quella di un animale che nitrisce.

L'uomo che oscilla come il vento nei suoi sentimenti, ha una milza abbastanza gonfia, perciò si rallegra facilmente e ride volentieri.

«Ma quando la tristezza e la collera indeboliscono l'uomo e lo inaridiscono, allora anche la risata sconveniente danneggia la milza, indebolisce lo stomaco e fa sì che il metabolismo vada in senso contrario» (*CC* 149, 17 e s.).

Ildegarda caratterizza l'allegria sconveniente come un uomo dalle zampe di scimmia e dall'addome di capra:

«Io trovo in me la dolce vita e una via meravigliosa; perché dovrei limitarmi in ogni cosa?». Soltanto il sospiro verso Dio può cambiare questa mentalità: «Come puoi pensare che una vita cieca e muta sia la vera vita in cui non c'è che oscurità? Io so che la vita terrena inaridisce come la paglia, perciò aspiro alla vita eterna, all'armonia del cielo, alle gioie degli angeli e degli spiriti buoni. Io non potrò mai averne abbastanza, perché sono unito con loro».

Capitolo 11
Il regime ildegardiano: «Tu sei ciò che mangi»

Tutto ciò che si mangia e beve fortifica o indebolisce la salute e la vitalità dell'uomo, esattamente come i pensieri positivi o negativi fortificano o sovraccaricano l'anima.

Ma come possiamo conoscere ciò che ci indebolisce o ci fortifica?

Ildegarda ci mostra la forza salutare degli alimenti, come abbiamo spiegato dettagliatamente nel nostro libro intitolato *Küchengeheimnisse* ("Segreti di cucina"). Il regime alimentare che ha delineato è superiore ai numerosi regimi moderni che si contraddicono fra di loro, poiché è di origine visionaria ed è stato sperimentato in trent'anni da migliaia di pazienti.

L'alimentazione sana è più importante di tutte le medicine, di ogni farmaco, di ogni operazione e fisioterapia, poiché gli alimenti sono i mezzi necessari alla vita. La nostra salute futura, quindi, non dipende dalla medicina moderna, ma da un buon regime alimentare, che nutre e fortifica il nostro corpo. Qui bisogna menzionare specialmente il regime a base di grano farro, che conserva e rigenera la salute delle cellule, il sangue buono, i tessuti, le ghiandole, gli organi, le funzioni del corpo, favorendo pure un buon umore e la giovialità.

La medicina ildegardiana si preoccupa specialmente dell'alimentazione, come abbiamo già detto più volte. La medicina moderna è invece tutt'altra cosa. Non soltanto in Germania, ma anche in America i medici vengono poco o insufficientemente istruiti sulla nutrizione. Infatti, osservando i programmi di formazione si constata che, nei loro studi della durata di dieci anni, i medici consacrano al massimo due settimane di istruzione all'alimentazione. Non c'è quindi da meravigliarsi se un paziente di sedici anni che soffriva di un'infiammazione all'intestino crasso, da causargli una diarrea di dieci o quindici volte al giorno (quantunque egli prendesse giornalmente 50 mg di cortisone), non riusciva a guarire neppure con un vitto che desiderava. La colite finalmente si è potuta guarire in meno di sei mesi con il regime ildegardiano a base di grano farro, con grande stupore dei medici. La quantità di cortisone, dunque, venne diminuita a poco a poco, fino ad interromperne l'assunzione.

La teoria del regime a base di un pasto che si desidera, ha causato al mondo civilizzato un numero enorme di malattie degenerative. Oggi viene in generale riconosciuto il fatto che le prime dieci malattie mortali della nostra civiltà moderna sono in relazione con il tipo di alimentazione: le malattie del cuore e della circolazione, il cancro, l'attacco apoplettico, la malattia di Alzheimer (la malattia di ebetudine), le malattie polmonari, l'influenza, il diabete, la cirrosi epatica, le malattie dell'apparato circolatorio. Ad ogni modo è più facile prevenire queste malattie con il regime dietetico di Ildegarda, che curarle.

Il regime si basa sulla *viriditas* o energia vitale, come essa si trova nascosta nella natura. Questa energia vitale è in grado di mantenere in vita e di rigenerare giornalmente le nostre cellule e il nostro organismo. Il suo segreto curativo si trova concentrato nel grano farro, il rimedio più importante della medicina ildegardiana, la cui forza curativa è superiore a ogni altro tipo di cereale.

> «Il farro è il cereale migliore, poiché esso riscalda e ingrassa, è di alto valore e più leggero di tutti gli altri cereali. Chi mastica il farro, si procura una buona carne. Rigenera il sangue, rilassa l'animo e rende l'uomo più allegro. In qualsiasi modo sia preparato, sia come pane che come altro cibo, il farro è buono e ben digeribile» (*PL* 1131 C/D).

Il farro è un cereale antichissimo e da sempre molto diffuso nelle nostre regioni. Nel Medio Evo esso era considerato come la specie più preziosa tra i cereali. Cinquecento anni fa, per cinquanta chili di farro si doveva pagare il valore di 75 polli. In seguito il farro quasi scomparve, poiché i coltivatori si misero a ricercare la massa e il reddito delle loro produzioni, preferendo il frumento. Ma, con nostra grande soddisfazione, gli agricoltori di oggi hanno ri-iniziato a coltivare questo cereale per la sua ottima qualità. Persino in America si raccoglie il farro a tonnellate.

Il farro è stato analizzato a fondo e confrontato con tutte le altre specie di cereali. Si è constatato che esso contiene preziose sostanze come albumina (degli amminoacidi essenziali), grassi, idrati di carbonio, vitamine, minerali, oligo-elementi e scorie.

Contenuto di acidi aminati dei chicchi interi di farro, confrontati con i chicchi di frumento (peso in mg e g del grano fresco).

	Farro	Frumento	Fabbisogno quotidiano minimo (g)
Cistina	1,35	1,10	–
Leucina	9,0	6,0	1,10
Isoleucina	5,6	4,4	0,70

Metionina	4,0	2,4	1,10
Fenilalanina	7,0	5,0	1,10
Tritopana	1,8	1,2	0,25
Valina	5,8	4,2	0,80
Lisina	2,75	2,9	0,80

Il farro garantisce a tutto l'organismo un afflusso costante di energia.

Nella digestione, gli idrati di carbonio sono decomposti lentamente, molecola per molecola, e ridotti completamente nel corpo in diossidi di carbonio e in acqua, che sono facilmente eliminati senza residui. Si potrebbe fare un paragone con la carne la quale viene ridotta in acido urico e urea i quali sono eliminati come scorie. Con il rifornimento regolare di energia che assicura il farro, il corpo si sente equilibrato e avvolto in un senso di calore dalla testa fino ai piedi. È tutt'altra cosa quando si tratta di farina di frumento, del cosiddetto fiore di farina, di zucchero bianco o di glucosio. Queste cosiddette calorie vuote vengono subito assimilate dal sangue e provocano un alto aumento di glucosio nel sangue. L'alta concentrazione del glucosio conduce a un versamento di insulina nel corpo, in modo che i valori dello zucchero nel sangue diminuiscono appena si è finito di mangiare e il tasso dell'insulina resta alto. Per questo motivo il malato si sente eccitato e debole, e ha una gran voglia di mangiare dei cibi dolci.

A causa delle continue e grandi oscillazioni di zucchero nel sangue l'uomo si sente poco equilibrato, si sente stanco, privo di voglia di lavorare ed è soggetto ad oscillazioni d'umore. Questo squilibrio si nota specialmente nei bambini inclini all'obesità, oppure all'iperattività e sono sempre in movimento.

Il regime ildegardiano è semplicemente saporito. Esso non richiede delle tabelle complicate di calorie e di vitamine e di oligoelementi. Questo regime è completo e contiene tutto ciò di cui il corpo ha bisogno per vivere. Non è necessario prendere un supplemento di vitamine o di minerali.

Con Ildegarda si può cucinare in modo molto buono e saporito, usando alimenti come la verdura e la frutta delle diverse stagioni e regioni. Il farro garantisce una quantità sufficiente di vitamine, in modo che l'alimentazione sia equilibrata. Perciò colui che segue il regime ildegardiano diventa indipendente dalla grande offerta di frutti esotici e di novità culinarie importate dall'estero. Agli occhi della badessa di San Rupert, ciò che è importante e capitale per la scelta degli alimenti è il valore di sottigliezza, cioè il valore curativo e benefico per l'uomo, quindi di leggerezza digestiva. Questo valore salutare fu creato da Dio stesso nelle cose, vale a dire nelle piante, nei frutti, negli animali e nei pesci. In base alla sottigliezza noi possiamo distinguere ora ciò che è buono e anche ciò che è dannoso, come i veleni di cucina. Tutti gli alimenti, caldamente raccomandati da Ildegarda, hanno un'azione rigeneratrice per la conservazione della salute, per rendere l'uomo capace di grande rendimento, per rinfrescare giornalmente le cellule e purificarle dalle sostanze che causano la stanchezza.

Cereali

1. Il farro è il miglior alimento per la nostra salute, come abbiamo già visto. «Il farro è il cereale migliore» (da cucinare e da cuocere al forno).
2. Il frumento è adatto solo per fare il pane. «La farina integrale di frumento, cotta, è ottima per i sani e per i malati e procura all'uomo un corpo forte e un sangue buono» (*PL* 1129 A).
3. L'avena è buona quasi quanto il farro. «Essa procura un buon gusto e un buon odore. Agli uomini sani l'avena assicura la gioia e la salute: favorisce uno stato d'animo allegro e una concentrazione chiara. La pelle diventa bella e il corpo robusto e sano. Al malato l'avena non dà molto apporto nutritivo, perché essa si aggruma nel suo stomaco, causando un ingorgo di muco» (*PL* 1130 C).
4. La segale fa bene a coloro che hanno dei lavori molto pesanti. «La segale rende gli uomini forti e robusti, però diminuisce il grasso nei tessuti. Agli uomini che hanno uno stomaco raffreddato [catarro allo stomaco e debolezza di stomaco] la segale causa una digestione agitata [crampi], poiché la digestione non è perfetta» (*PL* 1130 A).
5. L'orzo non è molto utile. «L'orzo è il cereale più debole di tutti gli altri. Mangiato come pane o come cibo farinaceo, danneggia sia le persone sane che quelle carenti di sangue» (*PL* 1131 B).

Tipi di verdura raccomandabili

1. Finocchio: «Se si mangia sempre, il finocchio rende l'uomo allegro, gli dà un bel colorito al viso, un buon odore al corpo e una buona digestione» (*PL* 1156 B).
2. Fagioli: «Sono un buon cibo per gli uomini sani e forti. La farina di fagioli è buona e utile, è sana per persone sane e malate, perché è leggera e ben digeribile. Se qualcuno ha gli intestini malati, deve far cuocere bene i fagioli nell'acqua, mettervi un po' di strutto o d'olio e mangiare la minestra calda dopo aver levato i fagioli [minestra di fagioli senza fagioli]. Mangiate spesso questa minestra e guarirete internamente» (*PL* 1132 B).
3. Ceci: «I ceci sono caldi e gradevoli, leggeri da mangiare e non fanno aumentare in nessun modo gli umori cattivi» (*PL* 1201 B).
4. Sedano: «Il sedano cotto non fa male all'uomo, ma aumenta in lui gli umori sani» (*PL* 1159 C).
5. Zucche: «Sono buone da mangiare sia per i sani che per i malati» (*PL* 1164 B).
6. Rape (rape bianche, bietole rosse): «Le rape sono più calde che fredde, veramente sono un po' pesanti per lo stomaco, ma allo stesso tempo leggere da digerire. Chi le vuole mangiare crude, deve levare la buccia esterna, perché essa è legnosa e poiché la sua *viriditas* è dannosa per l'uomo. La parte interna si può mangiare.

Le rape cotte sono però migliori delle crude e non formano degli umori cattivi. Bisogna mangiare delle rape cotte quando gli umori del corpo formano degli ascessi [furuncolosi]. E così gli ascessi spariranno. Chi fa fatica a respirare per un polmone malato [malattia polmonare] e mangia delle rape crude o cotte, si sente appesantito, poiché esse non hanno una gran forza per resistere a queste grandi malattie» (*PL* 1164 B/C).

7. Insalata da giardino: «Se si mangia senza essere stata preparata, il suo succo buono è inefficace e rende vuoto il cervello dell'essere umano e riempie l'apparato digestivo di sostanze che lo fanno ammalare. Chi desidera mangiare dell'insalata, deve prima fare insaporire le foglie con l'aneto o con l'aceto e con l'aglio, in modo che, prima di essere mangiata, sia penetrata da queste sostanze aromatiche. L'insalata preparata in questo modo rinforza il cervello e favorisce una buona digestione» (*PL* 1165 A).
8. Castagne: «Il loro frutto è utile contro ogni debolezza dell'uomo. Mangiane spesso [ogni giorno] prima e dopo i pasti, e il tuo cervello crescerà e verrà nutrito, i tuoi nervi si rinforzeranno, e il mal di testa sparirà» (*PL* 1226 D).
9. Cipolle: «La cipolla mangiata cruda è così dannosa e velenosa come il succo delle erbacce. Se è cotta è sana, perché, cuocendo, il calore ha diminuito le sue sostanze tossiche. Se cotta, è indicata soprattutto per coloro che soffrono di brividi di febbre o di gotta. Ma per i malati di stomaco, cotta o cruda che sia, essa causa dolori, perché è umida» (*PL* 1163 B/C).

Frutta consigliabile

1. Mele: «Le mele cotte o arrostite sono indicate sia per i malati sia per i sani. Tuttavia, per le persone malate le mele crude sono un po' dannose, appunto perché queste persone sono deboli. Se però le mele sono un po' appassite e la loro buccia si è fatta rugosa, per esempio d'inverno, allora queste mele sono buone, anche se sono crude, sia per i malati che per i sani» (*PL* 1277 B).
2. Ciliegie: «Non sono dannose per le persone sane. Però se una persona malata ne mangia molte, può avere dei disturbi [dolori]. Per non avere dei disturbi, dopo aver mangiato delle ciliegie, bisogna subito bere un sorso di vino buono» (*PL* 1233 A).
3. Mele cotogne: «Il loro frutto è caldo e asciutto e quando è maturo ha in sé un fine equilibrio; mangiato crudo, non fa male né ai sani né ai malati. Cotto ed essiccato al forno è efficace sia per i sani che per i malati. Chi ha reumatismi mangi spesso delle mele cotogne, cotte o essiccate al forno, ed esse elimineranno completamente le sostanze tossiche, in modo che i reumatismi non danneggino più né il sistema nervoso né le articolazioni» (*PL* 1220 C).
4. Ribes rosso e nero: «Questa pianta è molto calda. La sua verde freschezza e il suo succo non si devono usare soli. Se si mescolano ad altri frutti, i ribes acquisteranno come rimedio un valore maggiore» (*PL* 1245 A).

5. Lamponi: «I lamponi sono freddi e si possono usare contro la febbre. Chi ha la febbre e l'inappetenza, faccia bollire dei lamponi in un po' d'acqua e beva quest'acqua calda la mattina e la sera, mettendo pure sullo stomaco questi lamponi caldi per un'oretta. Si deve ripetere per tre giorni, e la febbre (le sostanze che provocano la febbre nell'infiammazione della vescica biliare) passerà» (*PL* 1192 B).
6. More: «Le more non danneggiano né i sani né i malati e si digeriscono facilmente» (*PL* 1193 B).
7. Mirtilli: «Questo frutto è imparentato con il sangue, poiché cresce da quella corrente d'aria che nutre il sangue e provoca le mestruazioni. L'uomo che mangia questo frutto non giova né danneggia la propria salute» (*PL* 1208 C).
8. Agrumi (limoni e arance): «Se si mangiano questi frutti si allontanano le sostanze che causano la febbre» (*PL* 1230 C).
9. Corniola: «Purifica e fortifica lo stomaco anche in colui che è sano, e favorisce la salute» (*PL* 1240 C).
10. Nespola: «È utile ai sani e ai malati ed è efficace, perché, mangiandola, fa crescere i tessuti [i muscoli] e purifica il sangue» (*PL* 1127 C).
11. Pere: «Cotte sono ancora più sane che essiccate, poiché l'acqua calda fa sparire a poco a poco, durante la cottura, il succo nocivo che esse contengono, mentre il fuoco agisce in modo troppo brusco e, essiccando i frutti, non elimina completamente tutto il succo nocivo. Anche le pere cotte pesano un po' sullo stomaco, perché ricercano, diminuiscono e decompongono tutta la putrefazione che è in esso, tuttavia favoriscono una buona digestione, perché eliminano dal corpo ciò che è marcio. Le mele, al contrario, si digeriscono più facilmente, ma non eliminano gli scarti accumulati durante la digestione» (*PL* 1218 C).
12. Datteri: «Danno al corpo quasi tanta forza come il pane. Se però se ne mangiano troppi, producono delle difficoltà di respirazione» (*PL* 1230 B).

Diverse specie di pesci e di carne consigliabili

1. Balena: «La balena contiene così tanta forza che resiste a tutti gli umori deboli e cattivi [contro le malattie croniche]. Questo pesce è molto sano e saporito e va bene sia per sani che per malati» (*PL* 1271 A).
2. Luccio: «Questo pesce è sano, gustoso ed è indicato per chi sta bene ma anche per chi sta male. Se una persona ne mangia spesso, il suo fegato avrà una buona e leggera digestione» (*PL* 1276 B).
3. Siluro (pesce gatto): «È un pesce sano che fa bene sia ai sani che ai malati» (*PL* 1275 A).
4. Pesce persico: «Questo pesce è buono per sani e per malati» (*PL* 1279 B).
5. Leucisco: «È buono per sani e per malati» (*PL* 1280 A).
6. Temolo «Questo pesce è buono per sani e per malati» (*PL* 1279 C).

Pollame

1. Pollo: «Va bene per i sani e non fa ingrassare. Rinforza i malati. Se una persona però è gravemente malata e mangia spesso carne di pollo, si produce del muco che fa male allo stomaco, perché questo cibo non viene digerito bene. Ma se un malato desidera mangiare della carne di pollo, questa va cotta con dell'altra carne, in modo che venga temperata, perché è troppo asciutta. Così cotta, la si potrà mangiare. Il malato eviti di mangiare dei polli arrosto, che non può digerire» (*PL* 1295 A/B).
2. Struzzo: «Un epilettico mangi spesso della carne di struzzo, perché essa lo rinforzerà ed eliminerà i dolori al cervello. Questa carne è sana per gli uomini grassi e forti, poiché diminuisce ciò che hanno in sovrabbondanza e li rinforza. Un uomo malinconico mangi spesso del fegato di struzzo» (*PL* 1287 C/D).
3. Tacchino: non è menzionato da Ildegarda, però la sua carne contiene poco colesterolo ed è facilmente digeribile.

Carne molto sana

1. Capriolo: «La sua carne è buona per sani e per malati. [Chi ha una forma precancerosa e ha dolori, mangi spesso il fegato di capriolo, per alleviarne i disturbi]» (*PL* 1322 A).
2. Cervo: «La carne di cervo fa bene sia ai sani che ai malati. Se si mangia il fegato di cervo, si guarisce dai reumatismi. Esso purifica lo stomaco rendendolo leggero» (*PL* 1321 C).

Animali domestici

1. Agnello: «La sua carne è sana nella stagione calda. Si dovrebbe mangiare molto fegato di agnello. Esso diminuisce il muco e purifica lo stomaco dalle scorie. Chi ha la tosse e respira a fatica [asma] ma non ha dolori ai polmoni, mangi spesso i polmoni di agnello e si sentirà molto meglio. Chi si sente indebolito e ha le vene malate [circolazione difettosa], beva spesso, se vuole, il sugo della carne di agnello e la salsa in cui è stata cotta. Quando si sentirà meglio, mangi anche la carne» (*PL* 1324 A).
2. Capra: fa bene ai sani e ai malati; è una carne gustosa. «Mangiando spesso la carne di capra, si risanano gli intestini strappati [ernie]. Questa carne guarisce e fortifica lo stomaco. Chi ha dolori allo stomaco, faccia arrostire del fegato di capra e ne mangi spesso fino a metà agosto: cura e purifica quest'organo come un purgante» (*PL* 1325 B).

L'ABC delle piante di Ildegarda

1. Menta campestre (*mentha arvensis*): «È buona se è cotta come spezia con la carne e il pesce, ma anche cruda. È una spezia di rilevante effetto che favorisce l'evacuazione e che si usa in caso di disturbi digestivi nelle persone anziane».
2. Menta acquatica (*mentha aquatica*): «Chi si sente lo stomaco pesante, dopo aver mangiato e bevuto molto, in modo che anche il respiro è un po' affannoso, mangi spesso la menta acquatica, cruda o cotta, con la carne nella minestra o nella verdura, e l'asma sparirà».
3. Basilico: È molto salutare come rimedio preso nel vino preparato con il miele.
4. Artemisia (*artemisia vulgaris*): «Se è cotta e mangiata con la verdura guarisce gli intestini deboli e riscalda lo stomaco freddo» (*PL* 1172 A).
5. Radice di piretro: «Fa molto bene, perché diminuisce le sostanze dannose nel sangue, aumenta il sangue buono e rischiara la testa. Aiuta anche una persona debole, ridandole le forze, quando il suo corpo è già molto indebolito e favorisce una buona digestione. È sempre utile, sia che si mangi cruda o cotta, e serve ai sani e ai malati. Se una persona ne consuma molto, scaccia la malattia impedendo che ci si ammali» (*PL* 1138 C).
6. Santoreggia (*satureja hortensis*): «Se una persona ha il cuore debole e lo stomaco malato, mangi questa erba cruda e si rinforzerà. Anche chi è triste se la mangia ridiventa allegro. La santoreggia guarisce e rende chiari gli occhi dell'uomo» (*PL* 1141 B).
7. Ortica: «La polvere di ortica purifica lo stomaco».
8. Nasturzio (*crescione*): «Fatto bollire in una pentola, è efficace quando i cibi restano indigesti [mangiare in caso di malattia al duodeno, diabete, colite]» (*PL* 1161 A).
9. Aneto: «In qualsiasi maniera si mangi, rende l'uomo triste. Però se si mangia cotto, è molto utile nell'eliminazione delle sostanze che causano i reumatismi» (*PL* 1158 B).
10. Galanga: «Chi ha mal di cuore, mangi molta galanga e il suo stato di salute migliorerà» (*PL* 1134 A).
11. Genziana: «Nel caso di debolezza al cuore prendere da due a tre punte di coltello di genziana in una minestra di semolino di farro».
12. Zenzero: «Nuoce all'uomo sano e grasso, poiché gli toglie la concentrazione, rendendolo stupido e pigro. Soltanto chi è magro e quasi sfinito per stare meglio può prendere un po' di zenzero nella minestra, a stomaco vuoto, e mangiarne, di tanto in tanto, un po' sul pane. Si deve smettere di mangiarlo quando si sarà guariti per evitare effetti dannosi» (*PL* 1135 D).
13. Aglio: «È più sano del porro e serve alle persone sane e malate. Si deve mangiarlo crudo, poiché quando è cotto diventa quasi un vino andato a male. Il suo succo è temperato e ha il giusto calore. Non è nocivo agli occhi, anche se il suo calore irrita la congiuntiva. Dopo però diventano chiari. È necessario mangiare

l'aglio moderatamente, in modo che non riscaldi troppo il sangue dell'uomo» (*PL* 1162 A).

14. Levistico (*levisticum officinale*): «Perché non sia nocivo lo si deve cuocere con altri alimenti prima di mangiarlo» (*PL* 1186 A/B).
15. Alloro: «Si usa nelle salse».
16. Rafano, ravanello: «Va bene in primavera per persone sane e forti, poiché esso rinvigorisce in loro la *viriditas*, il vigore dei buoni umori. Quando però la sua buccia diventa dura, allora è pericoloso, poiché non ha più il vigore e rende l'uomo arido, come se egli mangiasse del legno. Un uomo magro e smilzo che volesse mangiare del rafano, ne mangi poco, per rinforzarsi; se ne dovesse mangiare molto, ne soffrirebbe, perché il rafano stesso ha solo delle forze limitate» (*PL* 1178 C/D).
17. Atriplice: «Si deve usare come verdura o spezia. Favorisce una buona digestione» (*PL* 1170 C).
18. Noce moscata: «Dilata il cuore, purifica tutti i sensi e dà all'uomo una buona intelligenza» (*PL* 1139 B). Bisogna usarla con moderazione. Mezza noce moscata al giorno è già troppo.
19. Chiodi di garofano: Come rimedio per il ronzio alle orecchie e il mal di testa (pressione alta) se ne possono prendere abbondantemente ogni giorno. Nel caso di idropisia e di gotta: masticare giornalmente da due a tre chiodi di garofano.
20. Prezzemolo: «Per l'uomo è meglio e più utile assumerlo sia crudo che cotto. Se si mangia, la febbre che fa tremare l'uomo diminuisce, ma bisogna usarlo con parsimonia poiché dà un senso di pesantezza» (*PL 1158 D*).
21. Pepe: «Se un uomo è depresso, triste, e soffre di inappetenza, metta del pepe in un cibo e anche un po' di pepe sul pane, così la sua milza migliorerà e riacquisterà l'appetito. Se però se ne prende troppo, nuoce all'uomo e potrebbe causare la pleurite. Inoltre, disintegra i buoni umori» (*PL* 1137 D).
22. Timo (*serpyllum*): «Chi ha la lebbra [disposizione alle eruzioni cutanee], faccia cuocere della carne e della verdura con questa erba: guarirà e sarà purificato da questa malattia» (*PL* 1142 C).
23. Tanaceto: «Questo rimedio è efficace contro tutti gli umori traboccanti e fluenti. Chi si raffredda facilmente ed è soggetto alla tosse, prepari una minestra di tanaceto, cotta con una frittata o con carne o preparata in altro modo» (*PL* 1173 D). Si prendano le foglie di tanaceto senza i fiori che possono essere un po' velenosi.
24. Salvia: «È utile contro gli umori nocivi, poiché questa erba è asciutta. Mangiandola cruda o cotta, elimina gli umori cattivi in coloro che ne sono tormentati. Prendi perciò delle foglie di salvia, polverizzale e mangia questa polvere sul pane» (*PL* 1154 A).
25. Erba cipollina: «Mangiata cruda, l'erba cipollina non nuoce alla persona sana. Però, trattandosi di malati, deve essere cotta, affinché la sua umidità non si unisca a quella della malattia, poiché i malati hanno in sé degli umori opposti» (*PL* 1161 B).

26. Senapa: «Quest'erba è nociva e, se si mangiasse, rovinerebbe interiormente l'essere umano. Il suo frutto però rende alcuni cibi gustosi. Non conviene a uno stomaco debole e fragile, poiché lo rende pesante e non lo purifica. Mangiandola, gli occhi si rischiarano, ma crea nebbia nel cervello, poiché elimina nella testa un po' di umidità, procurandole così dei disturbi. La senapa non facilita una buona digestione, ma causa dei dolori di digestione e riempie l'uomo di fumi» (*PL* 1166 B/C).
27. Issopo: «Se si mangia spesso, purifica le schiume fetide e malsane contenute negli umori, cioè purifica come il calore, che è nella pentola, e schiuma bollendo. L'issopo è buono in tutti i cibi. Cotto e polverizzato è più utile che crudo. Usato come spezia in cucina rende efficiente il fegato e purifica un po' anche i polmoni. Chi ha la tosse e soffre di fegato e ha l'affanno a causa dei polmoni malati, mangi dell'issopo con la carne o arrostito nella salsa e si sentirà meglio. Se il fegato di un essere umano si ammala di tristezza, si deve cuocere un pollo con l'issopo prima che la malattia abbia il sopravvento e mangiarne spesso» (*PL* 1156 A).
28. Cannella: «Ha una gran forza. Chi ne mangia spesso diminuisce in sé gli umori cattivi, trasformandoli in buoni» (*PL* 1139 A).

Bevande

Ildegarda raccomanda di bere durante i pasti.

> «Quando l'uomo mangia, se non bevesse di tanto in tanto, si sentirebbe pesante intellettualmente e fisicamente. Egli non potrebbe avere un buon umore sanguigno e neppure una buona digestione. Se però l'uomo bevesse troppo mangiando, questo provocherebbe una cattiva inondazione negli umori del suo corpo, in modo che essi verrebbero diluiti» (*CC* 113, 18 e s.).

Ildegarda consiglia un tè sano al cento per cento per la salute, il tè di finocchio. Con l'aggiunta di succo di limone, di miele, di zucchero candito o di buoni succhi di frutta, si può migliorarne il gusto. Si può anche raccomandare il tè di melissa, di rosa canina e di salvia. Il tè di salvia è un tè spiccatamente efficace per tutti i dolori e i disturbi delle malattie delle vie urinarie. Come bibita c'è anche il caffè di farro per la colazione. Esso ha un gusto particolare se si prende regolarmente la mattina con un po' di latte o di panna, favorisce una buona digestione. I succhi di frutta si dovrebbero bere con un po' di pane secco immerso nella bibita o mangiato bevendo il succo.

> «Una bibita ricca di succo di erbe medicinali o di frutta può causare alle volte il mal di testa, se viene bevuta senza mangiare un po' di pane secco» (*CC* 90, 36 e s.).

Per Ildegarda la birra è considerata una bibita, ma il vino è già un rimedio.

«La birra fa crescere le diverse parti di tessuto nell'uomo e a causa della forza e della bontà di questo succo di cereali gli conferisce un bel colorito al viso. L'acqua pura, invece, lo indebolisce e alle volte può causare una formazione di muco nei polmoni, se non è sano, poiché l'acqua è debole e non ha molto valore. Se però un uomo è sanissimo, anche se beve dell'acqua non gli farà male» (*CC* 150, 16 e s.).

Nel suo manuale la badessa di San Rupert consacra alcune righe all'acqua e alle acque minerali. Sono descritte sei diverse acque minerali che finora non sono mai state identificate. Perciò noi non possiamo raccomandare che limitatamente l'acqua o le acque minerali da tavola, perché ci sono ancora delle acque con un tenore elevato di minerali che sovraccaricano il corpo, invece di purificarlo.
Il vino stimola la circolazione sanguigna.
Tuttavia prima di bere del vino bisognerebbe aggiungervi un po' di acqua, una goccia basta, oppure immergervi un po' di pane. Se il vino è molto forte, bisogna mescolarlo con più acqua.

«Quando si beve un vino speciale e forte, esso stimola dannosamente le vene e il sangue dell'uomo, poiché attira a sé gli umori e tutta l'umidità che si trova nel corpo umano, esattamente come fanno i lassativi, e, alle volte, fa sì che l'urina venga eliminata [troppo in fretta] prima del necessario... Se dunque una persona desidera bere un vino speciale e forte deve mescolarlo con l'acqua, in modo che la sua forza e il suo calore siano temperati ed equilibrati» (*CC* 116, 17; 141, 31).

Dieta dei malati

Prima fase della dieta all'inizio di ogni malattia

1° giorno. Al primo giorno di una malattia acuta con febbre, vomito, diarrea o crampi è necessario un digiuno assoluto. Non si deve mangiare, ma bisogna solo bere.

La cosa migliore è un tè di finocchio. D'estate o in autunno, quando ci sono delle infezioni da virus, quando si ha la febbre alta con diarrea, il malato prenda un bicchiere di acqua e faccia sciogliere in essa due pastiglie di galanga. In caso di sola diarrea si può bere anche un tè nero leggero.

2° giorno. Al secondo giorno si può mangiare una minestra leggera di semolino di farro con un po' di sale e di prezzemolo. In caso di diarrea, la mattina si può prendere una minestra leggera di farina di farro. Non si deve assolutamente mangiare una minestra di fiocchi di avena, di orzo o di riso, poiché questi cereali possono causare la stitichezza. A mezzogiorno si possono anche mangiare gnocchetti di farro o tagliatelle di farro. Il malato, al secondo giorno, può mangiare tanti biscotti quanti ne vuole (pane biscottato di farro), e sarebbe meglio immergerli nel tè di finocchio. Sono permesse anche delle mele cotte in molta acqua che poi dovrà essere bevuta.

3° giorno. Al terzo giorno (se non si ha più la diarrea) si può mangiare un brodo di pollo e la carne di pollo senza pelle. Anche il vino spento è una buona bibita. All'infuori delle mele – tagliate a pezzetti e cotte in molta acqua – non si deve mangiare altra frutta.

Questa dieta per ogni malattia ha una durata di tre giorni; tuttavia, se nel decorso della malattia sopraggiungessero delle complicazioni, si può sempre ritornare a questa fase della dieta.

Seconda fase della dieta per il periodo di convalescenza

4° giorno. Al quarto giorno di malattia si raccomanda la seguente dieta: pane di frumento, pane di farro, biscotti secchi fatti con il lievito, frutta, carne buona e verdura, secondo la dieta di Ildegarda. In più delle pietanze di farro; adesso si possono mangiare anche dei fiocchi di avena e l'insalata. Attenzione: abolire l'alimentazione con i vegetali crudi. Sono permessi i biscotti, il pane biscottato, la torta di mele (ma non troppo dolce), il caffè di farro e il tè di finocchio. Non mangiare né gelato, né cioccolato, né creme ghiacciate.

Dieta per malattie croniche

Per pazienti che sono malati da tanto tempo e per i malati cronici si raccomanda la dieta di Ildegarda sopraccennata.

Si sconsigliano: i salumi (specialmente la carne di maiale), la maionese, le uova al tegame, il formaggio (è permesso il formaggio con il cumino), le conserve, le sardine, l'anguilla, i gamberi e i granchi, la carne di maiale, la margarina, l'oca e l'anatra. Per le persone sane e quelle malate si devono evitare le fragole, le pesche, le prugne e anche il porro perché essi sono considerati come veleni in cucina. I cetrioli, i mirtilli neri (che causano la gotta), le pere (se si mangiano crude causano l'emicrania), il rabarbaro, le noci e le patate non sono consigliabili. Inoltre si devono evitare le bibite alcoliche con un'alta percentuale di alcol, il caffè e il tabacco, la panna montata e le patate fritte. In particolare per i malati di fegato si deve seguire questa regola: non mangiare cibi troppo caldi o troppo freddi, non troppo dolci o troppo acidi.

Chi segue questa dieta e questi cibi per malati riacquista la salute, e chi è sano resta sano.

Non occorre sapere altro, però bisogna notare che c'è una dieta per il fegato che è descritta nel capitolo sul fegato e sulla bile. Così come esiste anche una dieta per i malati di polmoni.

Dieta speciale per malati

Dieta per i malati di polmoni

«Chi soffre in qualche modo di una malattia ai polmoni, deve, prima di tutto, evitare la carne grassa e ogni cibo che contiene sangue [salsicce di sangue], poi il formaggio cotto [pizza, fonduta], perché questi cibi producono nella zona polmonare un muco particolarmente cattivo. Bisogna evitare anche i piselli e le lenticchie, la frutta cruda, la verdura cruda, le noci e l'olio d'oliva. Se una persona desidera mangiare della carne, deve scegliere carne magra. Se vuole mangiare del formaggio, questo non deve essere né cotto né crudo, ma deve essere un formaggio non grasso. E se preferisce l'olio, deve limitarsi a usarne poco. Non si deve bere dell'acqua (nemmeno acqua minerale), poiché forma del muco nei polmoni. Non si deve bere del mosto sidro, fintanto che non sia totalmente fermentato; invece la birra non è molto dannosa, perché essa viene cotta. Il malato di polmoni non deve bere vino» (*CC* 168, 14 e s.) (*PL* 1134 A).

Dieta per schizofrenia, dieta in caso di psicosi

Il rimedio più importante è il tè per i nervi, una miscela fatta di balsamo di tanaceto (*tanacetum balsamita*) e di una quantità tripla di finocchio. È necessario berne giornalmente almeno un litro.

A proposito di questa dieta Ildegarda dice:

«Un malato di nervi deve evitare i cibi asciutti, poiché essi disgregano dei succhi [che sono già aridi] e farebbero precipitare il malato in un'aridità ancora maggiore e sconcertante. Egli deve al contrario mangiare dei cibi buoni e saporiti, che l'aiutino con i loro succhi a nutrire il sangue, che rimettano di nuovo in buono stato gli umori del malato e che allontanano la sensibilità di quest'uomo dalla pazzia. Inoltre, deve mangiare anche delle pappine di farina di farro, preparate con burro o grasso, ma non con olio di oliva, che si deve evitare. Queste pappine riempiono e riscaldano il cervello che si è raffreddato e svuotato, mentre l'olio d'oliva causerebbe del muco da scongiurare. Questi malati non devono bere nemmeno vino, poiché aumenterebbe ancora di più gli umori che sono già dispersi. Il malato di nervi non prenda birra o idromele, poiché la forza del miele distruggerebbe ancora di più gli umori dissipati. Questo malato non beva acqua né acqua minerale, che condurrebbero i suoi sensi a un vuoto maggiore. Egli beva solo il tè per i nervi [di cui si è già parlato]. Questa bevanda condurrà nuovamente i suoi umori e i suoi sensi nella strada giusta, e la furia del suo turbamento verrà domata» (*CC* 168, 22 e s.).

In più la mattina si deve prendere una minestra per i nervi. Si prepara una minestra leggera di farina di farro con un po' di sale e un cucchiaio di polvere per i nervi (miscela di noce moscata e di galanga nella proporzione di 1:2, aggiungendo una o due punte di coltello di giaggiolo e di radici di piantaggine in parti uguali).

Quasi sempre è necessario curare l'insonnia. Per questo i malati devono fare una sauna (bagno a vapori finlandese) di avena o di castagne.

Dieta per l'epilessia

«Durante il periodo di cura il paziente può mangiare del pane e della carne di pollo cotta con sedano e prezzemolo, poiché questa carne è asciutta e non contiene del muco attivo, e inoltre il calore mite del prezzemolo e del sedano purificano lo stomaco dalle scorie e dalle sostanze dannose. Se il malato desidera mangiare la carne di manzo, questa deve essere fresca e, se si è in estate, deve essere messa un giorno nell'acqua; se si è d'inverno, deve essere messa una notte nell'acqua, poiché l'acqua elimina tutto il muco contenuto in questa carne. In seguito il malato può mangiarla cotta. Egli può mangiare anche carne di agnello, che non si deve mettere [come quella di manzo] nell'acqua. Durante la cura non si può mangiare carne di maiale, perché essa stimola la sensualità nell'uomo, e può alimentare delle eruzioni cutanee [lebbra], l'epilessia e il cancro. Anche l'anguilla e tutti i pesci che non hanno squame [molluschi] si devono evitare, perché contengono degli umori dannosi, perciò non hanno squame. Nel periodo di cura l'epilettico deve evitare di mangiare formaggio, uova, verdura cruda, frutta cruda, inoltre anche ogni cosa fritta o arrostita. Il formaggio [anche la ricotta] è un veleno per l'epilettico, e le uova, la verdura cruda e i cibi crudi provocano in misura maggiore gli umori dannosi. I cibi fritti o arrostiti forniscono a questo malato delle sostanze reumatiche. Questi malati possono bere vino con acqua e così pure la birra» (*CC* 207, 22 e s.).

Com'è già stato detto, gli epilettici devono mangiare carne di struzzo. Riguardo alla dieta per i dolori ai tendini e ai legamenti muscolari e alle articolazioni: vedi nel capitolo ai reumatismi, la minestra fatta con il piede di vitello.

Dieta per l'idropisia

«Chi ha l'idropisia deve prendere un pavone e farlo cuocere con l'issopo nell'acqua di fonte [ma non in acqua corrente] e poi mangiarlo» (*CC* 208, 9 e s.).

Dieta per le mestruazioni represse

«Se una donna soffre di mestruazioni represse, deve evitare la carne di manzo e altri cibi ordinari, che la restringerebbero ancora di più. Deve mangiare dei cibi saporiti e bere del vino. Se desidera bere dell'acqua, che sia dell'acqua di acquedotto, ma deve evitare l'acqua di fonte o l'acqua di sorgente. L'acqua di fiume dovrebbe essere fatta bollire e poi lasciata raffreddare» (*CC* 187, 6 e s.).

Le mestruazioni non regolari derivano di solito da disturbi ormonali.

Perciò per regolarle è necessario farsi un salasso e occorre mangiare la minestra di succo di levistico con il tuorlo d'uovo, un rimedio molto sicuro.

Ricetta – Minestra di succo di levistico con il tuorlo d'uovo

Frullare tre uova in un brodo leggero di pollo; aggiungere da tre a quattro cucchiai di panna e due cucchiai di levistico (tintura di levistico) con mezzo bicchiere di vino. Si fa cuocere il tutto a fuoco forte per due o tre minuti, prendendone almeno una volta al giorno mezza tazza o una tazza piena prima e dopo i pasti principali.

Questa minestra, presa otto o dieci giorni prima dell'inizio delle mestruazioni, aiuta a regolarle e a impedire eventuali dolori.

Capitolo 12
Digiuno, danza, meditazione

Gli uomini digiunavano fin dai tempi antichi, per rigenerarsi spiritualmente, intellettualmente e fisicamente. La medicina moderna ha scoperto che digiunare è una vera fonte di giovinezza per la freschezza e per la bellezza del corpo. Bisogna ammettere che tutto il corpo umano viene veramente scosso dal digiuno. Le sostanze nocive, pericolose e tossiche vengono eliminate, nel sangue diminuiscono i valori dello zucchero, del grasso e gli acidi urici, in modo che le malattie del metabolismo guariscono senza medicine. Infatti si è definito il digiuno come una vera "operazione senza bisturi".

Ma a che cosa serve eliminare dal corpo alcune scorie e veleni senza rimuovere veramente le cause psichiche che li producono? Trascurando questi fattori psichici e spirituali di rischio, in poco tempo si è punto e a capo. La ragione della delusione, provata dopo il digiuno, si deve ricercare nel fatto che non ci è stata la svolta essenziale di consapevolezza per assicurare degli effetti stabili.

Nel suo libro di psicoterapia *Der Mensch in der Verantwortung* (L'uomo nella sua responsabilità, Edizioni Otto Müller, Salzburg) Ildegarda descrive 35 possibilità di conflitto che fanno ammalare l'uomo (i vizi, i fastidi, i fattori psichici e spirituali di rischio) e 35 forze antagoniste psichiche, che derivano dalle virtù. Queste 35 coppie di forze che procedono dall'anima esercitano anche un potere efficace sul corpo e regolano nell'uomo gli organi di senso (le coppie di forze dall'uno al cinque), la digestione, il battito del cuore, la circolazione e il metabolismo (le coppie di forze dall'otto al quindici).

Ildegarda chiama le forze salutari dell'anima forze vigorose, creatrici e rigeneratrici (*operarii Dei*), forze spirituali (*fortissima militia*) che possono essere impiegate nelle malattie croniche come il cancro, l'AIDS o la sclerosi a placche.

La badessa di San Rupert vede nel digiuno quasi un rimedio universale per eliminare i germi delle malattie e mettere in libertà le forze salutari dell'anima che sono in ogni uomo. In questo modo la vita sconnessa ritrova nuovamente l'ordine originario.

Il digiuno è considerato il rimedio universale per 29 delle 35 cause psichiche o spirituali delle malattie. Le sei cause contro cui sono raccomandate le altre misure sono:

- L'amore mondano
- L'infelicità
- La smisuratezza, l'anarchia
- La superbia
- L'incostanza
- Il tedio della vita

Di solito, secondo le esperienze di digiuno fatte, le persone malinconiche e depresse, e i pazienti che soffrono di malattie infettive e psichiche come il cancro e la tubercolosi, non devono farlo. Perciò Ildegarda mette in guardia contro il digiuno esagerato e imprudente, come pure contro tutti gli estremi, anche contro il fanatismo religioso e le esagerazioni in generale. Dovrebbe essere sempre fatto dunque sotto la direzione di un maestro di digiuno che ha esperienza e che è in grado di controllare spiritualmente e dal punto di vista medico coloro che digiunano.

> «Quando le persone digiunano esageratamente, in modo che non danno al corpo la nutrizione giusta e misurata, esse diventano instabili e spensierate nel loro modo di vivere, altre sono oppresse da molti e grandi disturbi. Così avvengono alle volte delle catastrofi nel loro corpo, poiché gli elementi al suo interno si muovono disordinatamente e fanno sorgere una pustola con un tumore. Di queste pustole se ne conoscono tre: i tumori neri – gonfi, quasi incurabili – i carbonchi grigio-blu e i foruncoli bianchi. Si possono curare bene con la pomata alla violetta» (*CC* 153, 23).

Il digiuno ildegardiano è l'occasione migliore di dare alla propria vita un nuovo orientamento. Perciò colui che digiuna deve abbandonare le abitudini quotidiane e rinunciare a quelle vecchie, per poter constatare che la rinuncia è una vittoria.

Abbandonate le vostre preoccupazioni, i vostri sentimenti negativi, le vostre inimicizie, e preparatevi per il futuro.

> «Non tormentatevi né del mangiare riguardo al vostro vivere né del vestire, riguardo al corpo. La vita vale più del cibo, e il corpo più della veste...» (*Lc* 12,22-23).

> «Cercate perciò prima il regno di Dio e la sua giustizia; e tutte queste cose vi saranno date per giunta» (*Lc* 12,31).

Vale la pena di preparare con Ildegarda la nuova era e di rallegrarsi del futuro, poiché, nella sua profezia, vede avvicinarsi un tempo di pace meraviglioso.

Tanto nel primo libro della sua trilogia mistica *Scivias* che nel suo terzo *Liber divinorum operum*, Ildegarda descrive cinque piccole epoche che precedono la fine del mondo.

La prima viene simboleggiata come un cane focoso e comincia nella sua epoca, verso l'anno 1100.

> «Gli uomini devono soffrire a causa di lupi voraci, e se si cercano dei medici non se ne trovano...»

Il sacerdote diventa un soldato e il soldato diventa un religioso.

In quest'epoca la Chiesa Orientale si divide da quella Occidentale, il primo dei più gravi scismi, in cui si scomunicano reciprocamente il successore di Pietro e colui che si dichiara il successore di Andrea. È un'epoca in cui si perde la giustizia cristiana e dove aumenta l'iniquità. Essa dura circa fino alla scoperta dell'America, nell'anno 1492.

Poi comincia l'epoca del leone rosso. Ildegarda ha predetto molte guerre mondiali. Moltissimi uomini vengono assassinati e molte città rase al suolo. Devono sopportare flagelli crudeli fino a provare ribrezzo per i conflitti e il sangue versato. Solo allora comincia il bel tempo di pace. Tutte le armi che sono state fabbricate per uccidere l'uomo sono proibite e permessi solo gli attrezzi che servono all'agricoltura e che sono usati a vantaggio dell'uomo. Come fu annunciato a Betlemme la pace regnerà sulla terra e gli uomini si rallegreranno della loro vita onesta.

Con il tempo di pace comincia per il mondo l'epoca del cavallo pallido. Gli uomini sono disgustati dalla pace e, a causa della grande sfrenatezza, si sviluppa una vita fatta di piaceri spudorati, di sovrabbondanza e di dissipazione. La spensieratezza dei cristiani viene sfruttata dai pagani e la malvagità, la guerra, la carestia e la peste dilagano di nuovo colpendoli.

Più tardi comincia l'epoca del maiale nero, pieno di avidità e d'ingiustizia, ma Dio interverrà con la sua forza taumaturgica in favore del suo popolo, in modo che molti pagani si convertiranno al cristianesimo. Le città distrutte verranno ricostruite ancora una volta, e gli uomini ridiventeranno sani e forti. Ma come segno della prossima venuta dell'Anticristo, appariranno molti falsi profeti ed eretici.

Nella quinta epoca, che sarà l'ultima, quella del lupo grigio, nasce l'Anticristo, figlio impuro, da una donna impura; egli sedurrà molti uomini con i suoi artifici e le sue arti diaboliche e vorrà sterminare e sopprimere definitivamente tutti i cristiani. Comincia così una nuova era di martiri. Ma la venuta di Cristo vincerà l'Anticristo e la gloria di Dio si manifesterà in tutta la sua creazione.

Per poterci preparare alla nuova era di pace annunciata da Ildegarda, noi dobbiamo abbandonare i vizi del passato e gettarli a mare.

Non sono solo i veleni provenienti dall'esterno a danneggiare l'uomo, ma anche la riserva di veleno che si trova al suo interno produce dei danni e perciò deve essere eliminata.

«Non notate che tutto ciò che penetra dall'esterno nell'interno dell'uomo non può renderlo impuro? Esso non penetra nel suo cuore, ma nel suo ventre, ed è evacuato naturalmente… Ma ciò che lo rende impuro è quello che viene fuori dall'interno: poiché dal cuore degli uomini procedono i cattivi pensieri, la lussuria, il furto, l'omicidio, l'adulterio, l'avidità, la malvagità, l'astuzia, la gozzoviglia, l'invidia, le bestemmie, la superbia, la stoltezza» (*Mc* 7,18-23).

Ogni persona che desidera digiunare, dice la santa, imparerà a liberarsi dai suoi vizi, per esempio dal vizio della cupidigia (*cupiditas*), cioè dall'avarizia. Ildegarda descrive la figura simbolica della cupidigia come una donna nuda, i cui polpacci e piedi sono immersi nell'oscurità, nell'ingiustizia e nell'infedeltà.

L'avarizia non conosce né la fedeltà verso Dio, né l'amore di Dio, né la fedeltà verso gli uomini. Essa attira tutto verso di sé, cioè tutto quello che può e dichiara:

«Io ho un gran desiderio e mi sforzo di attirare a me ogni cosa che è preziosa, onorevole e bella. Ed è solo per i miei preziosi anelli, per i miei meravigliosi braccialetti e anche per i miei bellissimi vestiti che sono onorata e rispettata dagli uomini» (*Vitae merit.* IV, 19).

L'avarizia è vinta dal disprezzo del mondo. «La mia ricerca delle ricchezze e degli onori del mondo mi allontana dal volto di Dio» (*Vitae merit.* IV, 20).

E il disprezzo del mondo cita la Bibbia:

«Al vincente darò da mangiare dall'albero della vita, che è in mezzo al paradiso del mio Dio» (*Apocalisse* 2,7; *PL* 700 C).

L'avidità, nella sua forma estrema, diventa avarizia, che è nata dalla rapina e dal furto. Ildegarda la descrive sotto forma umana come una figura con una barba da capra e occhi avidi, perché essa vede solo ciò che è terreno e non ciò che è celeste… Vicino le cresce un albero, le cui radici sono ancorate nell'inferno, e dal quale si potrebbero cogliere delle mele fatte di pece di zolfo. L'avarizia, nella sua voracità, divora queste mele, poiché è il ventre del demonio.

I suoi piedi grondano sangue, perché nella sua brama fa scorrere perfino il sangue altrui per i propri interessi:

«Lo afferro tutto e lo raccolgo nel mio grembo. Più raccolgo, più posseggo. Quando io ho tutto ciò che voglio […] vivo nei bagordi, e non ho più bisogno

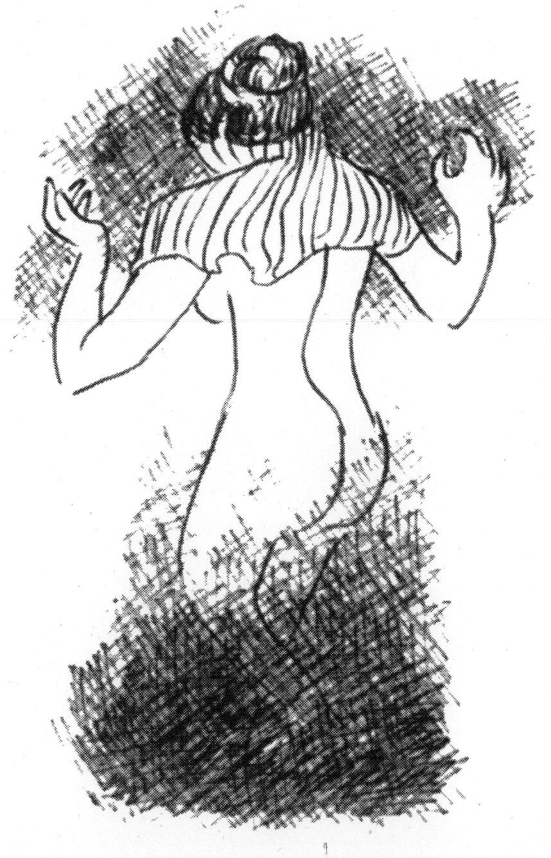

*La Cupidigia (Cupiditas) dice: «Io ho un gran desiderio e mi sforzo di attirare a me ogni cosa che è preziosa, onorevole e bella. Ed è solo per i miei preziosi anelli, per i miei meravigliosi braccialetti e anche per i miei bellissimi vestiti che sono onorata e rispettata dagli uomini» (*Vitae merit. *IV, 19).*

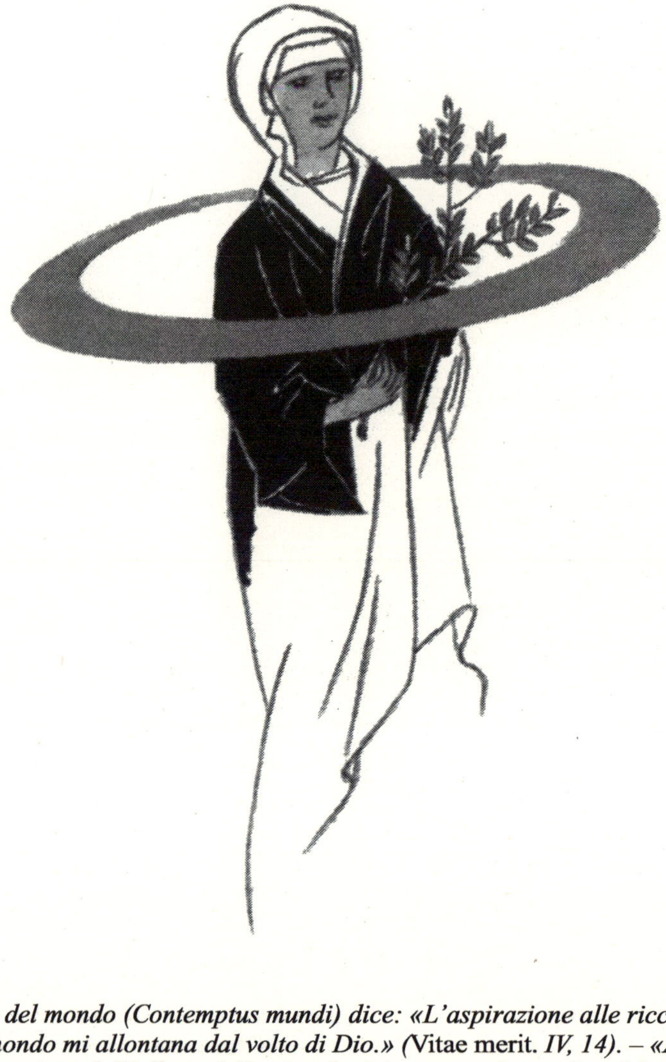

Il Disprezzo del mondo (Contemptus mundi) dice: «L'aspirazione alle ricchezze e agli onori del mondo mi allontana dal volto di Dio.» (Vitae merit. *IV, 14). – «Al vincente darò da mangiare dall'albero della vita che è in mezzo al paradiso del mio Dio...»* (Apocalisse *2,7;* PL *700 C).*

di chiedere l'elemosina al mio prossimo e di risvegliare la sua compassione verso di me» (*Vitae merit.* V, 12).

La vera soddisfazione trionfa sull'avarizia:

«Io sono seduto sulle stelle, poiché a me bastano tutti i doni di Dio. Mi rallegro di sentire la dolce melodia dei tamburi. Io bacio il sole... e abbraccio la luna; abbraccio Dio amorosamente, perché questo mi assicura ciò che cresce al mondo. Non mi manca nulla di ciò che il mio cuore possa desiderare. Il mio vestito è ornato di pietre preziose, se si tratta di necessità della vita. Tu, avarizia, tu puoi percorrere tutto il mondo, e il tuo ventre non sarà mai sazio!» (*Vitae merit.* V, 13)

Con il digiuno di Ildegarda, il corpo viene liberato dalle sostanze tossiche e dalle scorie che si sono depositate nel tessuto connettivo, nelle articolazioni, nei vasi sanguigni e negli organi. Il corpo consuma in primo luogo tutte le cellule superflue e distrutte e così pure i depositi di albume, che favoriscono l'arteriosclerosi, e le sostanze putrefatte nell'intestino. I dolori reumatici aumentano e il digiunatore soffre di emicranie, di vertigini e di debolezza circolatoria.

Specialmente nei primi tre giorni i digiunatori devono essere assistiti giorno e notte dal maestro di digiuno che consiglia e prende le misure eventualmente necessarie, come abbiamo già detto. Il digiuno ildegardiano, fatto come cura preventiva, dura da otto a dieci giorni, sotto il controllo di un maestro esperto di digiuno. Il cosiddetto digiuno terapeutico, che dura da quattro a sei settimane, invece, si può fare solo in una clinica.

L'accesso al digiuno ildegardiano comincia con due giorni di alleggerimento, in cui si rinuncia ai cibi ricchi di albume (carne, salumi) e anche a generi voluttuari (caffè, sigarette, alcol) e alle medicine superflue. In questi giorni si vive molto bene, a base di mele (cotte) e di farro. Inizia, inoltre, con un cambiamento d'orientamento (per mezzo di una bevanda del periodo di digiuno), la preoccupazione del "nutrimento interiore".

Invece del ripugnante sale di Glauber (30-40 g di sale di Glauber sciolti in un bicchiere di acqua) noi usiamo i biscotti lassativi allo zenzero indicati da Ildegarda (v. ricetta).

Questo processo purgativo è fatto specialmente per proteggere il cuore, poiché solo gli umori cattivi e tossici (*mali, noxii et infirmi humores*) che originano la malattia nella persona sono eliminati attraverso gli organi di evacuazione, mentre gli umori buoni restano nel corpo.

Digiunando, noi seguiamo le regole della medicina ildegardiana: il frugale menù è determinato secondo il principio della sottigliezza. Questo prevede il non mangiare dai sei ai dieci giorni, ci si accontenta di bere, per esempio, solo il tè di finocchio, o il caffè di farro, o succhi di verdura e di frutta e acqua sana, in tutto da due a tre litri di liquido. Una volta al giorno viene offerta al digiunatore una minestra calda.

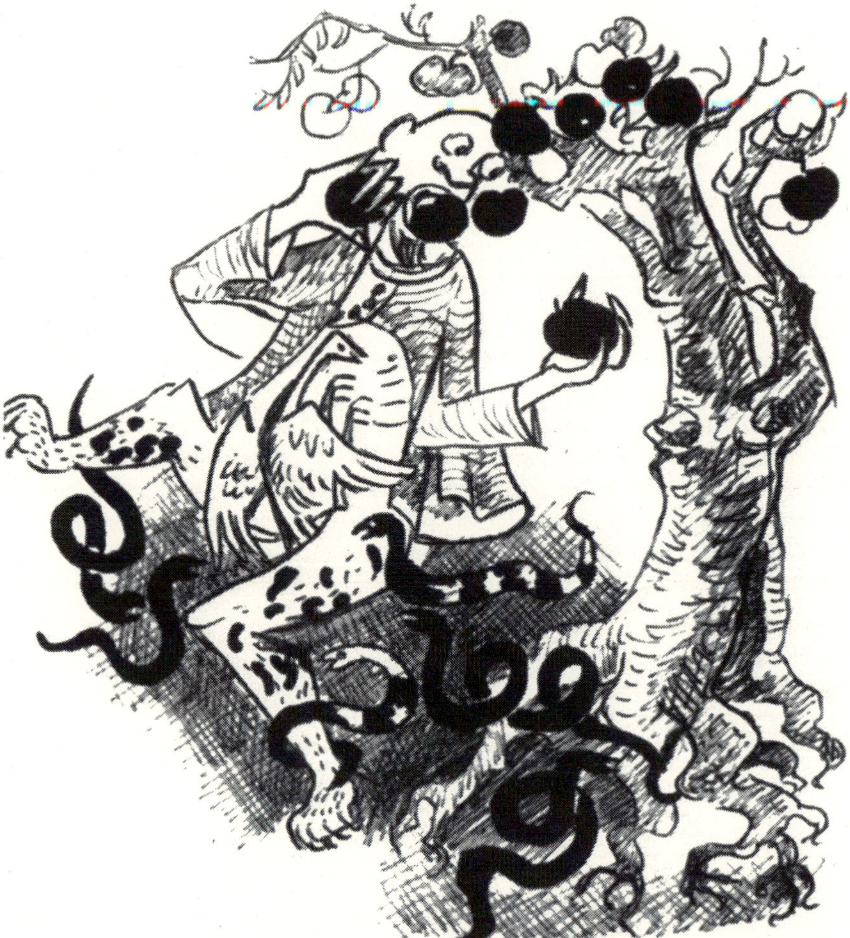

L'Avarizia (Avaritia) dice: «Io afferro tutto per me e raccolgo tutto nel mio grembo. Più raccolgo, più possiedo. Quando ho tutto ciò che voglio, [...] vivo nei bagordi, e non ho più bisogno di chiedere l'elemosina al mio prossimo per risvegliare la sua compassione verso di me» (Vitae merit. *V, 12).*

Ricetta – Minestra del digiunatore

Si fa cuocere una tazza di farro (per persona) in tre tazze di acqua con carote, fagioli, finocchi, sedano ed erbe buone. Dopo venti o trenta minuti di cottura, la minestra viene passata e aromatizzata con galanga, timo e radice di piretro.

Durante il digiuno, il corpo esige molto movimento all'aria fresca, al sole o nell'acqua. Si fanno delle passeggiate o si nuota alternando piacevolmente le due attività. La danza meditativa è particolarmente apprezzata: la testa e i piedi riacquistano il loro giusto equilibrio grazie alla meditazione ritmica. Danza e movimento sono degli elementi salutari, per cui il digiunatore sperimenta che, meditando, egli si trova in mezzo a un cerchio, nel proprio centro, in mezzo fra se stesso e gli altri, e che al centro c'è Dio. Inoltre, con la misura del movimento, può sperimentare i simboli della vita, come la strada, il cerchio, la spirale. Questi simboli di itinerari che si danzano, sono forme concentrate di umanità, in cui l'uomo, danzando, con passi misurati, si ricorda della misura (*discretio*) che è in lui e fuori di lui (Cfr. Lander-Zohner, *Meditatives Tanzen* [Danza meditativa], Kreuzvérlag 1987).

Noi troviamo la calma nel movimento e il movimento nella calma specialmente nelle danze antiche dei pellegrini e in quelle di culto di diverse civiltà e paesi. Ciò che è importante è la comunità, il gruppo di esseri umani che si fanno scuotere e plasmare da un intervento attivo e danno forma al movimento e alla danza. Gregorio di Nissa ha detto: «La danza è il ritorno all'ordine primitivo della creazione». Con la sua arte di guarire, Ildegarda non desidera altre cose.

Il digiuno esige che ci si stacchi dalla solita vita quotidiana (per esempio, rinunciare al telefono), per raggiungere un ambiente pacifico e la solitudine di una comunità di digiunatori.

Ecco il programma quotidiano che si è dimostrato utile ed efficace:

7.00	Sveglia, massaggio con una spazzola asciutta, doccia con acqua calda e fredda
7.30	Ginnastica mattutina, passeggiata nel bosco
8.00	Colazione con tè fatto di erbe e caffè di farro
12.00	Brodo caldo per il digiunatore
12.30	Riposo pomeridiano con impacchi al fegato (impacchi con fiori di fieno o bottiglia di acqua calda)
14.30	Tè di erbe
15.00	Passeggiate e gite
18.00	Succhi caldi di verdura e frutta
20.00	Canto, musica, meditazione
22.00	Risciacquo dell'intestino con tè di camomilla, bagno caldo e riposo notturno

Sonno e veglia

Un sonno naturale è il mezzo migliore per avere dei nervi efficienti ed è la premessa di una buona salute.

«Quando l'uomo dorme, il suo midollo [nervoso] si restaura».

Durante questa cura, l'allenamento al sonno naturale e ai sogni naturali è importantissimo, poiché la qualità del sogno è responsabile della profondità del sonno. Per questo motivo il digiunatore ildegardiano deve prepararsi a fare un buon sonno e deve preoccuparsi di fare dei buoni sogni. Ildegarda enumera cinque tipi di sogni (v. il capitolo seguente "Sogni").

I residui della giornata sono eliminati grazie al vino spento o al vino del cuore (elisir di prezzemolo) e un buon libro o una preghiera assicurano la base di uno stato psichico positivo. Il sistema nervoso si deve preparare per il sonno attraverso il senso della pelle, per esempio con una passeggiata prima di andare a letto, con un bagno di lavanda, con il cuscino riempito di betonica, con la pietra preziosa diaspro messa direttamente sul cuore, o dormendo su una pelle di tasso: ciò aiuta perfino in casi di insonnia cronica, specialmente durante il periodo di digiuno.

In base alle ricerche moderne, il sonno interrotto è il più ristoratore, poiché con questa interruzione si entra in fasi profonde di sonno che ristorano di più del sonno ininterrotto e pesante come il piombo. Rallegratevi se vi svegliate di notte! Questo potrebbe essere il tempo migliore per leggere, scrivere, pregare.

Durante la cura ildegardiana di digiuno noi facciamo anche delle veglie notturne, poi, se siamo stanchi, riprendiamo a dormire. Anche qui vale la massima: dormire e vegliare con misura. Se si dorme troppo si può prendere la febbre e gli occhi si oscurano. L'insonnia, ai tempi di Ildegarda, quasi non si conosceva, e certamente non si conoscevano i sonniferi che stordiscono e che, alla lunga, rovinano la salute. Al sesto o decimo giorno il digiuno è interrotto, ed è il momento giusto e un'occasione opportuna per pensare al digiuno di quaranta giorni fatto da nostro Signore.

> «Allora Gesù fu condotto dallo Spirito nel deserto per essere tentato dal diavolo. E avendo egli digiunato quaranta giorni e quaranta notti, gli venne fame. E accostatosi il tentatore, gli disse: "Se tu sei il Figlio di Dio, di' che queste pietre diventino pane". Ma Egli rispose e disse: "Sta scritto: non di solo pane vive l'uomo, ma di ogni parola che procede dalla bocca di Dio"» (*Mt* 4,1-4).

Digiunando, si può constatare personalmente che l'anima vive della parola di Dio, così come il corpo vive del pane quotidiano.

Il digiuno è seguito dalla dieta ricostituente ildegardiana. Il piano, che è stato osservato con successo, riassume i consigli di Ildegarda di cui abbiamo bisogno per digerire bene.

Al mattino – Pappa di farina di farro

2 tazze d'acqua e una tazza di chicchi di farro (tritati o a fiocchi), far cuocere per 5-20 minuti, aggiungere una mela tagliata a pezzi, due o tre punte di coltello di galanga, e due o tre punte di coltello di cannella o radice di piretro, un cucchiaino di miele e far cuocere per altri cinque minuti.

Prima di servire cospargere (con un cucchiaio) di pulicaria e di mandorle dolci sminuzzate. In più, il caffè di farro.

A pranzo – Lattuga (cappuccia) e farro

Lavare e asciugare una lattuga (cappuccia), poi mischiarla con tre cucchiai ben pieni di chicchi cotti di farro, ma freddi. Tritare bene il tutto e mescolare con due cucchiai di aceto di vino, due cucchiai di olio di girasole e un po' di zucchero.

Inoltre si possono mangiare: riso di farro, lasagnette di farro, minestra di farina di farro, gnocchetti di farro con verdura o un brodo di pollo.

La sera – Pane di farro, pappa di farro

Formaggio (sempre con il cumino), crema di formaggio fresco, formaggio bianco, formaggio bianco con le erbe. Una fetta di tacchino o di petto di pollo, una salsiccia di puro manzo. Non mangiare né carne di maiale né salsiccia di maiale!

Dopo il digiuno ildegardiano tutti i rimedi hanno un effetto ancora maggiore, poiché le sostanze velenose che bloccavano certe funzioni sono state eliminate. I nervi si sono rinforzati, il metabolismo del corpo e del cervello si è normalizzato, e così pure la pressione e il tasso del colesterolo. Alla fine della cura ci si sente come rinati, perché Ildegarda ha scritto:

> «Nell'uomo Dio ha compiuto tutte le sue Opere... Non solo i quattro elementi, fuoco, acqua, terra e aria, sono nell'uomo, ma in un uomo felice si trovano anche le virtù» (*Vitae merit.* VI, 20).

Capitolo 13
I sogni, messaggeri dell'anima

Sono tanto importanti per la vita come l'aria per respirare. Un sonno naturale è il migliore mezzo per avere dei nervi buoni e la premessa per una buona salute. Durante la notte viene ristabilita la salute dei nervi. Una buona vita di sogni li ricarica come una batteria vuota, poiché:

«Quando l'uomo dorme, si restaura il suo midollo [nervoso], perché i nervi si rinforzano mediante il sonno, e quando l'uomo non dorme i suoi nervi si riducono e si indeboliscono, come la luna cresce quando è in aumento, e rimpicciolisce quando cala, come le radici delle piante d'inverno conservano in sé la loro forza vitale (*viriditas*) per poter fiorire in estate. Se i nervi dell'uomo sono stanchi per il lavoro oppure sono esausti per la veglia notturna, l'uomo è assalito dal sonno, e gli capita di addormentarsi in piedi o seduto, poiché l'anima sente il bisogno del corpo» (*CC* 81, 11 e s.).

Durante il sonno naturale, biologico, tutto il corpo è rigenerato.
Ildegarda descrive tutto un processo di decorso attivo che un sonnifero bloccherebbe. Perciò un sonno indotto da un sonnifero non è ristoratore.

«Ma l'anima dell'essere umano, con tutte le sue forze concentrate, rinvigorisce i nervi durante il sonno, fortifica lo ossa, rigenera il sangue, rinnova i tessuti, riunisce le singole membra [rigenerazione dei tessuti cartilaginosi] e aumenta nel subcosciente la saggezza e il sapere dell'uomo... Nel sonno si riscalda il midollo nervoso, poiché aumenta, diventa grasso e chiaro» (*CC* 81, 32 e s.).

Per avere un sonno sano è necessaria una vita di sogni sana.
Dal momento che la profondità del sonno è responsabile della qualità dei sogni, è necessario prepararsi per il sonno e provvedere ad avere dei buoni sogni.

Ildegarda conosce cinque qualità diverse di sogni:

1. I sogni residui della giornata, causati da problemi insoluti della vita quotidiana, da avvenimenti successi nella giornata e non "digeriti", da esperienze che continuano ad agire durante la notte.
2. I sogni che svegliano, i sogni superficiali in seguito a rumori che danno fastidio (cani che abbaiano, gatti che miagolano) oppure gli influssi di una cena forse troppo pesante.
3. I sogni che sono annunciatori di malattia, cioè sogni che hanno la loro causa in una malattia, o che preannunciano malattie.
4. I sogni profetici, i sogni positivi che manifestano la realtà. Solo questi garantiscono un sonno profondo rigeneratore.
5. I sogni diabolici.

I sogni residui della giornata

«Spesso l'anima dell'uomo è appesantita anche nel sonno dai propri pensieri, dalle opinioni, dai piani che ha avuto nello stato di veglia, ed è disturbata anche nei sogni. Alle volte è così gonfia come il lievito che fa aumentare la massa di farina. Poco importa se si tratta di buoni o cattivi sogni. Se questi pensieri sono buoni e santi, la grazia di Dio spesso mostra all'uomo la verità durante il sogno. Ma se si tratta invece di pensieri vani, il demonio li nota e, alle volte, terrorizza l'anima, mescolando le sue menzogne ai pensieri umani. Egli fa perfino vedere a persone sante delle cose vergognose con il suo riso sarcastico.
Se un uomo è preoccupato, mentre si sta addormentando, da una sfrenatezza sconveniente o da tristezza, da collera, da paura, da ambizione o da altri vizi, il demonio gli presenta nel sogno, con i suoi inganni, quelle cose che succedono spesso nella sua vita e lo preoccupano durante la veglia. Ma anche quando un uomo si addormenta pieno di pensieri libidinosi, allora il demonio si fa beffe di lui, mostrandogli i corpi di uomini vivi o defunti con cui lui ha avuto delle relazioni, o che egli non ha mai visto con i suoi occhi umani.
Queste cose gli vengono presentate come se egli gustasse il piacere di peccare, esattamente come se fosse sveglio e queste persone fossero ancora vive, quantunque siano già morte. Allo stesso modo con cui il demonio spinge l'uomo sveglio nel suo gioco pazzo, così egli non lo lascia in pace nemmeno nei suoi sogni» (*CC* 82, 33 e s.).

Malgrado la psicologia del profondo e l'interpretazione dei sogni, noi non abbiamo più coscienza delle relazioni importanti che esistono fra sonno e veglia, fra i sogni e la salute, e come ci viene detto da Ildegarda, noi non ce li ricordiamo più. Non ci si deve quindi meravigliare se tante persone soffrano di insonnia e si risveglino la mattina ancora più stanche e più abbattute della sera precedente prima di andare a letto. La persona che si sveglia alla mattina allegra e riposata dimostra di aver dormito bene e di aver sognato delle belle cose.

Ildegarda sa anche che il buon sonno è un processo di guarigione, che rigenera tutto l'organismo e che può proteggere dalla vecchiaia. La premessa di un sonno ristoratore è il buon sogno ed è la condizione più importante delle fasi di sonno profondo, le cosiddette fasi REM.

La badessa di San Rupert fa un'importante osservazione: la vita dei sogni dipende largamente dalla nostra preparazione personale al sonno e dal nostro atteggiamento verso di esso. I residui della giornata, i problemi non risolti, gli squilibri sessuali, possono essere la causa di incubi con influssi satanici che provocano la polluzione notturna (*pollutio nocturna*). Perciò è molto importante prepararsi gradualmente al sonno, ciò che si chiama *countdown*. È solo la disposizione equilibrata e distesa nei confronti del sonno che garantisce dei sogni buoni, noi perciò consigliamo, prima di andare a letto, di non guardare né la televisione né leggere dei giornali illustrati, ma di fare una passeggiata, di incamerare dell'ossigeno, di leggere un buon libro e di eliminare eventualmente i residui della giornata con il vino spento.

Ildegarda non conosce i sonniferi. I tranquillanti che conosce, che attraverso la sensazione cutanea preparano il sistema nervoso al sonno, sono, per esempio, un bagno caldo di lavanda, l'uso dell'acqua, dormire su una pelle di tasso, oppure su un materassino di gluma di farro, i quali possono perfino eliminare le insonnie croniche.

Quando noi abbiamo preso in considerazione tutto ciò, possiamo eventualmente eliminare gli influssi diabolici con il cuscino di betonica per poter dormire meglio. Questo cuscino, applicato contro la pelle, vicino alla testa, è efficace quasi al cento per cento nei casi d'insonnia.

Un vecchio proverbio dice che non si dovrebbe mai andare a dormire senza esserci riconciliati con se stessi e con il mondo. Ogni giorno dovrebbe finire come se fosse l'ultimo, e ogni mattina dovrebbe cominciare come se fosse il primo giorno della vita.

Sogni che svegliano

«Quando, nelle vicinanze di colui che dorme, si fa del rumore, del chiasso, o qualcuno parla forte, in modo che l'aria risuona, allora l'aria nell'interno dell'uomo vi fa eco poiché gli elementi [l'aria] esistono anche nel corpo umano. Appena dunque l'anima nota questo movimento dell'aria tira nuovamente le sue forze a sé e l'uomo si sveglia.

Spesso però l'uomo si sveglia all'improvviso e controvoglia in seguito a un chiasso improvviso o al contatto con qualche cosa o per un altro motivo, i suoi vasi e il suo sangue si agitano in modo non naturale per cui sente dei dolori nel corpo, e può venirgli una febbre alta o tre giorni di febbre, proprio perché la sua anima si è risvegliata troppo in fretta. Al contrario, se l'uomo si desta in modo naturale, egli appare generalmente sveglio di spirito e con un viso gioviale perché ora tutte le sue membra sono state rigenerate nel riposo» (*CC* 85, 14).

Se l'uomo viene disturbato nel sonno da rumori notturni, dal suo coniuge che russa o da un cane che abbaia, allora tutto il processo di rigenerazione del suo organismo viene ostacolato, e i suoi nervi ne possono soffrire.

Come è stato confermato dalle ricerche moderne sul sonno, la fase di un sonno profondo è recuperabile dopo un sonno interrotto, anche se ci si sveglia spesso.

«Ma quando l'uomo rimane spesso sveglio e non arriva a riaddormentarsi, il suo midollo nervoso e le sue membra sono fortificate in modo piacevole, come un lattante che succhia spesso e poi smette di succhiare, e nel frattempo raccoglie le sue forze per riconfortarsi» (*CC* 85, 1 e s.).

Rallegratevi se riuscite spesso a svegliarvi da soli! Questo tempo può essere prezioso per leggere, scrivere o pregare. Durante la cura ildegardiana facciamo delle veglie notturne, poi riprendiamo a dormire se siamo stanchi. Anche qui vale la massima: dormire e vegliare con misura. Se si dorme troppo, si può prendere la febbre e gli occhi si oscurano. Una stanchezza sana è la cosa migliore.

Sogni annunciatori di malattie

«Succede spesso che un uomo dorme scomodo su una parte o sull'altra del corpo, o sia oppresso da qualcosa, oppure sia tormentato da dolori fisici. Dal momento che egli è sensibile, la sua anima nota questi disturbi e contrarietà e percepisce che il corpo soffre, allora riunisce le sue forze, ritira il soffio di vento che essa ha fatto emettere dal midollo, e così sveglia l'uomo dal sonno» (*CC* 85, 7 e s.).

Le persone anziane si risvegliano sovente con l'asma e i battiti al cuore.

Per questi disturbi sono efficaci i rimedi di Ildegarda per il cuore, per esempio la pietra preziosa diaspro, che si preme e si mette più volte sul cuore e si lascia tutta la notte sulla pelle nuda, e anche una pastiglia di galanga.

Ildegarda descrive, in *Scivias*, come alle volte il battito cardiaco (notturno) possa essere un segno di Dio per far capire che bisogna cambiare il proprio stile di vita sbagliato. Soltanto dopo, l'uomo riesce di nuovo a dormire. L'insonnia fra la gente giovane o gli incubi si possono far sparire con il cuscino di betonica:

«Chi abitualmente è tormentato da sogni angosciosi, dovrebbe avere vicino a sé l'erba di betonica quando va a dormire, e i suoi sogni angosciati diminuiranno» (*PL* 1182 C).

Chi ha quest'erba (betonica) fresca, la metta vicino a sé.

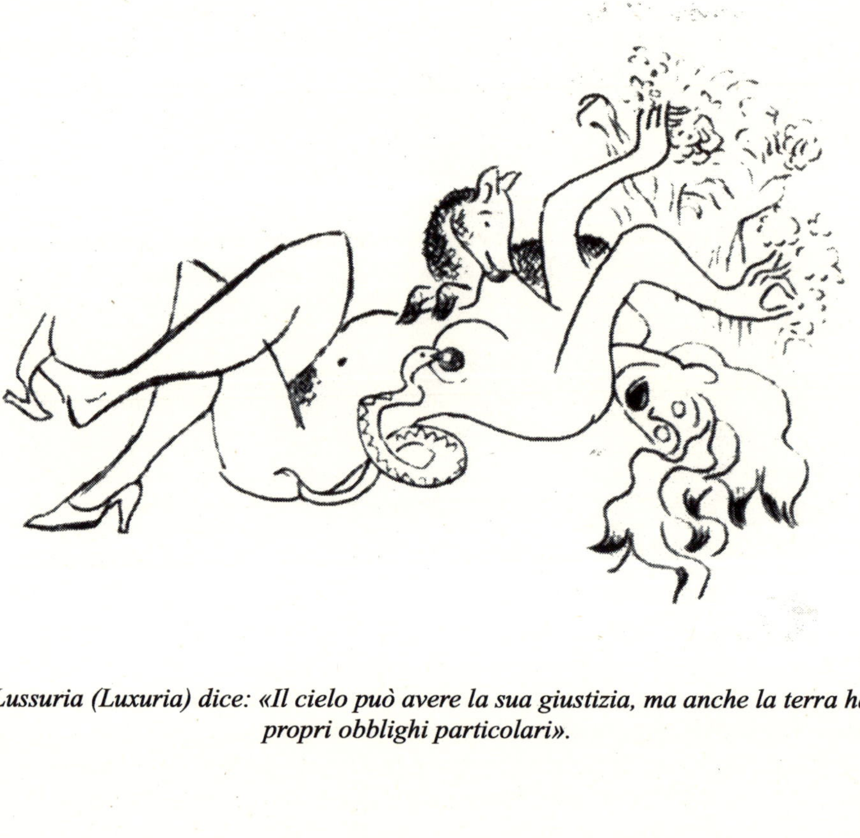

La Lussuria (Luxuria) dice: «Il cielo può avere la sua giustizia, ma anche la terra ha i propri obblighi particolari».

Sogni profetici

«Quando Dio mandò il sonno ad Adamo, la sua anima vide molte cose in una visione profetica, poiché essa era ancora libera dai peccati. Così l'anima di un uomo dormiente potrebbe vedere molte cose in sogno profetico, se non fosse carica di peccati» (*CC* 82, 22 e s.).

Tutte le nature felici, che non sono cariche di peccati gravi e di vizi, possono avere nel sonno dei messaggi celesti e dei sogni profetici come Adamo ed Eva e Giacobbe, ma queste persone purtroppo sono rare, hanno un'indole eccezionale, sono posate e hanno un carattere pacifico. Perciò raramente hanno degli incubi e ancora di meno dei sogni spaventosi come il lampo e il tuono. Se noi ritorniamo a essere fratelli di Adamo (penitente) possiamo ricevere di nuovo, con la consacrazione di Ildegarda ai segreti di Dio, dei messaggi celesti e dei sogni profetici.

«Dal momento che l'anima umana è creata da Dio, essa vede alle volte, mentre il corpo dorme, delle cose vere e che devono succedere, e qualche volta esse si avverano. Succede però anche che l'anima indebolita dagli inganni diabolici, oppure appesantita da una prova che colpisce lo spirito, soccombe a una mistificazione e non può più prevedere esattamente il futuro» (*CC* 82, 28 e s.).

Sogni diabolici

«Il midollo, in seguito al suo riscaldamento, incita spesso il sangue a causa della sua voglia sessuale, ed esso fa arrivare alle parti sessuali la schiuma della polluzione, senza che il dormiente ne sia cosciente; così anche i nervi possono essere stimolati dall'eccesso di cibo e di bevande che li eccitano, e il loro succo mette in movimento il midollo nervoso e il sangue; i nervi generano nel sangue il piacere carnale e così, a insaputa dell'uomo, lo eccitano sessualmente» (*CC* 82, 5 e s.).

La preparazione al sonno, come il pensiero della propria morte, esigono dall'uomo un abbandono completo dei propri piani egoistici nelle mani protettrici di Dio. Se noi riusciamo ad abbandonarci completamente alla Provvidenza, vivendo giorno per giorno in questo abbandono, allora la nostra vita avrà sempre meno rischi, poiché in questo modo noi non daremo nessuna possibilità al demonio di nuocerci.

«Come il sole è la luce del giorno, così l'anima è la luce del corpo sveglio, e come la luna rischiara la notte, così anche l'anima è la luce del corpo dormiente. In effetti, se il corpo del dormiente è molto equilibrato in modo che i suoi nervi lo riscaldano nella giusta misura, e che lui stesso è stato liberato dal peso dei suoi vizi e non presenta nessuna contraddizione morale, allora egli vede molto spesso la verità, perché la scienza della sua anima è equilibrata. Allo stesso modo la luna invia la sua luce chiara e irradia pienamente quando la notte è senza vento impetuoso e senza nuvole. Ma quando lo spirito e il corpo dell'uomo sono dominati nello stato di veglia da pensieri diversi e contradditori, allora egli si addormenta con queste forze distruttrici, e così ciò che egli vede in sogno è quasi sempre falso, perché la scienza della sua anima è talmente oscurata dalle sue contraddizioni, che egli non può assolutamente vedere la verità. E così succede anche quando la luna, in seguito alle nuvole tempestose, non può risplendere chiaramente» (*CC* 83, 27 e s.).

Che cosa scrive la badessa di Bingen sulla lussuria? Il simbolo della lussuria presentato è una donna nuda sul letto. Giace sul lato destro, ed è coricata pigramente con le gambe stese. Dalla sua bocca escono un alito cattivo e una saliva avvelenata. Essa allatta un cagnolino sul petto destro, e a quello sinistro un serpente. Con le mani straccia dei fiori e ne aspira il profumo. Sembra tutta infuocata e dice:

«Io ho la mia gloria e sono nata per il piacere. Perché dovrei vivere senza godere i piaceri sessuali? Il cielo può avere la sua giustizia, ma anche la terra ha i propri obblighi particolari. Se la natura della carne fosse talmente molesta a Dio, allora Egli avrebbe dovuto disporre le cose in modo che la carne non potesse soddisfarsi così comodamente» (*Vitae merit*. III, 22).

Ildegarda descrive dettagliatamente le diverse forme dell'impurità e della lussuria. Nell'adulterio, l'uomo perde la sua forza e il suo vigore primitivi, poiché egli rompe il matrimonio, istituito da Dio, a cui ha promesso pubblicamente fedeltà per tutta la vita. Nell'omosessualità le relazioni naturali sessuali sono degradate da un atto sessuale indegno. In *Scivias*, Ildegarda descrive come il demonio, spinto dall'odio antichissimo che ha contro la fecondità della donna, si annida deliberatamente nel seno della donna per impigliare l'essere umano nella rete con numerose passioni, da cui egli non potrà liberarsi da solo.

L'ardore della lussuria viene spento dalla castità, la quale dichiara:

«Libera sum! Io sono libera! Io sono colei che è stata liberata!» (*Scivias* III, 8).

E in *Vitae meritorum*:

«Io sono seduta nel sole e guardo il Re dei re. Per amore del mio Dio rinuncio volentieri, di mia spontanea volontà, alla vita viziosa. Io posseggo le gioie dell'onestà, dell'armonia, della vita felice. La vita lieta, che regna in me, non è imbrattata dal sudiciume dell'impurità» (*Vitae merit.* III, 23).

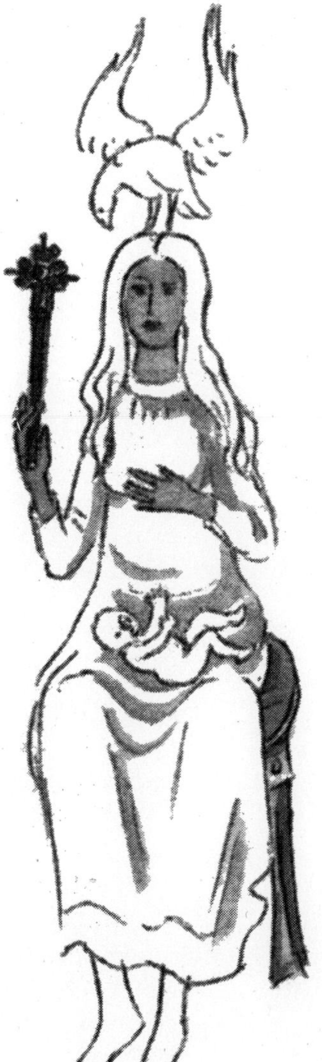

La Castità (Castitas) dice: «Io sono libera! Io sono colei che è stata liberata!».

Capitolo 14
Il vino spento, il calcedonio azzurro, i nervi buoni

Si può perdere il proprio stomaco? O il proprio fegato? No. Ma i nervi si possono perdere! Si può anche perdere la testa e il cuore, ma ciò non provoca una malattia. Si possono perdere la vista, l'udito, il coraggio, il sonno, la pace, la gioia, il denaro, la pazienza e la fede in Dio. Tutte quelle cose, cioè, che hanno a che fare con i nervi. Ma non è forse strano che si possano perdere i nervi, e che non si possano ritrovare? Il fatto poi che una persona ci dà ai nervi e li strapazza, sembra essere una cosa ancora più strana.

Oggi i nervi sono di moda!

Molte persone soffrono perché i loro nervi sono molto tesi, soffrono di depressioni, di paure e di preoccupazioni, perciò prendono così tanti tranquillanti e medicine. Ildegarda descrive come i nervi deboli siano in relazione con l'anima e li mette in rapporto con le forze positive e negative presenti in essa, con le virtù e i vizi, come sta scritto nel capitolo sul digiuno. Specialmente certi vizi, come la collera, l'indole litigiosa, l'infelicità, la preoccupazione dei beni terreni, oppure il tedio della vita fanno traboccare la bile e cambiano il nostro stato d'animo.

Nella medicina di Ildegarda ci sono però moltissime forze che ci rendono allegri, come per esempio la contentezza, la giusta misura o la gioia, le quali possono eliminare queste forze distruttrici; inoltre troviamo tutta una lista di rimedi contro la malinconia, che sono in grado di neutralizzare la bile nera (malinconia).

Al primo posto c'è il farro: esso conferisce a colui che lo mangia il dono della giovialità ed elimina la malinconia che è la causa di tutte le malattie. Per questo motivo noi raccomandiamo di cominciare la giornata con la colazione fatta di pappa di farro.

Al secondo posto segue la piantaggine (*plantago psyllium*), che «rallegra lo stato d'animo oppresso dell'uomo grazie al suo dolce temperamento» (*PL* 1140 B). Spargendone un po' (un cucchiaino) su ogni cibo si favorisce una buona digestione.

La piantaggine elimina la bile nera, le sostanze tossiche e le scorie dall'intestino e assicura la purificazione del sangue, una premessa per una buona irrigazione sanguigna alla testa.

Un rimedio universale è la radice di piretro: se ne spargono due o tre punte di coltello sui cibi o si fa cuocere con essi.

> «La radice di piretro diminuisce le sostanze tossiche nell'uomo, aumenta il buon sangue e gli assicura uno spirito chiaro. Essa dà nuove forze fisiche a colui che ne ha bisogno e procura una buona digestione. La radice di piretro è un rimedio universale per sani e malati, poiché conserva la salute e scaccia la malattia» (*PL* 1138 C).

I biscotti per i nervi che Ildegarda raccomanda non levano solo ogni amarezza dal cuore, ma procurano anche una buona intelligenza.

> «Polverizza della noce moscata e aggiungi in parti uguali della cannella e un po' di chiodi di garofano. Mescola il tutto con della farina di farro e un po' di acqua; fa cuocere questi biscotti e mangiane ogni giorno. Questi biscotti levano ogni amarezza dal tuo cuore, aprono la tua intelligenza, stimolano i tuoi sensi ottusi, rendono allegro il tuo spirito e diminuiscono in te i succhi tossici» (*PL* 1139 B).

Ricetta – Biscottini per i nervi
45 g di noce moscata in polvere
45 g di cannella in polvere
10 g di chiodi di garofano in polvere

Mescolare il tutto con 1 kg e mezzo di farina di farro, senza altre spezie, ma con tutti gli altri ingredienti soliti – zucchero bruno, un po' di sale, una polverina di lievito, burro, uova (meglio solo i tuorli), mandorle grattugiate in abbondanza – e farne una pasta da biscotti. Quando la pasta è stata lavorata bene, se ne fanno dei rotoli come una salsiccia, si mettono su una carta speciale da torta e si mette la pasta nel frigorifero. Quando essa è dura, si taglia a pezzetti e si fa cuocere a 280 gradi per cinque o otto minuti. Gli adulti possono mangiare da quattro a cinque biscotti al giorno e i bambini tre, altrimenti diventano… troppo furbi!

Normalmente i nervi buoni sono un privilegio dei giovani che, prima di tutto, dipendono dall'armonioso accordo degli organi dei cinque sensi: gli occhi chiari, un buon udito, un odorato e un olfatto fine e così pure un tatto fine. I biscottini per i nervi fortificano tutti i cinque organi di senso e impediscono il loro invecchiamento; conferiscono la giovialità, una buona dose di coraggio, un cuore allegro, e ovviamente rinforzano i nervi. Probabilmente il loro effetto si deve attribuire alla noce moscata, perché si sa che essa agisce sull'attività cerebrale e stimola i nervi.

Questi biscotti, inoltre, sono efficaci per la cura di ragazzi che vanno a scuola e hanno difficoltà di concentrazione. Per loro bastano da tre a cinque biscotti al giorno. Effetto analogo ha una pietra preziosa, il sardonice, che va portato sulla pelle nuda e leccata spesso, in modo che i cinque organi di senso vengano temprati.

> «Quando un uomo porta sulla pelle nuda un sardonice e lo mette spesso in bocca, in modo che il suo fiato lo inumidisca, poi lo toglie e lo rimette in bocca, allora la sua intelligenza e il suo sapere vengono fortificati, e così pure tutti i sensi del corpo. Si può anche dire che la collera, la sciocchezza e l'indisciplina [libidine] vengano eliminate in quest'uomo. Il demonio odia e fugge il sardonice a causa della sua purezza» (*PL* 1253 A).

Le mandorle dolci, se si mangiano spesso, sono la migliore soluzione per i nervi, perché riempiono il cervello vuoto e danno un bel colorito al viso. Il cervello vuoto e il cattivo colorito al viso sono un sintomo di disturbi dovuti al grasso.

Inoltre, le mandorle dolci contengono delle sostanze preziose di albume di grande valore per il metabolismo nervoso.

L'avena mangiata la mattina a colazione, sotto forma di fiocchi o porridge, è quasi buona come il farro per la gente sana:

> «L'avena riscalda specialmente i nervi del gusto e il senso dell'odorato. Per gli uomini sani è un nutrimento che procura gioia e salute. Loro diventano gioviali e acquistano un'intelligenza pura e chiara. La pelle diventa bella e la carne sana» (*PL* 1130 C).

L'avena non fa bene alle persone malate, perché presuppone una buona irrigazione sanguigna per essere digerita.

> «Se un malato che digerisce male mangiasse dei fiocchi di avena o del pane di avena, essa si bloccherebbe nello stomaco, provocando del muco, perché l'avena raffredda molto» (*CC* 1131 A).

I rimedi ildegardiani migliorano contemporaneamente il colorito del viso, perché le persone tristi sono generalmente anche pallide. Il finocchio fa ancora di più: elimina l'odore cattivo dal corpo, un'altra caratteristica delle persone malinconiche.

> «La persona che mangia il finocchio diventa allegra; esso dà un bel colorito al viso, un buon odore al corpo e permette una buona digestione» (*PL* 1156 D).

Noi raccomandiamo di prendere il finocchio in tutte le forme: come tè di finocchio, come verdura o, meglio ancora, le pastiglie di finocchio. Si prendono tre volte al giorno tre pastiglie prima di ogni pasto. Per il bruciore di stomaco e le eruttazioni si prendono in più tre pastiglie dopo i pasti. Ciò elimina non solo la bile nera, ma neutralizza anche l'acido biliare.

Anche un cuore debole può rendere tristi. Però non si sa se è la tristezza che indebolisce il cuore oppure la debolezza del cuore che causa la tristezza. Qui è efficace, secondo Ildegarda, la santoreggia (*satureja*).

> «Se una persona ha il cuore indebolito e lo stomaco malato, mangi quest'erba cruda ed essa la rinforzerà. Anche chi ha l'animo triste ridiventa allegro se mangia la santoreggia che guarisce e rischiara gli occhi dell'uomo» (*PL* 1141 B).

La santoreggia è efficace non solo per il cuore debole e per lo stomaco malato di persone anziane, ma anche per la cataratta.

> «La liquirizia non solo rende chiari gli occhi, ma dà anche una voce chiara. Essa procura uno spirito allegro e pacifico e fa in modo che lo stomaco possa digerire meglio» (*PL* 1139 A).

Si mescolano nel cibo due o tre punte di coltello di polvere di liquirizia, neutralizzando il gusto dolciastro con un po' di aceto. Quando si ha la raucedine si possono anche masticare dei dolci di liquirizia, che si ottengono dal succo concentrato della radice.

Non soltanto nella Bibbia, ma anche secondo Ildegarda l'issopo è un rimedio eccellente, in cui sono nascoste delle virtù che rendono allegri.

> «Quando il fegato di una persona si ammala a causa della tristezza, si deve far cuocere un pollo nell'issopo ancora prima che la malattia abbia il sopravvento, e se ne deve mangiare spesso. Si deve mangiare spesso l'issopo fresco, messo nel vino, e bere anche questo vino, perché chi ha una malattia simile [malinconia], usando l'issopo ne avrà un beneficio» (*PL* 1156 C).

La tristezza perfora il fegato, come se fosse un formaggio svizzero groviera; ciò si può leggere nel capitolo sul fegato. Ad ogni modo l'issopo purifica lo stomaco, guarisce il fegato e scaccia la tristezza.

Il vino spento è la medicina più semplice e migliore di Ildegarda per guarire la malinconia. Cura rapidamente e fedelmente, fortifica i nervi deboli e scaccia i dispiaceri e la collera. Il cinquanta per cento di tutti i disturbi nervosi sono causati dalla collera, sia personale che del proprio coniuge o del socio, oppure della suocera. La collera e la stizza fanno traboccare la bile e causano un avvelenamento al sangue per via della bile nera (vedi capitolo sul fegato e sulla bile).

Il vino spento si può prendere caldo già la mattina, se ci si alza con la luna di traverso e si vuole salvare la giornata cominciata male. Se non bastasse per scacciare il malumore, se ne può prendere una quantità maggiore e si può portare con sé una bottiglia-termos quando si va a lavorare. Così si salva la giornata.

La bile nera deve essere assolutamente eliminata, poiché potrebbe anche degenerare in malattie gravi, o in una crisi collerica, che può condurre ad atti violenti, o in tristezza che rende l'uomo malato.

«Quando una persona si sente spinta dalla collera e dalla tristezza, deve subito far riscaldare del vino, mescolarlo con un po' di acqua fredda e poi berlo caldo. Così le sostanze che rendono tristi e collerici [la bile nera], e che l'hanno fatta esplodere di collera, vengono mantenute nei limiti» (*CC* 198, 5).

Ricetta – Il vino spento

Si prende mezzo bicchiere di vino buono, bianco o rosso, e si fa riscaldare fino all'ebollizione, cioè finché non appaiono delle bollicine.

In questo modo il vino perde l'alcol, perché bolle già a 80 gradi. Quando si vedono le bollicine, si versa nel vino bollente un dito di acqua fredda, si leva il vino dal fuoco e si beve caldo, a sorsi.

Se per caso ci fossero dei malumori in tutta la famiglia, il vino spento fa rappacificare tutti e riporta la pace in casa.

L'effetto non dipende dalla quantità né dal contenuto di alcol, poiché l'alcol, come abbiamo già detto sopra, è evaporato durante la cottura. Le persone che non sopportano molto l'alcol o i bambini ne possono prendere un bicchierino da liquore o alcuni cucchiai o un cucchiaino pieno.

Nel caso di una forte malinconia o di un'autentica ipocondria che dura da mesi, è efficace l'elisir di gigaro (*arum maculatum*), indicato da Ildegarda.

«Chi si sente come una febbre allo stomaco che può provocare dei brividi, faccia cuocere la radice di gigaro nel vino puro, poi la faccia raffreddare, e metta in questo vino un bollitore a immersione per riscaldarlo. Lo beva caldo, ed esso farà sparire sia il muco che la febbre, allo stesso modo in cui il fuoco fa sciogliere la neve. Chi è malinconico e ha uno stato d'animo abbattuto ed è sempre triste beva spesso questo vino di gigaro, così la sua malinconia sparirà e pure la febbre» (*PL* 1149 B).

Ricetta – Elisir di gigaro

Far cuocere da uno a due cucchiaini di radici di gigaro in un litro di vino e filtrare.

Se si tratta di una grave malinconia, si deve prenderne tre o quattro bicchierini da liquore (20 ml) al giorno per la durata di quattro-sei settimane.

Trattandosi di una semplice malinconia se ne prendono una o due volte al giorno due cucchiai e anche due bicchierini da liquore per un periodo più lungo. Il rimedio è efficace anche in casi di stati d'animo dovuti a condizioni climatiche con delle ondate di calore e delle oscillazioni di umore. In questo caso se ne prendono giornalmente tre bicchierini da liquore.

L'elisir di gigaro è stato usato contro la malinconia per vent'anni di attività professionale con un successo eccezionale. Per quanto riguarda la dose prescritta non sono mai stati notati degli effetti collaterali, quantunque si ritenga che il gigaro sia sempre velenoso. Tuttavia ciò non si è constatato per la radice essiccata.

Trattandosi di tristezza in relazione con una malattia polmonare, è efficace l'elisir di violetta.

> «Lo stato d'animo di una persona malinconica e collerica danneggia i polmoni. Si facciano cuocere delle violette nel vino puro, si filtrino con un tessuto di lino, aggiungendo al vino della galanga e anche della liquirizia [quanta se ne vuole], si faccia cuocere il tutto ancora una volta per farne una bibita chiara. Si beva questa bibita, e in questo modo la malinconia verrà soffocata, la persona malata ritornerà allegra e anche i suoi polmoni guariranno» (*PL* 1170 C).

Ricetta – Elisir di violetta (*decoctum Violae comp.*)
Violette, galanga, liquirizia
Herba Violae od. ree. 20,0
Vinum album 600,0
Coque fort. Min VI, cola, adde:
Rhiz. Galangae plv. 5,0
Rad. Liquir. plv. 10,0
Reserva noctem unam. Coque mane, cola

Se ne beva mezza tazza al giorno per quattro o sei settimane, poi si faccia una pausa. Eventualmente la cura può essere ripetuta fino a raggiungere un netto miglioramento di umore. Quando l'elisir di violetta non si prende più volentieri, questo è il segno sicuro che lo stato d'animo sta migliorando.

Per quanto riguarda le malattie polmonari (senza l'infezione classica), in seguito a influenza o a un'infreddatura che non vuole guarire, ci sono due cause principali: o ciò dipende da una precedente malattia al fegato (itterizia o epatite), o da una malattia mentale. Se è colpito il fegato, è efficace l'elisir di scolopendrio (*scolopendrium officimrum*) (v. p. 128), se si tratta di malinconia è efficace l'elisir di violetta. Quest'ultimo aiuta inoltre anche nel caso di depressioni agli inizi della stagione con difficoltà polmonari, nel caso di depressioni croniche, come pure di una semplice malinconia, o di un senso di malessere con o senza dolori polmonari.

In primavera, la primola è efficace per la persona malinconica, e ridà fiducia. Si coglie un gran mazzo di primole e si legano di notte come impacco sul cuore. Se una persona caritatevole coglie le primole per un'altra persona, questo rimedio ha un effetto doppio.

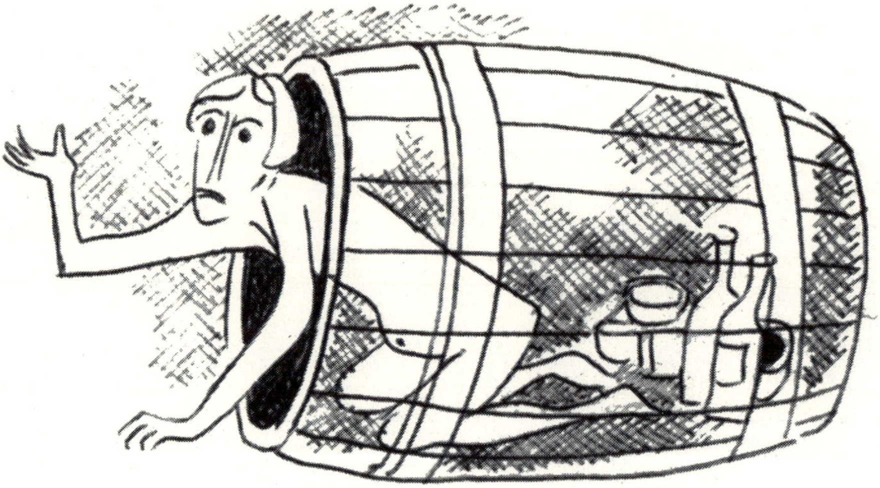

La Preoccupazione delle cose terrene (Cura terrenorum) dice: «Quale preoccupazione potrebbe essere migliore di quella del mondo?» (Vitae merit. *IV, 14.)*

Ildegarda consiglia, nel caso di bruciori di stomaco, di finire il pasto con delle erbe amare. Si dovrebbe piantare in giardino la ruta che si mette nel vino, poiché essa diminuisce la bile nera.

«La ruta messa nel vino diminuisce il calore o il freddo della malinconia, e così l'uomo malinconico si sentirà meglio quando la mangia dopo aver consumato altri cibi. Anche nel caso in cui i dolori sono procurati da altri alimenti, si prenda subito la ruta con il vino e i dolori passeranno» (*PL* 1155 A).

Quando si mangiano regolarmente dopo il pranzo delle foglie fresche di erba ruta, si caccia non solo la malinconia, ma pure il noioso bruciore di stomaco.

Anche il calcedonio, la bella pietra preziosa celeste, portata sulla pelle, al collo o come braccialetto, è un meraviglioso psicotonico, poiché:

«Questa pietra, portata come collana o come braccialetto, allontana le malattie dall'uomo, dandogli un'avversione molto forte contro la collera da farlo diventare pacifico e non si potrà trovare nessuno che possa offenderlo con ingiustizia, cercando di farlo diventare collerico» (*PL* 1258 A).

I nervi vengono rovinati anche dai film eccitanti programmati alla televisione, dai romanzi criminali o dai romanzi considerati i migliori dell'anno. È molto meglio leggere un buon libro, per esempio la Bibbia o un libro di Dale Carnegie. In questo modo i vostri nervi ne approfitteranno.

Dale Carnegie ha riassunto moltissime storie di uomini che si preoccupano eccessivamente di tutto. Se noi paragoniamo le nostre preoccupazioni con quelle del nostro prossimo, e cerchiamo di conoscere tutte le miserie dell'umanità, constatiamo continuamente che dovremmo accontentarci della nostra situazione. Naturalmente l'effetto tranquillizzante e di liberazione spirituale è ancora maggiore se si legge la dolorosa Passione di Gesù. Paragonando la nostra vita a quella di Gesù che ha sofferto per noi, si resta confusi e si constata che i propri dolori non sono nulla in confronto a quelli del Figlio di Dio, e così noi li sopporteremo più facilmente.

Keep smiling ("conserva sempre il tuo sorriso") è un vecchio motto degli americani e dei cinesi. Com'è confortante guardare un viso allegro! Specialmente i cristiani non avrebbero nessun motivo per essere tristi. Nietzsche una volta ha osservato sarcasticamente che sarebbe più facile credere nel cristianesimo se i cristiani non avessero un'aria così triste. Per gli asiatici il viso sorridente è necessario come base di igiene psichica. Perciò cerca di guardarti spesso allo specchio e fa' un bel sorriso. Esso irradia non solo esteriormente, ma anche interiormente… ed esso trasforma il mondo: «Sorridi e il mondo ti sorriderà!».

I nervi deboli possono essere la conseguenza di preoccupazioni della vita quotidiana. Ildegarda li descrive come una vecchia signora dai capelli bianchi, che sta rannicchiata, completamente nuda, in una botte nella sua dispensa:

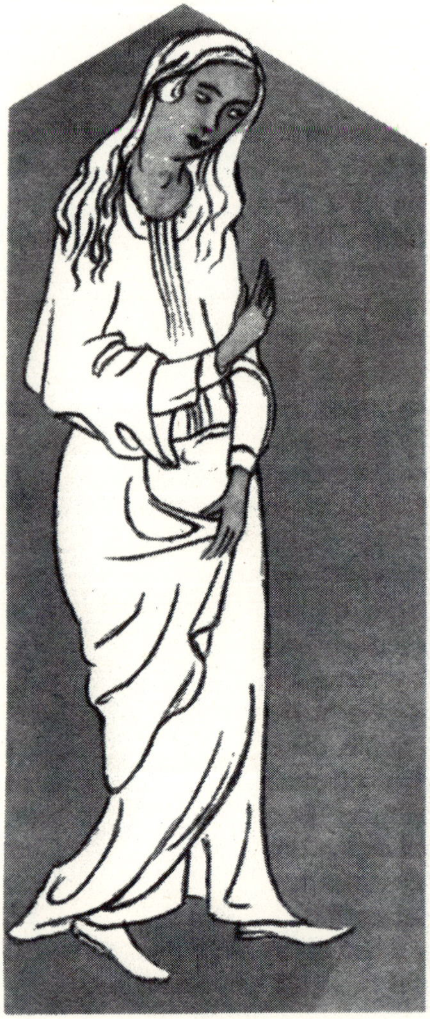

Il Desiderio di cose celesti (Caeleste desiderium) dice: «La mia casa è il cielo; io sono la vita e la speranza di tutte le buone opere. Io sono la personificazione dell'amore verso Dio e un elemento essenziale di ogni aspirazione verso di Lui» (Vitae merit. *IV, 15).*

«Quale preoccupazione potrebbe essere più grande di quella del mondo?» (*Vitae merit.* IV, 14).

Le persone che si preoccupano soprattutto delle cose terrene e che disprezzano i valori celesti, vivono in mezzo ai loro vizi e sono tormentate da un'estrema inquietudine fisica e psichica. Si rallegrano della loro condizione nervosa, febbrile, come se quella fosse la vera e grande tranquillità. L'aspirazione ai beni celesti combatte questo atteggiamento di estrema preoccupazione:

> «La mia patria è il cielo: io sono la vita e la speranza di tutte le buone opere. Io sono la personificazione dell'amore verso Dio e un elemento essenziale di ogni aspirazione verso di Lui. Faccio volentieri tutto ciò che Dio desidera, e volo sopra gli astri celesti con le ali della buona volontà. Ma la preoccupazione delle cose terrene domanda di nuovo: "Come crescono allora i cereali e gli alberi da frutta, le viti e tutti gli altri alimenti, che sono necessari per vivere e di cui gli uomini si nutrono?". Qui l'aspirazione celeste risponde: "Il tuo spirito è confuso, perché tu non confidi in Dio che ci ha messo a disposizione tutti gli alimenti, perché come il corpo non può vivere senza l'anima, così anche nessun frutto cresce senza la grazia di Dio. Guarda i corpi morti che riposano nei sepolcri. Senza anima essi non riescono a fare nulla, e così giacciono nella putrefazione: l'uomo credente afferra l'aratro dietro i buoi in modo che egli possa guardare contemporaneamente Dio che ha dato alla terra la verdura e i frutti. Così anche tu abbi cura della terra, senza trascurare le realtà celesti"» (*Vitae merit.* IV, 15).

Le castagne proteggono dalla stoltezza prematura

È rischioso vivere senza i rimedi di Ildegarda e senza praticare le virtù cristiane. La lotta quotidiana per l'esistenza, o la «preoccupazione per le cose terrene», come la descrive, distrugge specialmente i nervi.

Il processo naturale di invecchiamento è particolarmente accelerato nella nostra vita attuale da un'usura eccessiva dei nervi. Oggi si possono osservare i primi sintomi dal cinquantesimo al sessantesimo anno di età, quando si comincia a perdere la memoria. Prima si dimenticano i nomi poi le cifre, in seguito quello che si voleva dire o dove si voleva andare in quel momento. Nei casi più gravi il paziente diventa incapace di cavarsela da solo, e così viene considerato un infermo che ha bisogno di assistenza. La scienza chiama questo crollo nervoso prematuro "malattia di Alzheimer", dal medico bavarese Alois Alzheimer di Würzburg, oppure "malattia di Guam", dagli abitanti dell'isola Guam nelle isole Marianne in Micronesia. In quest'isola ci sono giacimenti di alluminio e perciò si pensa che il crollo nervoso prematuro sia dovuto a un'intossicazione causata dalla sostanza chimica.

Probabilmente l'uso molteplice di alluminio nelle nostre cucine (le pentole di alluminio, i fogli di alluminio usati per i cibi che si fanno cuocere al forno ecc.) favoriscono questa malattia. Tuttavia, anche la predisposizione ereditaria è di grande importanza.

Di recente la scienza ha discusso di un disturbo del metabolismo albuminoso dei nervi che potrebbe essere la causa di questa malattia. Comunque essa è al quarto posto nella lista delle malattie croniche che portano alla morte, dopo le malattie del cuore e della circolazione, il cancro e il colpo apoplettico. Ci vorranno ancora decenni affinché la scienza arrivi a conoscere le vere cause di questa malattia, oppure a offrire un rimedio, quantunque Ildegarda, già ottocento anni fa, abbia citato una serie di rimedi importanti.

Come abbiamo già detto, il farro contiene delle sostanze preziose per il metabolismo nervoso; albumi e grassi di grande valore, lipoidi efficaci per le cellule nervose, idrati di carbonio facilmente digeribili per il loro contenuto di energia e assimilabili dalle cellule nervose ed elementi per i neurotrasmettitori, per esempio la tritopana per la serotonina, che è una sostanza di comunicazione nervosa responsabile del buon umore e del circuito nervoso.

Anche le mandorle dolci contengono albumi di grande valore e grassi molto buoni.

Ildegarda descrive dei rimedi che riempiono di nuovo il cervello vuoto, cioè delle sostanze che forniscono l'energia o assicurano una buona irrigazione sanguigna, come per esempio la radice di piretro o anche l'insalata lattuga. A dire il vero quest'ultima ha due facce: se non è preparata bene produce esattamente l'effetto contrario. Deve essere tagliata a pezzetti e preparata con l'aceto, l'aglio e l'olio, si lascia così per dieci minuti in modo tale che "fermenti" prima di essere mangiata. Preparata in questo modo, l'insalata di lattuga assicura non solo una buona digestione, ma anche freschezza alla testa.

> «Se si mangia la lattuga senza che sia preparata, il suo succo, che non vale nulla, rende vuoto il cervello e riempie lo stomaco e l'intestino di sostanze che possono provocare una malattia. Se una persona desidera mangiare l'insalata, deve prima condire le foglie con l'aneto o con l'aceto o con l'aglio, in modo che essa abbia il tempo, poco prima di essere mangiata, di essere imbevuta di queste sostanze. Se si mangia l'insalata preparata in questo modo, essa fortifica il cervello e assicura una buona digestione» (*PL* 1165 A).

Fino al periodo del barocco, cioè alla fine del XVII secolo, le castagne erano un alimento importante e prezioso nell'Europa del Sud. In seguito furono sostituite dalle patate, un prodotto dal valore nutritivo molto più basso, che veniva dal Nuovo Mondo, e purtroppo le castagne passarono di moda. Soltanto alcuni italiani, svizzeri e tedeschi del Sud e anche francesi del Sud apprezzano ancor oggi le castagne, che sono un prodotto sanissimo. Nei frutti, nella buccia, nelle foglie, nella scorza e nel legno, si trovano il tannino prezioso e i bioflavonoidi, cioè delle sostanze chiamate anche vitamina P, la vitamina della permeabilità, che dona salute ai vasi sanguigni. I frutti del castagno contengono, oltre al calcio e all'albume, degli idrati di carbonio di valore particolarmente alto, che sono molto importanti come fornitori di energia per le cellule nervose. Inoltre i frutti contengono delle sostanze specifiche attive come il GABA (acido gamma-amino-butirrico), un aminoacido che agisce da neurotrasmettitore inibitorio, nel cosiddetto *sistema gabaergico* della base cerebrale, cioè lungo le vie nervose dei nuclei grigi centrali. Ildegarda non solo consiglia il profumo del legno del castagno, ma anche i frutti cotti (marroni) per la salute della testa e per rinforzare i nervi.

> «E fiuta anche il profumo del legno del castagno, ed esso sarà salutare per la tua testa. Ma anche l'uomo che, in seguito all'aridità, ha il cervello vuoto e debole faccia cuocere delle castagne nell'acqua... e ne mangi spesso [giornalmente] prima e dopo i pasti, così il suo cervello cresce e si riempie, i suoi nervi si rinforzano e spariscono i dolori alla testa» (*PL* 1226 D).

Per la virtù salutare della castagna, che è molto apprezzata da Ildegarda, noi abbiamo scritto nel nostro libro *Küchengeheimnisse* ("Segreti di cucina") un capitolo speciale con delle ricette, consigliate dalla santa, per la preparazione di questo frutto.

Capitolo 15
Le malattie cancerose che crescono a dismisura

Già ottocento anni fa, Ildegarda vide e descrisse la causa, il decorso e la cura del cancro, ne nominò le cause psichiche da cui si origina, il modo con cui esse agiscono nella sfera molecolare e biologica, indicò i rimedi per curarlo e i metodi per trattarlo e per prevenirlo, specialmente quando si scopre abbastanza presto, nello stadio che si chiama "precancerosi". Negli ultimi cinquant'anni ci sono stati numerosi scienziati che hanno vinto il premio Nobel, e sono stati spesi dei miliardi per la ricerca, senza che la scienza abbia però saputo scoprire finora come si forma il cancro, come si sviluppa (*Cleveland State Law Review* 1984/1985), e come si possa guarire.

Finora, la medicina classica, come insegnata all'università, non ha trovato nessun rimedio che sconfigga il cancro e probabilmente non lo farà neanche tanto presto, poiché le cause da cui si genera non sono ancora state identificate con i metodi attuali delle scienze naturali e della medicina.

Fra la natura del tumore e la capacità di difesa del paziente, decorrono quasi trent'anni affinché da una sola cellula cancerosa si formi un tumore di un centimetro di diametro, che contiene già un miliardo di cellule malate.

Soltanto in questa fase tardiva il tumore può essere diagnosticato, cioè in quel momento in cui il paziente e il medico stanno già con le spalle al muro, e si possono ancora prendere solo dei provvedimenti aggressivi (operazione, radioterapia, terapia chimica), molto rischiosi, poco piacevoli e pericolosi.

Inoltre questa cura è legata a una grande perdita di qualità vitali per il paziente, come la perdita dell'appetito e l'insonnia, una mutilazione fisica, l'impotenza e la disperazione.

Non c'è quindi da meravigliarsi se oggi quasi la metà dei pazienti che vengono curati in questo modo vorrebbero, in queste circostanze, morire nei primi cinque anni che continuare a vivere.

Fintanto che non vengono considerate le ragioni effettive della comparsa del cancro, come sono descritte da Ildegarda, il numero dei malati di cancro continuerà ad aumentare. Nel 1900 moriva di cancro solo il quattro per cento della popolazione, e il cancro occupava l'ottavo posto nella lista delle cause mortali dopo le grandi malattie infettive, come per esempio la polmonite, la tubercolosi, le malattie infettive dello stomaco e dell'intestino, ma oggi questa malattia sta al secondo posto, dopo le malattie cardiovascolari, che occupano il primo posto. Soltanto se la medicina insegnata nelle facoltà universitarie e la medicina che ricorre alle cure naturali collaboreranno insieme per debellare il cancro, si potrà combattere in modo ragionevole questa terribile malattia della nostra civiltà.

La causa del cancro: un disturbo nell'ordine della vita

Il cancro viene descritto da Ildegarda come una delle 24 malattie fondamentali elementari (*CC* 54, 21): tutto l'ordine della vita umana è profondamente modificato e mal diretto dal disturbo dei quattro elementi. Tra questi disturbi elementari, Ildegarda enumera le decisioni sbagliate nel modo di condurre la propria vita, gli errori di dieta (i veleni di cucina), e anche gli influssi atmosferici, l'industrializzazione, l'inquinamento dell'aria, la radioattività.

Il risultato del disturbo che intacca l'equilibrio degli umori e il metabolismo è una sintesi albuminosa perturbata. Le cellule cancerose crescono e reprimono la crescita delle cellule sane. Le cellule maligne producono in massa l'albume, in modo che tutto il corpo si gonfia e si intossica: distruggono le sostanze più importanti della vita, prima di tutto l'albume e gli aminoacidi, così che alla fine l'uomo muore di consunzione, di anemia.

Il concetto ildegardiano concorda con le idee scientifiche moderne sulla crescita del cancro:

1. Crescita incontrollabile
2. Distruzione delle cellule parassite a causa dell'espansione locale nel tessuto connettivo
3. Espansione in tutto il corpo di metastasi (i segni precursori sono l'eruttazione e il singhiozzo)

Ildegarda scrive:

«Se l'asciutto o il tiepido formano il muco (*livor*) dell'umido e della schiuma e sorpassano la misura, essi producono nell'uomo delle eruttazioni rumorose e il singhiozzo. In questo modo il cancro può formarsi nell'uomo e agire, così che i virus (*vermes*) lo distruggono. Inoltre essi fanno gonfiare le cellule del corpo in ulcere, tanto che a causa del tumore crescente, un braccio o una gamba prendono delle proporzioni più grandi rispetto all'altra. Essi lavorano così a lungo fintanto che cessa questa epidemia, perciò l'uomo non può più vivere a lungo» (*CC* 54, 21).

La scienza moderna ha confermato negli ultimi cento anni, passo per passo, la nozione di cancro presentata da Ildegarda, senza tuttavia riconoscerla finora in modo chiaro e senza utilizzarne le possibilità terapeutiche.

Nel XIX secolo si vide una relazione diretta fra le irritazioni (ferite, cicatrici, ascessi) e le formazioni di cellule cancerogene. Quantunque questa teoria sul cancro non sia più molto attuale, i tumori possono essere generati da una pressione o da un dolore costante. Più tardi, si pensò che piccoli germi, parassiti, batteri, virus (Ildegarda parla di piccolissimi vermi e "pidocchi") potessero provocare il cancro.

Un'altra teoria sul cancro ha come principio di base l'affermazione che in ogni organismo sono nascoste delle cellule cancerose estremamente microscopiche, che potrebbero scoppiare in ogni momento con l'apparizione di un tumore, ma che sono anche tenute sotto controllo dalle forze corporali di difesa (sistema immunitario) che funzionano correttamente. Ogni uomo ha in sé il cancro come un animale domestico addormentato che risvegliato da circostanze ostili potrebbe diventare una belva feroce (J. Hacketal).

Una specie di virus del cancro, la sua esplosione fino al "salto del cancro" e la sua diffusione in tutto il corpo (focolaio), come lo descrive Ildegarda, è stato confermato da molti scienziati. Il professor Günther Enderlein ha scoperto nel 1920 un microorganismo canceroso che ha chiamato "Endobiont". Egli descrive il suo sviluppo dalla sua fase primitiva, passando per la fase batterica fino alla fase di fungo nell'ultimo stadio, che colpisce poi tutto l'organismo. Secondo Enderlein, il cancro non è una malattia che deriva da un'infezione, ma già nella fase primitiva ogni cellula dell'organismo è stata colpita da gravi "Endobiont" difficilmente rintracciabili. Dipende dunque dalle forze di difesa del corpo se il cancro si forma o no.

Nel 1932 il dottor Wilhelm von Brehmer ha riconosciuto nel sangue dei malati di cancro, come parassita del sangue, un virus che genera il tumore, la *Siphonospora polymorpha* (*Siphonospora polymorpha*, Link-Verlag, 1947). Il virus della *Siphonospora polymorpha* è lo stadio invisibile del cancro: alle volte ha una struttura a sfera, altre volte tubolare, o anche come un corpo schiumoso, e colpisce i globuli rossi del sangue, si sviluppa in essi e alla fine li distrugge. Anche il dottor Franz Gerlach di Vienna (Austria) è arrivato a simili risultati, dopo studi personali, e nel suo libro *Krebs und obligater Pilzparassitismus* ("Cancro e parassitismo crittogamico di rigore", Urban und Schwarzenberg Verlag, 1948) dichiara: «Il micromiceto del tumore è un parassita inevitabile in tutti i tumori maligni».

In modo analogo anche i plasmodi della malaria attaccano i globuli rossi sanguigni e aumentano in modo tale che il paziente muore di anemia secondaria. Ildegarda descrive come i "vermi", parassiti intestinali, intaccano la mucosa intestinale e, come succhiatori sanguigni, si nutrono non solo del contenuto dell'intestino, ma anche del sangue. Per mezzo di microemorragie, per esempio quando scoppia una villosità intestinale (anche prendendo delle pastiglie di aspirina), il sangue raggiunge l'intestino e attiva l'agente patogeno. Esso diventa virulento e si riversa nel sangue, come virus del cancro. Questo processo viene chiamato da noi "salto del cancro".

La teoria più recente sul cancro è basata sul principio che esistono sostanze che provocano il cancro (carcinogene), che lo scatenano (iniziatori) e che lo mettono in moto (promotori).

Come Ildegarda afferma, questo processo inizia nel nucleo cellulare, che guida la moltiplicazione delle cellule e si occupa della ripartizione del lavoro delle cellule, se deve, per esempio, formarsi una cellula nervosa o una cellula epatica. La manovra avviene, come hanno potuto dimostrare i due scienziati che hanno ricevuto il Premio Nobel (1962) James Dewey Watson e Francis Harry Crick, per mezzo del DNA nel nucleo della cellula. Esso ha la forma di una doppia elica, simile a una scala a chiocciola, dove i gradini assicurano la coesione dei due cordoni. La doppia elica del DNA è contenuta nei geni e contiene il codice genetico, il patrimonio ereditario propriamente detto che è responsabile della strutturazione e dello sviluppo delle cellule. Ci sono migliaia di geni sui cromosomi nel nucleo cellulare, e ogni cellula umana contiene 46 cromosomi accoppiati in ordine. Per la moltiplicazione cellulare i due cordoni si separano e, con il materiale da costruzione offerto dalla cellula, ogni cordone forma per parte sua una nuova elica doppia, che è perfettamente identica alla doppia elica originale.

Le persone grasse (obese) o troppo magre, quando hanno disturbi del metabolismo e un eccesso di umori maligni, sono particolarmente minacciate dalla malattia del cancro. Grazie alle scoperte fatte dalla medicina moderna sul cambiamento del metabolismo, sui disturbi della regolazione ormonale, sulla debolezza del sistema immunitario e anche sui disturbi della formazione e della sintesi del sangue (vischiosità, coagulazione), la discrasia è diventata la più rilevante e moderna spiegazione delle malattie gravi interne.

Si tratta in sostanza di disposizioni ereditarie («figli di famiglie cancerose»), di sbagli di nutrizione (veleni di cucina), di cattiva digestione (secrezione o escrezione difettose degli organi di eliminazione: fegato, reni e intestino), come di disturbi della regolazione ormonale delle malattie ghiandolari sanguigne e degli organi che purificano il sangue.

Ildegarda nomina cinque organi: cuore, fegato, polmoni, stomaco, intestini. Come segno premonitore del cancro si notano i singhiozzi, le eruttazioni, i dolori reumatici e specialmente i continui dolori cardiaci. Una condizione importante per la formazione del cancro è l'eccesso di pigmenti biliari, della cosiddetta bile nera o *melanche*, che aumenta con i dispiaceri, le preoccupazioni, l'angoscia, la paura, la frustrazione, il lavoro eccessivo o stress. Questa bile nera si unisce con gli umori maligni per formare un muco molto tossico o una sostanza effervescente molto pericolosa.

Come noi sappiamo dal famoso scienziato, vincitore del Premio Nobel, Otto Warburg e dai suoi esperimenti sul cancro, la respirazione è danneggiata dalle cellule cancerose. La diminuzione della provvigione di ossigeno basta affinché le cellule passino dalla respirazione dell'ossigeno a un metabolismo effervescente.

Le cellule cancerose non hanno bisogno di ossigeno e prendono la loro energia dalla fermentazione, per cui accanto alle sostanze putrefatte e tossiche si produce una grande quantità di acido lattico che superacidifica le adiacenze. L'acido lattico si forma anche in seguito a un dolore muscolare, causando l'indolenzimento che tutti conoscono.

Ildegarda nomina perfino lo stomaco, l'intestino e il tessuto connettivo (fra la pelle e la carne) come luogo di questa cucina velenosa. Queste sostanze tossiche stanno in primo luogo nel tessuto connettivo come dei boccioli isolati (focolaio reumatico) e come cani dormienti. Ogni tanto, quando il paziente ha le difese immunitarie deboli, ci sono dei focolai dolorosi che «tormentano la persona con dolori molto acuti, come se la mordessero o la rodessero», scrive Ildegarda. In questi focolai sparsi non ci sono agenti di malattia ma dei cosiddetti "virus cristallini", che non hanno ancora una propria vita. Anche questa dichiarazione di Ildegarda potrebbe essere confermata dalla scienza naturale.

Nel 1946 Wendell M. Stanley ottenne il premio Nobel per la scoperta dei virus altamente infettivi, le molecole albuminose da virus, che si presentano e possono essere isolati sotto forma di cristalli e sono agenti di malattia al confine fra la natura che manca di vita e la natura dotata di vita. Questi virus che provocano un tumore, chiamati "oncogeni", hanno bisogno di un ospite per crescere e per moltiplicarsi.

Ildegarda descrive perfino il mistero della nascita dei virus che causano un tumore e che noi chiamiamo "salto del cancro". Si tratta di una formazione schiumosa che si sparpaglia in tutto il corpo (focolai di dispersione, metastasi), provocando nell'uomo i dolori.

Nella moltiplicazione delle cellule per mezzo del DNA, le sostanze tossiche e velenose (tossine albuminose) possono, per errore, essere inserite come falso materiale da costruzione nella doppia spirale, sebbene non siano più delle cellule che si formano, ma delle cellule cancerose con il loro proprio metabolismo. Ma ora ecco che delle palle di DNA nel nucleo cellulare "sprigionano" dei virus di cancro pericolosi, che Ildegarda nomina *pediculi* (letteralmente "pidocchi") come esseri viventi, maligni e minuscoli.

Come poteva la badessa di San Rupert, ottocento anni fa, parlare di questi piccoli "distruttori", quando gli agenti della malattia furono riconosciuti al microscopio solo nell'ultimo secolo e chiamati batteri e virus?

Si possono paragonare i virus del cancro a dei pirati molto aggressivi, che prendono possesso di una nave, costringendo l'equipaggio a mettersi al loro servizio. Costretto dalla sintesi albume-virus, l'organismo non produce più che delle cellule cancerose che invadono l'organismo con i loro veleni albuminosi estranei al corpo. Ildegarda descrive tutto il meccanismo del cancro, che la medicina moderna ha spiegato finora solo in forma approssimativa, nella sua lingua semplice ed espressiva:

> «Le persone con la loro struttura fisica, che non sono né troppo grasse né troppo magre, hanno per lo più una quantità equilibrata di umori e sono raramente colpite dal cosiddetto *vicht* [cioè la precancerosi], poiché gli umori da cui nasce questa malattia non sono in loro in misura eccessiva. Ma altre persone che sono o troppo grasse o troppo magre hanno al contrario una sovrabbondanza di umori

cattivi [*mali humores*], perché non possiedono la buona costituzione e l'equilibrio. Così, alle volte, questi umori tossici scaturiscono dal cuore, dal fegato, dai polmoni, dallo stomaco e dagli intestini, producendo la bile nera, un fumo [fumi = gas] e un muco molto tossico [*pessimum livor* = focolaio mortale], allo stesso modo con cui potrebbe succedere che delle acque stagnanti siano inondate e soffocate dal fango della riva.
Questa mucosità [*livor*] arriva poi allo stomaco o all'intestino o in un altro luogo fra la pelle e la carne, si fissa lì e tormenta l'essere umano con grande violenza, come se volesse morderlo e divorarlo. Essa non ha però ancora la vitalità [*vitalem spiritum*] di penetrare in esso, ma è solo come una specie di acido violento [*acerbam amaritudinem*]. Assomiglia a dei boccioli, e questa sostanza si trova nelle cellule del corpo dell'uomo come una lenticchia in un tessuto [un buco nella carne]. Alle volte si tira in lunghezza, altre volte si avvolge come una palla, quasi simile a un tuorlo d'uovo, e produce talvolta della schiuma, che sparge per tutto il corpo, causando dolori fisici. Ma quando questa schiuma penetra nello stomaco, ne scaturisce una specie di vermi [*vermi* = virus; è il "salto virulento del cancro"], da cui si sviluppano degli esseri viventi maligni e minuscoli [*pediculi* = pidocchi = virus]...» (*CC* 157, 19).

Com'è descritto da Ildegarda, il "salto del cancro" ha origine partendo da sostanze ancora incapaci di moltiplicarsi, che provocano dei virus virulenti che possono cagionare un tumore nel passaggio fra lo stomaco e l'intestino per mezzo di emorragie (emorragie allo stomaco e all'intestino), per cui i virus del cancro potrebbero formare dei tumori in tutto il corpo.

La guarigione metodica del cancro comincia con la diagnosi reale fatta in tempo nella fase della precancerosi: qui sta la chiave per prevenirlo con successo, poiché esso è molto più difficile da curare nello stadio finale come ascesso canceroso, e soprattutto con dei metodi molto aggressivi (operazione, radioterapia, terapia chimica) della medicina moderna.

I sintomi della precancerosi sono abbastanza facili da constatare. Il paziente lamenta inappetenza, insonnia, stanchezza, debolezza e mancanza di rendimento. Specialmente caratteristici sono i dolori reumatici che ritornano costantemente (lombaggini, dolori al nervo sciatico, torcicollo), come pure i dolori cardiaci, i crampi e le coliche. La sedimentazione del sangue è molto elevata.

Come si riconosce la precancerosi e la prova del sedimento urinario

Per poter prevenire il cancro è determinante poter riconoscere in tempo la costituzione iniziale nell'urina, osservando al microscopio dei fenomeni inconsueti nel sedimento urinario. Ora ci sono dei metodi che permettono di diagnosticare il cancro già anni prima che questa malattia si manifesti; per mezzo di sostanze coloranti (con il colorante Orcein) o nel contrasto delle fasi si possono riconoscere numerose cellule granulose o fagocitose che vengono indicate come dei "leucociti" particolari e che, con il progresso della malattia, assumono una forma caratteristica. Nel primo stadio della precancerosi si possono vedere delle cellule isolate fagocitose, che sono più grandi dei leucociti normali e hanno una forma ben limitata e chiusa come una mora (Robert Heintz et al., *Das Harnsediment*, Thieme Verlag, Figura 16). All'interno si riconosce chiaramente un nucleo scuro di forma semilunare, e si muovono in modo caratteristico nel senso del movimento molecolare di Brown.

Nel secondo stadio si possono notare numerose cellule, nella cui forma chiusa appaiono delle cavità rotonde ("leucociti figliati").

Nel terzo stadio la parete cellulare non è più chiusa, ma è scoppiata e delle cellule rotonde sono sospese alla cellula come una "stella mattutina". Noi chiamiamo tali cellule "leucociti esplosi" e notiamo questo stadio quando la malattia è più avanzata.

La cura della precancerosi

La precancerosi è una malattia generale che concerne tutto l'organismo. Una cura ragionevole deve essere fatta in modo da includere tutto lo stato generale del paziente. Perciò noi abbiamo, grazie a Ildegarda, alcune possibilità di cura bene orientate che aiutano i pazienti a prevenire il cancro, o almeno a mantenerlo in una fase di tregua.

La cura della precancerosi comincia con l'allontanamento costante dei focolai cronici d'infiammazione e d'infezione. A questi appartengono le infezioni dentarie, le infiammazioni croniche alle tonsille, le sinusiti croniche, le infiammazioni alla vescica biliare, al bacino renale e alla vescica. Accanto a tutti i rimedi per i diversi organi che ci offre la "grande terapia ildegardiana", è molto efficace un salasso, fatto secondo le regole. Il salasso non solo migliora la situazione di tutto il metabolismo, ma stimola le proprietà che il corpo possiede di guarirsi da solo e che erano bloccate specialmente dalla bile nera e dagli umori tossici e cattivi (*noxi, mali, infirmi humores*).

Il salasso ha le seguenti proprietà profondamente curative:

- Antiflogistiche (che impediscono le infiammazioni)
- Antispasmodiche (che calmano i dolori)
- Antidiscratiche (che migliorano il metabolismo)
- "Purificatrici del sangue" (eliminazione dei pigmenti biliari): il salasso ha procurato la guarigione in casi di gravi malattie croniche, in cui la medicina moderna non ha potuto aiutare

Ildegarda rende possibile un'analisi raffinata grazie all'aiuto dei fenomeni presentati dal salasso nel sangue. L'intorbidimento, il colore, la costituzione dei grumi di sangue e del siero permettono di conoscere gli indici sul decorso della malattia, specialmente gli indici sui segni di infiammazione (focolai di infiammazione), sulla situazione psichica (quantità di pigmenti biliari), sulla situazione dell'alimentazione (colesterolo e scoperta di sedimenti cerosi del grumo sanguigno).

Dopo il salasso, si prende l'elisir di lemna, ed è solo dopo questa disintossicazione che esso ha il suo pieno effetto. Il "Wasserlinsenelixier" (l'elisir di lemna) è difficile da preparare ed esige una preparazione perfetta con abilità galenica.

L'estratto di vino e miele viene preparato con cannella, salvia, zenzero, finocchio, tanaceto, pepe bianco, sanguisorba, senapa campestre, lappola e caglio selvatico, e viene filtrato caldo (*CC* 209, 4).

Ricetta – Elisir di lemna
Fare un decotto di pepe bianco 10 mg
Radice di zenzero 5 g
Scorza di cannella 45 g
Tintura di salvia ø 3 ml
Tintura di finocchio ø 7 ml
Tintura di tanaceto 5 ml
Miele schiumato 70 ml in 1 litro di vino bianco (*Vinum album*)
Viene filtrato con:
Lemna 20 g
Foglie di sanguisorba 40 g
Senape campestre 40 g
Caglio 20 g
Filtrare.
Uso: 1 bicchiere da liquore (20 ml) prima di colazione (al mattino) e prima di coricarsi per tre mesi.

L'effetto farmacologico, considerando lo stato attuale della scienza, non è ancora totalmente comprensibile. Ildegarda però dà una spiegazione precisa e comprensibile nel suo particolare linguaggio:

> «La precancerosi [*vicht*] è prodotta da cattivi umori caldi e freddi [*caldi et frigidi mali humores*], tuttavia più dai succhi freddi che da quelli caldi» (*CC* 209, 22 e s.).

La combinazione delle diverse piante usate nella giusta proporzione diminuisce: «gli umori falsamente riscaldati e raffreddati [*iniuste calidos et iniuste frigidos humores*], che provocano la colica, quando il paziente prende l'elisir di lemna a digiuno e prima di andare a letto; con ciò si impedisce che i cattivi umori si manifestino quando l'uomo è a digiuno, o che si formino dopo i pasti» (*CC* 209, 22 e s.).

Oggi le conoscenze di Ildegarda possono essere applicate parzialmente con dei metodi scientifici.

Da un lato le forze di difesa che il corpo possiede nel suo sistema immunitario sono stimolate dalle piante utilizzate, come per esempio lo zenzero, la sanguisorba, il caglio ecc. Dall'altro il sistema immunitario protegge non solo dai veleni esterni come gli agenti di malattia (batteri, virus), tossine, allergie, ma anche dagli agenti che provocano la malattia e che sono propri del corpo. Dal momento che ovunque è efficace (in modo non specifico), esso registra ogni cambiamento del proprio ambiente, senza distinguere ciò che è interno o esterno.

Con l'aiuto del sistema immunitario noi proteggiamo il nostro "microcosmo" e ci mobilitiamo nei confronti dell'esterno, nei confronti del "macrocosmo" (macrocosmo = mondo, universo, opposto all'uomo considerato un piccolo mondo a sé, o microcosmo). Questa è la difesa organizzata dal nostro organismo che in futuro sarà l'arma più forte nella lotta contro le epidemie più gravi come la malattia del cancro, l'AIDS, e chi sa che cosa ci aspetta ancora a causa della nostra civiltà tecnica e della distruzione della creazione. Ildegarda chiama questa difesa la milizia di Dio (*militia Dei*).

Ecco alcuni esempi di stimolazioni sul sistema immunitario: l'energia (*viriditas*) che deriva dai quattro elementi: il fuoco, l'aria, l'acqua e la terra (come il clima, la terapia del respiro, il movimento, l'acqua e la luce), ma pure i rimedi composti di piante e un sano regime alimentare come quello ildegardiano. Il rimedio più importante è il farro che genera nell'apparato digestivo un aumento della forza di difesa, dà a tutto l'organismo un nutrimento di alto valore, eliminando le sostanze tossiche e le scorie e migliorando tutto lo stato generale dell'essere umano.

Durante la precancerosi sarebbe meglio rinunciare all'albume animale (bianco d'uovo); invece bisognerebbe mangiare del farro due o tre volte al giorno (al posto del frumento). Ildegarda consiglia anche specialmente del fegato di capriolo contro la precancerosi.

Una cosa molto importante per la cura contro il cancro è la lotta condotta contro i "virus del cancro", sottraendo loro il terreno fertile, il "terreno" di cui palava Pasteur. Questo principio ha sempre fatto parte delle strategie coronate da successo a cui è ricorsa la conoscenza dei rimedi naturali, assolutamente all'opposto della medicina universitaria, che effettua la cura con gli antibiotici, senza tener conto della difesa del proprio corpo, per eliminare gli agenti esteriori della malattia... Oggi noi tutti constatiamo l'impotenza nei confronti del cancro e dell'AIDS, e vediamo in che vicolo cieco ci ha incastrati la medicina orientata unicamente sulle scienze naturali.

Già oggi dei risultati scientifici confermano che lo stimolo del sistema immunitario dell'organismo è alla fine l'unica strada giusta per proteggere l'uomo da nuove epidemie.

La medicina naturale di Ildegarda ottiene da questi studi, che sono stati recentemente pubblicati al Congresso speciale per gli studi sulla natura, un marchio di "esattezza scientifica" che non è richiesto per l'applicazione e l'osservazione della cura, ma che si dimostra necessario nella scienza, affinché i medici favorevoli alla medicina universitaria possano applicare nella loro pratica questi metodi sperimentati.

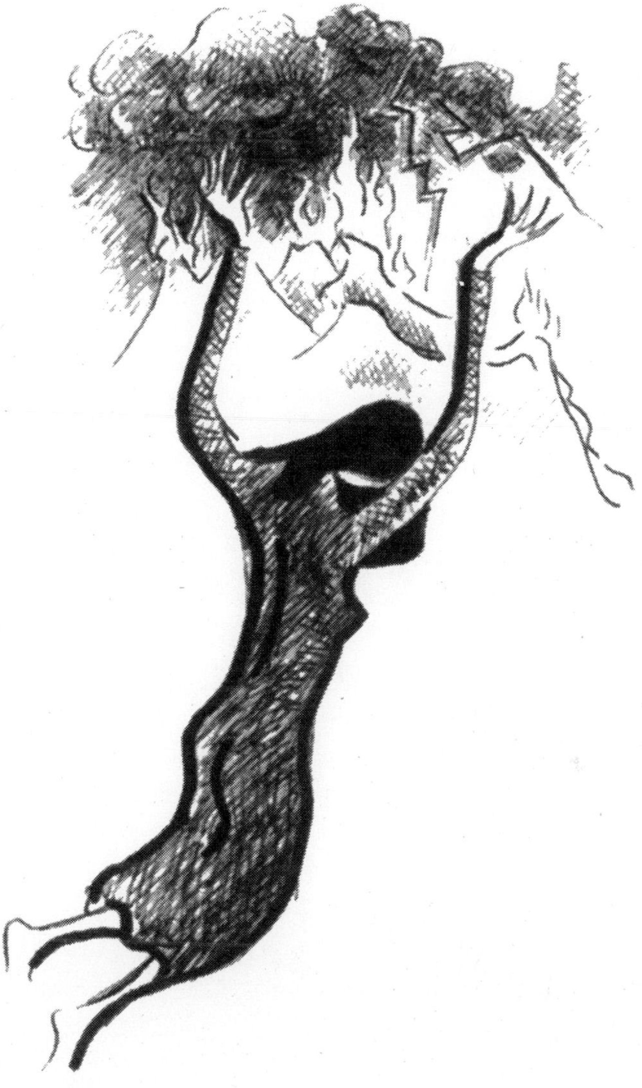

La Disperazione (Desperatio) dice: "Io non voglio essere consolata! Che cosa mi resta all'infuori della morte? In questo mondo non ho né gioia né consolazione" (Vitae merit. *III, 50).*

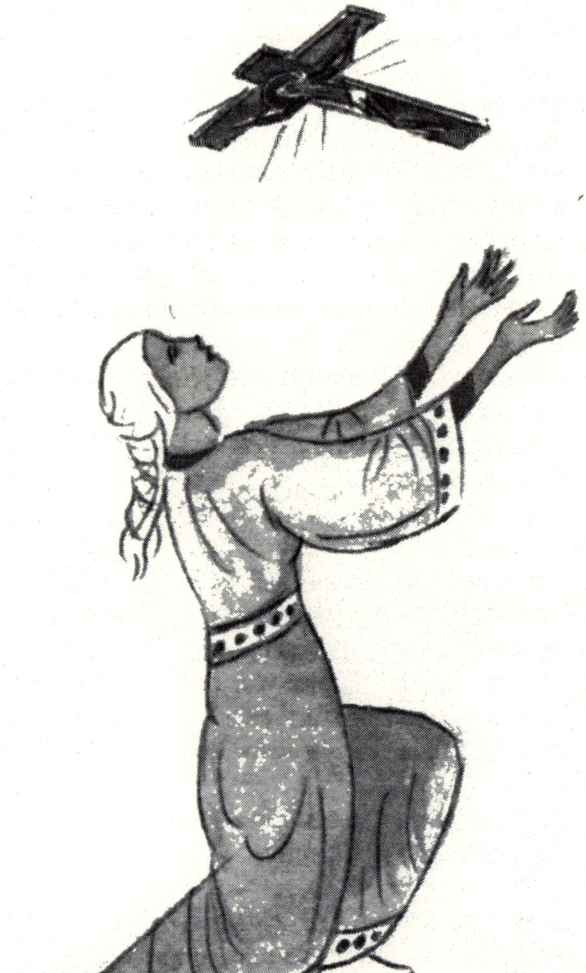

La Speranza (Spes) dice: "Tu non hai nessuna idea della bontà di Dio! Nessuno ti può aiutare se tu cerchi il valore di tutte le cose al di fuori di Dio" (Vitae merit. *III, 20)*.

Tanto per Ildegarda come pure in base a studi recentissimi di carattere scientifico sulle epidemie, il cancro viene favorito da molti fattori interni ed esterni. Ildegarda riconosce 35 fattori psichici e agenti di "vizio", che hanno un effetto determinante su queste malattie. In accordo con quanto scritto da Ildegarda nel libro di psicoterapia, che tratta dell'uomo responsabile (*L'uomo nella sua responsabilità*), e con gli studi psicologici dell'Istituto di ricerche sul cancro, fondato a Heidelberg, si corre un rischio straordinario e si mette in pericolo la propria vita se si vuole vivere con le preoccupazioni, la paura, l'inquietudine, l'angoscia, il lavoro quotidiano troppo intenso e lo stress. Più precisamente, ciò che favorisce in modo particolare il cancro è la disperazione cronica (che Ildegarda chiama *desperatio*), la mancanza di fede religiosa (*infidelitas*), il tedio della vita, la tristezza mondana causata dal pessimismo (*tristitia saeculi*).

La disperazione uccide nell'uomo tutte le forze salutari del corpo e dell'anima. Impotente, egli precipita nella disperazione, con fulmini e tuoni, nelle profondità dell'abisso. La persona che si dispera, non ha fiducia né in se stessa né crede nella misericordia di Dio, e blocca così tutte le probabilità di guarigione. Disperata, va alla deriva: «Io non voglio essere consolato! Che cosa mi resta all'infuori della morte? In questo mondo non ho né gioia né consolazione» (*Vitae merit.* III, 50).

La disperazione, nella sua forma più grave, diventa dolore incapace di sopportare il mondo. Come una misera persona essa è appesa a un albero secco nuda e infelice ed è impigliata nei suoi vizi. Degli spiriti maligni le sussurrano i loro pensieri negativi, delle immagini e delle sensazioni, ed essa si lamenta così: «Oh, se io non fossi mai nata!» (*Vitae merit.* V, 15).

Ildegarda non conosce nessun caso disperato, perciò non si deve mai levare al paziente la speranza da cui scaturiscono le forze salutari e rigeneratrici. La speranza esclama: «Tu non hai nessuna idea della bontà di Dio! Nessuno ti può aiutare, se cerchi il valore di ogni cosa al di fuori di Dio. Tu ti uccidi, poiché non hai fiducia in Dio» (*Vitae merit.* III, 20).

Una cantata di Bach, un buon quadro, oppure il Salmo 91, possono essere delle sorgenti di speranza e di guarigione. Colui che sta sotto la protezione dell'Altissimo e rimane all'ombra dell'Onnipotente, dice al Signore:

«Tu sei il mio sostegno e il mio rifugio,
mio Dio, nel quale ho fiducia...
La sua fedeltà ti circonderà come uno scudo.
Non avrai da temere né timori notturni,
né saetta, che vola di giorno,
né la peste che serpeggia allo scuro,
né gli assalti del demonio del mezzogiorno.
Cadranno mille al tuo fianco,
e diecimila alla tua destra,
ma niun male si accosterà a te,
poiché il Signore è il tuo sostegno.

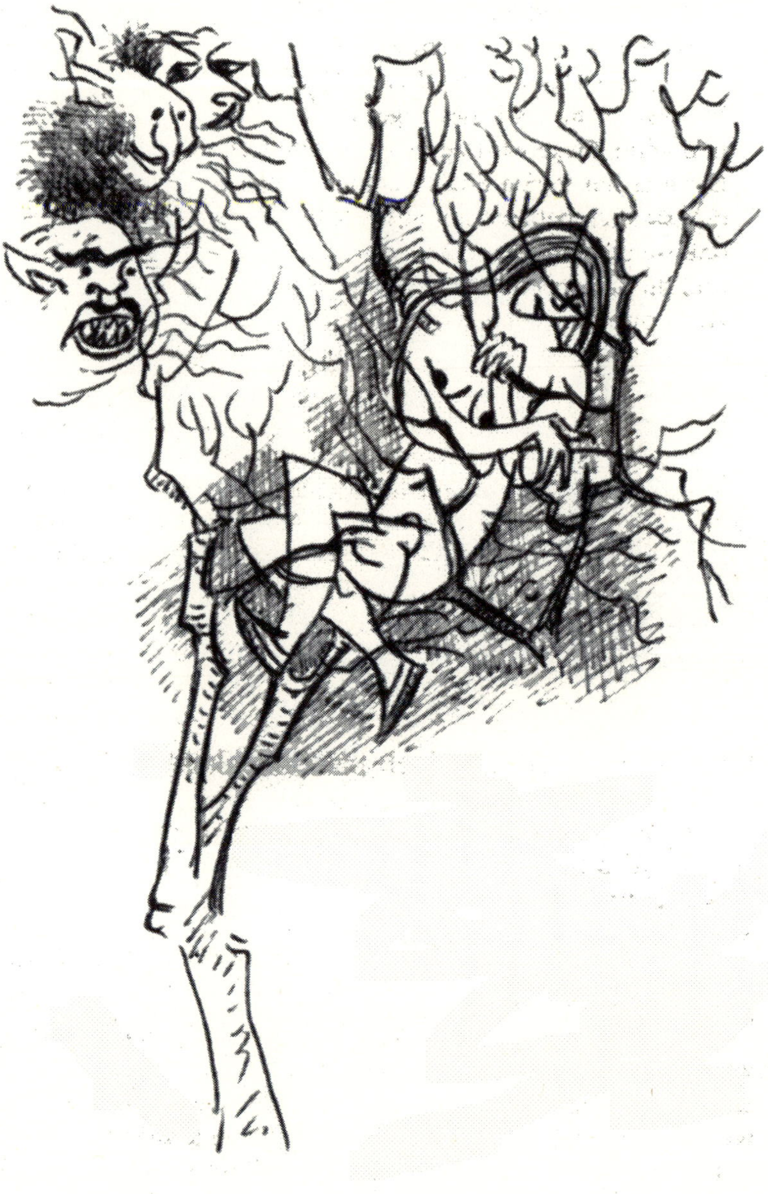

La Tristezza mondana (Tristitia saeculi) dice: «Povera me, perché sono stata creata? Che cosa mi offre la vita? Essa è stata creata per l'infelicità, perciò io vivo senza nessuna consolazione. Perché sono sulla terra? Oh, se io non fossi mai nata!»
(Vitae merit. *V, 15)*.

Hai scelto l'Altissimo per tuo rifugio.
Il male non si accosterà a te,
e il flagello non si avvicinerà alla tua dimora.
Perché ha dato ordine per te ai suoi angeli,
affinché ti custodiscano in tutte le tue vie.
Essi ti porteranno nelle loro mani,
affinché il tuo piede non inciampi nel sasso.
Camminerai sull'aspide e il basilisco,
e calpesterai il leone e il dragone» (*Salmo 91*).

Gli psicologi di Heidelberg hanno scoperto che un uomo indurito, inaridito nella vita religiosa si può ammalare di cancro. Seguono gli atei militanti (*perditio animarum*), che vivono lontani da Dio, e gli atei tolleranti. Le persone che hanno una "religiosità spontanea" sono quelle che si ammalano meno di cancro, poiché vivono della forza e della gioia della fede.

Esiste una personalità tipica del cancro?

Non solo i fattori psichici di rischio, ma anche i fattori (psico-)sociali, che hanno la loro origine nel profilo morale dell'uomo, hanno un ruolo nella malattia del cancro. Noi sappiamo già che quasi ogni uomo ha in corpo delle cellule cancerose, che vengono tenute sotto controllo dal sistema di difesa dell'uomo.

La ricerca moderna sul cancro ha trovato nel frattempo con che vigore queste forze di difesa sono influenzate anche dalle proprietà del carattere. Coloro che si sono applicati allo studio del cancro caratterizzano come segue la personalità tipica del cancro: la maggior parte dei pazienti sono delle persone degne di amore, amabili e pronte ad aiutare gli altri, accondiscendenti e generose, pronte al sacrificio, esse riconoscono la religione e l'autorità e sono pronte a inserirsi nella società e ad assumere una responsabilità. Tuttavia esse non sono in grado di padroneggiare le crisi della vita e, se perdono il coniuge o se non trovano uno scopo nella vita, si esauriscono e si disperano, e rimangono come paralizzate. La loro vita è segnata dalla frustrazione, dal vuoto interiore, dalla mancanza di uno scopo.

La teoria della perdita e della depressione non basta per poter fare una prognosi sul cancro, ma si devono prendere in considerazione anche le situazioni famigliari e le esperienze infantili. Nella prima infanzia, nella casa paterna, infatti, potrebbero essere stati sperimentati dei grandi turbamenti, che sono stati repressi nel subcosciente in forma di conflitti, e non si sono potuti superare: prima di tutto una mancanza di affetto da parte dei genitori ("il calore del nido", dicono i tedeschi), la mancanza di uno dei genitori o il loro divorzio. Se nell'età adulta questi conflitti non superati si aggiungono alla perdita del marito o della moglie, o a un divorzio, le vecchie ferite, che non si sono mai rimarginate, si riaprono, provocando gravi crisi esistenziali e depressioni che conducono alla disperazione. Se queste crisi non verranno metodicamente risolte ma verranno ingoiate silenziosamente a poco a poco, le forze di difesa possono crollare e permettere al cancro di manifestarsi.

A questo punto la psicoterapia ildegardiana può condurre a una svolta. Ildegarda risponde alle domande della disperazione (*desperatio*): «Chi potrebbe consolarmi? Che cosa mi rimane ancora all'infuori della morte? Io non ho più nessuna gioia a fare il bene, poiché ciò non serve a nulla in questo mondo» in questo modo: «Se tu cerchi il bene nella vita all'infuori di Dio, nessuno ti potrà aiutare!».

Le più recenti ricerche sul cancro possono confermare che esiste una relazione diretta profondamente psicologica con fattori psichici di protezione come la speranza, la gioia, la generosità, che fortificano le forze di difesa del sistema immunitario. Ildegarda parla della *militia Dei* (la milizia di Dio), o anche delle forze spirituali di difesa, che possono causare dei profondi cambiamenti ormonali e perciò mobilitare le forze di guarigione.

Da numerose ricerche scientifiche risulta che, in seguito a un intenso stress psichico, come la disperazione, l'angoscia, la paura, la produzione di ormoni nel sangue (cortisone, insulina, istamina), la difesa di cui sarebbe capace il corpo è indebolita, in modo che si favorisce lo sviluppo del cancro.

Anche Ildegarda è dell'opinione che i fattori innati e psichici della personalità possano influenzare la formazione del cancro. E scrive, per esempio, che la «Viennese che gusta i piaceri della vita e appartiene al tipo di donna sanguigna» (Maria Teresa, Imperatrice d'Austria, 1740-1780), malgrado una costituzione ben sviluppata, dei nervi buoni e una buona struttura fisica, è capace, a causa di cattiva irrigazione sanguigna, di depositare delle scorie di metabolismo, che elimina attraverso la pelle.

Perciò si possono formare isolatamente dei tumori nella pelle, o su una mucosa, che sono generalmente benigni, perché sulla pelle possono essere riconosciuti in tempo.

A proposito della formazione del cancro scrive:

> «Ci sono anche delle persone con ossa fragili e struttura delle membra fragile, che hanno pure dei vasi sottili, ma con delle cellule grasse, sane e ben sviluppate che non sono né troppo otturate né troppo fragili. Loro hanno un buon midollo osseo [nervoso] grazie a un giusto calore del corpo e perciò anche una condotta ferma, capace di rendimento, che talvolta è incline all'esuberanza vana e lasciva. E sono facilmente impressionabili e sensibili. Dal momento che hanno un midollo osseo molto buono, hanno anche un grasso solido, fino e sano, libero da virus (*pediculi*). Se però questo grasso una volta elimina il sudore, quest'ultimo genera sulla pelle esterna dei virus isolati e li nutre [cancro della pelle]» (*CC* 158, 23-33).
>
> «Ma altre persone hanno un'ossatura forte, le membra pesanti e i vasi grossi con il midollo osseo sviluppato male, poco calore del corpo e un'intelligenza limitata a causa del midollo osseo debole. Loro mangiano molto e continuamente, perché hanno una fame insaziabile ma possono lavorare bene per poco tempo, a dire il

vero, senza poter resistere a lungo, poiché le cellule del corpo sono abbastanza porose e i loro vasi molto stretti. Dal momento che hanno un midollo osseo sviluppato male, anche il loro tessuto grasso è più leggero e debole. Se queste persone sudano, il sudore passa attraverso le cellule del loro corpo, perché esse sono abbastanza porose, e ciò genera molti virus [*pediculi*] nel tessuto cellulare, che sgorgano dall'uomo in misura eccessiva (miomi, osteomi, lipomi). Queste persone però non sono molto deboli e talvolta possono vivere a lungo» (*CC* 158, 33; 159, 10).

«Ma le persone malinconiche con una struttura ossea grossa e con i vasi forti non possono eliminare l'eccesso dei succhi ormonali e di quelli che derivano dal metabolismo, e con ciò producono molti virus maligni che degenerano in tumore e che perforano e distruggono il grasso del corpo al punto che esso si tinge di rosso [*emorragie interne*]. Queste persone malinconiche, malate di cancro e pallide [*anemiche*] si rassegnano, non hanno più gioia di vivere, sopportano molti dolori, soffrono di debolezza al cuore e alla circolazione e sognano di essere liberate dalla morte. Ci sono ancora altre persone che hanno un'ossatura grossa, le membra pesanti e i vasi grassi, ma un midollo forte e grasso. Dal momento che le loro ossa sono piene di midollo forte e ardente, sono sagge e dotate di capacità per la loro fermezza, per i loro grassi e la quantità di midollo osseo. Le loro cellule del corpo sono forti abbastanza, robuste e poco porose, poiché il loro corpo è attraversato da vasi robusti e ben tesi. Siccome le cellule del corpo di queste persone sono abbastanza forti e ruvide, esse forniscono solo poco sudore. In altre parole, i vasi forti e grassi trattengono talmente le cellule del corpo in modo tale che sudano poco. Per la grande quantità e il calore del midollo osseo e in seguito all'eccesso del succo che non può essere eliminato, il grasso del corpo è un po' rosso come il sangue, ed è debole e poco sano.
Allora si sviluppano abbondantemente molti virus che non possono trovare l'uscita dalle cellule del corpo, ma restano nel grasso del corpo, lo perforano e lo distruggono. Per questa ragione tali persone hanno molti dolori e non sanno nemmeno di che cosa soffrono. Loro sono indolenti, non si rallegrano di nessuna cosa, mangiano poco e soffrono spesso di debolezza cardiaca in modo che perdono le loro forze (cattivo stato generale). Sono pallide e il colorito del loro viso è più verde che color cera. Queste persone non possono vivere a lungo, ma moriranno presto, poiché il loro tessuto grasso, come fu descritto prima, è danneggiato internamente dai virus» (*CC* 159, 10-34).

La migliore cura contro il cancro

Le chiavi della terapia contro il cancro sono la diagnosi fatta in tempo e la cura ildegardiana nel periodo della precancerosi. Le ricerche moderne riconoscono il cancro solo nello stadio finale già sviluppato, quando già esistono due terzi del tumore maligno e la precancerosi è già sorpassata.

Nella Germania Federale l'Associazione della lotta contro il cancro consiglia, dal quarantacinquesimo anno di età, di farsi fare delle analisi ogni anno per rintracciare nell'uomo eventuali sintomi iniziali del cancro, per esempio per il cancro all'intestino crasso, al colon o alla prostata.

Un tumore operabile dovrebbe essere per principio rimosso con un'operazione (su questo punto tutti sono d'accordo), se non si vuole fare un errore di metodo. Ogni intervento chirurgico nel tumore canceroso, però, nasconde il pericolo della formazione di metastasi, poiché i virus del cancro diventano più selvaggi.

Le prime metastasi si formano dopo la prima operazione.

Quattro su cinque malati di cancro muoiono di metastasi, non del primo tumore (professor Krokowski).

Noi consigliamo l'operazione a tutti i nostri pazienti se essa può essere eseguita sotto la protezione dell'achillea. Già tre giorni prima dell'operazione si devono prendere giornalmente tre punte di coltello di polvere di achillea nel vino caldo per il cuore o nel vino caldo semplice, o nel tè di finocchio. Anche dopo l'operazione si prende la stessa quantità per otto giorni. In questo modo si impedisce radicalmente la formazione di metastasi, e inoltre la ferita si rimarginerà bene senza fare infezione. Anche per proteggere dai danni dei raggi sul tessuto sano, si deve usare la cura dell'achillea. Ildegarda scrive nella sua *Physica*:

> «Colui che viene ferito all'interno del suo corpo, sia con il bisturi che con una ferita interna, prenda l'achillea polverizzata e la beva nell'acqua calda. Quando starà meglio, beva questa polvere nel vino caldo, fino a che sarà guarito» (*PL* 1175 D).

Per Ildegarda, la pianta dell'achillea è la protezione migliore contro le infezioni di ferite e può essere usata anche esteriormente.

> «Quando una persona è ferita da un colpo, si lavi la piaga con del vino. Si faccia bollire l'achillea nell'acqua, si metta l'achillea calda su un telo di lino e si leghi come una compressa sulla ferita. Così l'achillea leva il pus alla ferita e in putrefazione, cioè l'ascesso [*ulcus*], e le ferite guariranno. Ma dopo che la ferita comincia a guarire e si cicatrizza, bisogna legare l'achillea direttamente sulla ferita, senza il tessuto di lino, ed essa guarirà perfettamente» (*PL* 1175 C).

L'achillea è un rimedio sicuro per le ferite esterne, in modo che si possono eliminare gli antibiotici, così contestati, che si usano oggi!

Il cancro non è una malattia limitata localmente, che si possa levare con il bisturi, ma una malattia generale e interna, che colpisce tutto l'organismo. La medicina tradizionale consiglia, dopo l'operazione radicale e la radioterapia (per cui ci sono dei gravi effetti secondari e dei danni che causano perfino una malattia cronica e la perdita delle qualità vitali), dei citostatici che fermano la moltiplicazione delle cellule. Lo "scopo di guarigione" della medicina tradizionale è che la malattia non riappaia per cinque anni da questo procedimento. Parecchi pazienti soffrono talmente tanto in seguito alla cura che preferirebbero morire che sopravvivere, prescindendo dal fatto che in molti si formano nuovamente dei tumori in breve tempo.

Il rimedio ildegardiano contro il cancro consiste in un estratto di anguilla, di zenzero, di pepe lungo, di balsamite, di polvere di avorio e polvere del becco di avvoltoio con una miscela di miele, vino e aceto di vino. È molto difficile procurarsi l'occorrente per questo rimedio. Noi abbiamo dovuto aspettare cinque anni fintanto che da un fautore di Ildegarda abbiamo ricevuto, solo per caso, un avvoltoio vittima di un incidente, poiché gli avvoltoi sono una specie protetta e non si possono cacciare.

L'uso dell'avvoltoio come rimedio risale a più di quattromila anni fa. A causa del suo prezzo molto alto quest'animale è stato a disposizione solo di una piccola cerchia di persone. Così nel 1942, in un congresso della Ciba, Mc Kinney dichiarò: «I benefici della medicina scientifica sono un monopolio di una piccola minoranza delle classi più alte della società» (*Congresso Ciba 4*, 1942, p. 1257-1292).

Già nel XII e XIII secolo gli avvoltoi erano indicati come un rimedio nei libri tedeschi più antichi di farmacia. Il carattere attrattivo delle droghe fatte con quest'animale e l'interesse delle indicazioni terapeutiche hanno contribuito a divulgare largamente dei trattati medioevali sull'avvoltoio (Joachim Stiimer, *Von dem Gire, Untersuchungen zu einer altdeutschen Drogenmonographie des Hochmittelalters*, Würzburger Medizinische Forschung, Band 12, 1978).

Ildegarda consiglia il suo rimedio contro il cancro per delle persone che si sono ammalate a causa dei virus del cancro:

> «Se una persona è colpita dai virus del cancro, deve prendere un estratto di fegato di anguilla, di zenzero, di pepe lungo, di balsamite, di polvere di avorio, di polvere di becco di avvoltoio con una miscela di miele, di vino e di aceto di vino» (*CC* 210, 15).

> «I virus nel proprio corpo si ammalano e muoiono, e il tessuto di grasso colpito si rigenera. Il calore e l'acidità amara [*amarum*] del fegato di anguilla indeboliscono i virus, il calore dell'acido dell'aceto [di vino] li scioglie, il calore e l'aridità dell'avorio li fanno essiccare, il becco dell'avvoltoio li uccide, poiché è freddo ed è avvelenato da ogni sorta di carogne e inoltre è imbevuto del sudore del cervello e tutto ciò è temperato dal calore del miele, dal calore del pepe lungo, che è più forte del calore dell'aglio, e dal freddo del basilico, e portato dal fuoco a un calore maggiore, e messo in un recipiente di terracotta» (*CC* 210, 30).

In tutti i casi in cui si usano i citostatici si tratta anche di ricorrere, secondo Ildegarda, a una terapia assieme all'anguillan. Questo rimedio non ha alcun effetto secondario e va utilizzato elevandolo, secondo l'omeopatia, a una potenza superiore in qualità di D_6, D_{12} e D_{30}.

Ricetta – Anguillan
Fegato di anguilla 6 g
Aceto di vino 2 ml
Miele 8 g
Polvere di radice di zenzero 1 g
Pepe lungo 2 g
Polvere della pianta di basilico 2,4 g
Polvere di becco di avvoltoio 3 g
Polvere di avorio 4 g
cotto con il vino bianco, per riempire 1 litro e portato alla potenza D_6, D_{12}, D_{30})

Uso: In primo luogo prendere D_6, poi D_{12} e dopo ancora D_{30} ogni volta 3x10 gocce al giorno come del vino per il cuore, prima e dopo i pasti per 4-6 settimane. Contemporaneamente è efficace la dieta di farro, tralasciando i veleni di cucina, l'albume animale e le solanacee, le patate, i pomodori e la paprica.

Ildegarda dedica un capitolo particolare all'apparizione e alla cura del cancro mammario, in cui usa la parola *tumor* (tumore canceroso). La formazione del cancro al seno viene descritta esattamente come quella sui "vermi" e costituisce il passaggio-chiave per le connessioni esistenti fra le due malattie. Una sovrabbondanza sia di buoni che di cattivi umori (*boni, mali humores*) può causare la crescita e provocare dei tumori al seno.

Cancro al seno

«A causa di umori diversi [buoni e cattivi] i tessuti e i vasi dell'uomo si gonfiano, come la farina con il lievito. Gli umori che derivano dal cuore, dal fegato, dai polmoni, dallo stomaco e dagli altri organi interni, se si sono sviluppati eccessivamente, alle volte scorrono pesantemente, diventano adiposi e tiepidi. E quando essi restano nell'uomo, lo fanno ammalare. Se però essi scoppiano all'esterno, lo rendono più sano» (*CC* 154, 18).

Nel caso di cisti benigne del tessuto connettivo del genere di una mastopatia (forma precancerosa), Ildegarda consiglia la pomata di violetta che, in molti casi, fa sparire i nodi del tessuto connettivo.

La badessa di Bingen va così lontano che arriva a far "maturare i tumori".

Noi consigliamo, per principio, per evitare un errore di metodo, di fare operare i tumori sotto la protezione dell'achillea per mantenere il seno e la linfa, e poi, per evitare una ricaduta, in seguito di fare una cura con l'elisir di lemna e la pomata di violetta.

«Coloro che sono colpiti da questi umori in un posto o in altro, tali che essi hanno generato uno o più ascessi [*ulcus*], allora bisogna farli maturare, così che essi possano svuotarsi senza causare dolori maggiori rimanendo all'interno. Quando gli umori si sono svuotati, perché sono arrivati allo stadio di maturazione, allora si deve fare la cura della pomata di violetta» (*CC* 154, 27).

«Prendi delle violette, spremine il succo e filtralo con un telo di lino. Pesa la terza parte del peso del succo di olio d'oliva e una parte uguale di grasso di capra, tanto quanto il succo di viole, fa bollire il tutto in una nuova marmitta e prepara la pomata. Ungi poi la parte malata del corpo tutt'intorno e anche sopra, dove il cancro e gli altri virus [*vermes*] consumano il corpo. Ed essi moriranno presto quando avranno gustato questa pomata. Ma ungi anche altre ulcere, che causano dolori. Se qualcuno ha un gran mal di testa, bisogna ungere obliquamente la fronte» (*CC* 204, 25).

Ricetta – Pomata di violetta
Succo di viole 20,0
Olio d'oliva 10,0
Grasso di capra 20,0
Olio di rose 5 gocce

Il riconoscimento scientifico della medicina di Ildegarda non è necessario per l'efficacia di questo rimedio, poiché l'amico fedele di santa Ildegarda, che è credente, sa che questa medicina deriva dal sommo grado di cognizione, dalla saggezza di Dio, e che non ha bisogno di nessuna giustificazione umana.

Tuttavia l'Ufficio di igiene della Germania Federale ha già riconosciuto efficaci e ineccepibili una serie di più di cento sostanze derivate dalle piante, fra cui la galanga, il tanaceto, l'agrimonia, in base a delle monografie a cui noi stessi abbiamo collaborato attivamente.

Oggi, purtroppo, molte persone ritengono necessaria la ricerca di un'esatta dimostrazione scientifica di efficacia, poiché la scienza è diventata una "pseudo-religione". Malgrado il fatto che parecchi riconoscimenti scientifici di oggi, considerati esatti, possano diventare gli errori di domani, la qualifica "dimostrato scientificamente" è diventata una pubblicità, un argomento di vendita per l'industria farmaceutica, e anche una raccomandazione ammessa da molti medici. Ma, purtroppo, la dimostrazione clinica cosiddetta oggettiva, realizzata per mezzo di studi clinici prescritti, è una questione non solo di pura scienza, ma anche di un fattore finanziario e potente che permette agli "autori di opinioni" (*opinion leader*) di pubblicare le loro dimostrazioni. Per questo motivo molti rimedi della medicina di Ildegarda non sono ancora stati "riconosciuti scientificamente", con la conseguenza tragica che le prestazioni non sono rimborsate dalle casse malati (mutue). Dovrebbe essere un compito di molti pazienti, che sono stati aiutati o guariti dai rimedi di Ildegarda, quello di influenzare gli uomini politici, affinché le spese dei rimedi naturali vengano rimborsate dalle mutue, in favore della salute pubblica.

Con la sua descrizione della nascita e della cura delle malattie, Ildegarda rivela i diversi punti di vista che il mondo non ha finora riconosciuto. In modo quasi astratto, soddisfa l'ideale esigenza, cioè non ci sono malattie senza rimedio, grazie al quale le molte persone malate di cancro riprendono coraggio e speranza in nuove forze salvatrici, che non si conoscevano o erano rimaste inutilizzate.

Dopo molti errori e confusioni nella ricerca sul cancro, Ildegarda ci dà un concetto chiaro per prevenirlo e riconoscerlo in tempo nel lungo stadio della precancerosi, nel periodo in cui i virus potrebbero essere distrutti, o almeno rimanere nello stadio di immobilità.

Capitolo 16
Salasso, scarificazione, moxibustione

A parte poche eccezioni (malattie infettive, debolezza fisica, anemia), il salasso è il mezzo più profondamente attivo per la cura delle malattie gravi e croniche. Il salasso, come il prelevamento di sangue, è considerato da Ildegarda come il metodo generale più importante di cura per stimolare nell'uomo le forze spontanee di guarigione che sono bloccate dalla bile nera e dalle sostanze corrotte che causano la malattia. Ed è solo quando questi umori tossici, che rendono malati, sono eliminati per mezzo del salasso che vengono liberate le sostanze salutari contenute nel corpo, specialmente il cortisone contenuto nelle ghiandole surrenali. Ildegarda scrive:

> «Se in una persona i vasi sono congestionati di sangue, essi devono essere purificati con un salasso, sbarazzati dalle scorie nocive e dalle sostanze corrotte fornite dalla digestione. Quando si fora una vena nell'uomo, il suo sangue viene scosso come da un improvviso choc, e ciò che esce è del sangue corrotto, decomposto, che scorre contemporaneamente al sangue sano. Perciò esso ha anzitutto un colore mischiato, perché è composto di putrefazione e sangue. Appena questa putrefazione è uscita, scorre il sangue puro, e allora bisogna smettere subito il salasso» (*CC* 119, 9).

In Ildegarda troviamo, anche, delle indicazioni esatte sull'età idonea per fare il salasso, la quantità di sangue da togliere e l'istante esatto in cui sospenderlo.

> «In casi speciali, si può fare un salasso a un ragazzo di soli dodici anni... però si può levare del sangue che corrisponde alla quantità di due gusci di una noce [20 ml]. Dai dodici ai quindici anni, il salasso può essere fatto solo una volta all'anno... Dai quindici anni in poi si può togliere tanto sangue quanto un uomo assetato può bere in un sorso [100-150 ml]» (*CC* 120, 32).

«Nessun uomo o donna deve farsi fare un salasso fintanto che è nello sviluppo, poiché indebolirebbe il proprio corpo... Dopo il ventesimo anno di età, può farsi fare un salasso a causa di una malattia. Se la persona è sana fisicamente, non deve farsi fare un salasso, ma una scarificazione o una moxibustione, poiché i suoi vasi sanguigni non sono ancora sviluppati. Se però questa persona ha raggiunto l'età di trent'anni, può farselo fare, sia sana o malata, fino al cinquantesimo anno di età» (*CC* 123, 34).

«Dopo il cinquantesimo anno di età, quando sia il sangue che il flemma [*phlegma*] cominciano a diminuire e il corpo comincia a diventare asciutto, ci si può far fare un salasso una volta all'anno, facendosi levare solo la metà della quantità solita, e ciò fino all'età di ottant'anni» (*CC* 121, 5).

Il salasso è particolarmente importante e utile per la donna:

«La donna, più dell'uomo, ha nel corpo degli umori e sostanze corrotte, che rendono malati. Per questo motivo, dal dodicesimo anno di età, deve seguire le regole del salasso come l'uomo fino all'età di cento anni, poiché è più necessario per lei che per l'uomo a causa degli umori nocivi e delle sostanze infette, ciò che manifestano le mestruazioni. Se la donna non fosse purificata ogni mese con la mestruazione dagli umori nocivi, queste sostanze corrotte gonfierebbero tutto il suo corpo, e ciò potrebbe costarle anche la vita» (*CC* 121, 21).

La madre badessa ha perfino indicato molto esattamente da che vaso sanguigno bisogna cominciare a fare il salasso. È possibile che avesse fatto degli studi anatomici nel dodicesimo secolo? In realtà, Ildegarda non fece nessuno studio anatomico, e scrisse:

«Bisogna sapere che nella vena della testa [*vena cephalica*] scorrono più succhi che nella vena mediana [*vena mediana*], e nella vena del fegato [*vena hepatica*], perciò è più sano [*salubrius*] che il prelevamento del sangue venga fatto spesso nella vena della testa. In colui che ha molto flemma [*phlegma*] nella testa e nel petto [*espettorazione*], oppure quando c'è un ronzio in testa, da far perdere alle volte l'udito, il salasso deve essere fatto nella vena della testa. Colui che ha il cuore triste e l'animo depresso e dei dolori ai polmoni e al fianco, deve farsi salassare nella vena mediana. Se qualcuno soffre al fegato o alla milza, oppure ha delle difficoltà di respirazione alla gola [*morbo di Basedow*, *asma*] o sta perdendo la vista, deve farsi salassare alla vena del fegato» (*CC* 121, 35 e s.).

Dai grumi sanguigni che si osservano quando si è fatto riposare il sangue del salasso si ottengono degli indici importanti per la diagnosi e la prognosi, la gravità e la durata della malattia, gli errori di alimentazione e di dieta (disturbi del metabolismo dei grassi e i focolai di infiammazione).

«Un uomo il cui sangue emesso dalla vena è torbido come il fiato di una persona e che ha delle macchie nere con delle variazioni cerose attorno all'orlo, morirà presto, se Dio non lo mantiene in vita. Il colore torbido rivela che gli umori, nella loro freddezza, si dirigono verso la morte. Le macchie nere nel sangue e l'orlatura cerosa dimostrano che la bile nera sta per morire. Se il sangue è torbido e ceroso, ma senza macchie nere, l'uomo può sfuggire alla morte. Però egli si ammalerà, perché gli umori, nella loro freddezza, stanno già morendo, quantunque le macchie della bile nera non siano ancora comparse. Perciò egli sfuggirà alla morte. Se però il sangue è nero e torbido, senza l'orlatura cerosa, allora si tratta di un caso disperato, e lui potrà solo pregare Dio che lo liberi dal suo male. Tuttavia egli potrà sfuggire alla morte, quantunque la bile nera e gli umori si stiano estinguendo, poiché la bile resta intatta, e la persona può ancora sopravvivere. Se però appaiono tutti e tre i colori, allora c'è il pericolo di morte, a cui l'uomo non può sottrarsi, a meno che Dio non lo mantenga in vita... Se al contrario i colori sono separati l'uno dall'altro, così che manca un colore, allora l'uomo può scampare alla morte, ma con grandi dolori» (*CC* 124, 20 e s.).

Dopo il salasso, gli occhi sono sensibili alla luce per tre giorni, e non si devono guardare né la luce del sole, né le superfici scintillanti dell'acqua, né i campi coperti di neve, né le fiamme del fuoco. Non bisogna guardare la televisione per tre giorni, né fare del lavoro davanti a un video, poiché ne soffrirebbe il cuore. Inoltre il salasso è efficace e avrà un effetto salutare se per due giorni si osserva la dieta adatta.

Sono permessi uno o due pasti con i prodotti a base di farro (pappa di farro, lasagnette di farro, minestra di farro, semolino di farro, gnocchetti fatti con il farro ecc.) con un po' di vino puro, leggero, mele cotte a vapore con biscotti, fiocchi di avena, tè nero leggero, minestra di pollo, pane dietetico, biscotti non troppo freschi, pasta, carne di capriolo o di cervo, pesce luccio, pesce persico. D'estate carne di montone o di capra. Come verdura i finocchi, le carote, la zucca, i fagioli verdi, il sedano (ma deve essere tutto cotto).

Per due giorni si devono evitare: il formaggio, tutti i cibi arrostiti e fritti, i cibi piccanti, i salumi, la senape, l'aringa ecc. Evitare pure i cibi grassi, la panna montata, la ricotta, le creme ghiacciate, la carne di maiale, la verdura cruda, i succhi crudi, la frutta cruda, anche la frutta essiccata, il vino forte, i liquori, il caffè e simili.

Il salasso di Ildegarda non è solo il migliore mezzo preventivo contro le malattie pericolose, ma anche la forma decisiva migliore per avere successo perfino nelle malattie che mettono la vita in pericolo, come per esempio un colpo apoplettico o le emorragie interne. Già il medico di casa di Goethe, il dottor Hufeland, elogiava il salasso come il mezzo più efficace e rapido che può decidere della vita e della morte di un individuo. Sono particolarmente impressionanti i successi ottenuti in casi di malattie in cui la medicina moderna non può aiutare, per esempio i capogiri con ronzii alle orecchie. Io penso in particolare a una signora di sessantasei anni che soffriva di vertigini tremende da tre anni. Sentiva anche dei fruscii come uno sciame di api, alle volte come una sirena, che le avevano levato non solo il sonno, ma le avevano rovinato i nervi. Dopo un solo salasso, praticato secondo le indicazioni di Ildegarda, le vertigini fino a oggi paiono scomparse.

Il salasso non solo purifica il sangue dalle scorie e dalle sostanze corrotte che provocano la malattia, ma elimina anche la bile nera, migliora le proprietà di fluidità del sangue e normalizza i disturbi del metabolismo. Da ciò provengono i seguenti effetti salutari del salasso: miglioramento e disintossicazione del metabolismo nei casi di disturbi del metabolismo dei grassi, del diabete e del contenuto elevato degli acidi urici (gotta, reumatismi, artrite).

Esso impedisce l'infiammazione ed elimina il dolore nei casi di infiammazioni acute e croniche come i reumatismi, le infiammazioni della pelle (dermatiti), della vescica biliare, dei reni (nefrite), della vescica (urocistite), delle ovaie, del seno e dell'utero.

Il salasso è efficace nei disturbi ormonali, nel caso di assenza di mestruazioni o di mestruazioni con un flusso scarso, nel caso del gozzo e del morbo di Basedow, durante la menopausa o in caso di sterilità. Ha un effetto antispasmodico nei crampi ai vasi sanguigni (malattia di Schaufenster), nei crampi alle vene, nei crampi ai nervi e nell'asma bronchiale. Esso è indicato nei casi di ristagno in seguito alla pressione del sangue nei polmoni, fegato, pressione alta, pericolo di una crisi cardiaca o di un colpo apoplettico, ristagni della circolazione nella vena porta, nei casi di vene varicose e di emorroidi. Ha un effetto calmante nel sangue nei casi di emorragie in seguito all'ipertensione, emorragie ai reni, ai polmoni, alla pelle, al naso, all'utero, allo stomaco, all'intestino, alla vescica, alle emorragie causate dalle emorroidi, come a quelle oculari. Non si deve bloccare il sangue con degli emostatici, ma cercare di eliminare l'abbondanza del sangue con un salasso: ecco il metodo migliore e più sicuro che si possa usare in questi casi. Il salasso è efficace nelle malattie nervose come la neurosi, il pericolo di un colpo apoplettico e i suoi segni precursori (vertigini, pressione alla testa, fischio alle orecchie), ernia, epilessia, schizofrenia, depressioni, malinconia, paure, inquietudine e irritabilità.

Anche nei seguenti casi il salasso può aiutare: in casi d'insonnia, di malattie dello stomaco e dell'intestino, malattie della pelle (acne), nelle neurodermiti (eczemi, erpete, psoriasi). È efficace nella precancerosi, dopo tutte le operazioni di cancro, specialmente un'operazione totale per evitare le complicazioni e le metastasi.

Esso aiuta nelle malattie delle orecchie, nelle vertigini, nelle sordità e nelle infiammazioni.

Il salasso è efficace nelle malattie del cuore come l'insufficienza cardiaca, per diminuire il pericolo di un infarto e per eliminare i fattori di rischio (ipertensione sanguigna, disturbi del metabolismo dei grassi, diabete). Infine, è un mezzo di prevenzione generale.

Non si dovrebbe fare un salasso in casi di grande debolezza fisica, di grande anemia, di malattie infettive acute, di *angina pectoris* acuta.

La scarificazione, l'aiuto rapido

Chi ha forti dolori e bisogno di un aiuto rapido, deve farsi scarificare, sia che egli abbia delle emicranie, un torcicollo, una sciatica, una lombaggine o un crampo notturno al polpaccio. Dopo la scarificazione, fatta secondo le indicazioni di Ildegarda, i dolori scompaiono generalmente subito (alle volte solo dopo un giorno), poiché le sostanze che provocano le malattie e le scorie del metabolismo sono stimolate dall'interno verso l'esterno ed eliminate.

> «La scarificazione [*scarificatio*] va sempre bene ed è sempre utile, affinché gli umori nocivi e il muco [*linfa*] che sono nell'uomo, siano diminuiti. Infatti, fra la pelle e la carne c'è un ammasso di muco che danneggia particolarmente l'uomo. La scarificazione è perciò più efficace per i giovani che per le persone anziane, poiché gli umori dei giovani sono più abbondanti di quelli degli anziani. E la scarificazione giova di più d'estate che d'inverno, poiché l'uomo d'estate mangia dei cibi che contengono dei succhi più freschi che d'inverno» (*CC* 126, 24 e s.).

La persona che viene scarificata deve essere a digiuno, cioè non deve aver né bevuto né mangiato. Solo poco prima della scarificazione le viene offerta una colazione speciale: del vino spento con dei biscotti di farro, perché:

> «Colui che vuole farsi scarificare deve essere a digiuno, poiché con ciò il siero e il sangue scorrono separatamente. Se invece il paziente avesse fatto colazione, il sangue si mescola, e poi, quando egli viene scarificato, scorre con il siero; in questo caso, affinché il cuore dell'uomo non venga indebolito, egli deve mangiare un po' di pane con del vino prima di essere scarificato» (*CC* 126, 19 e s.).

Ildegarda dà delle indicazioni molto precise e indica esattamente dove si deve scarificare, poiché la superficie del corpo sta in stretto contatto con l'interno del corpo, specialmente con gli organi. Così, con la scarificazione della pelle, si può anche agire sull'interno del corpo. Ogni medico, che cura con i sistemi naturali, conosce le zone di rifrazione che si chiamano zone di Head, dal nome dello scopritore. Dopo l'esame, si trovano generalmente sulle spalle dei punti dolorosi, che vengono stimolati con il beccuccio della ventosa. Su questo punto si mette subito una ventosa in cui si trova un batuffolo di ovatta imbevuto nell'alcol, che poco prima è stato bruciato. Ora bisogna lavorare rapidamente e con abilità, mettendo il beccuccio della ventosa sulla pelle, in modo che esso possa penetrare per circa 2-3 cm di profondità e formare un vuoto, permettendo al punto doloroso di essere liberato dalle sostanze nocive che causano l'infiammazione e il dolore.

Contemporaneamente viene prodotta sulla pelle un'eccitazione benefica che produce, per mezzo delle zone riflesse del corpo, un effetto salutare. Secondo Ildegarda, la scarificazione genera non soltanto un'irrigazione sanguigna migliore e un rifornimento di ossigeno agli organi interessati e al tessuto, ma anche l'eliminazione del ristagno della linfa come pure degli stati di tensione.

La scarificazione è specialmente efficace nel caso d'indebolimento degli organi di senso e di tutte le malattie che riguardano la regione della testa.

> «Quando gli occhi s'intorbidiscono a causa degli umori nocivi [cioè diminuzione della vista] o diventano gonfi, in modo che la carne sporge attorno agli occhi, bisogna farsi scarificare tre o quattro volte l'anno dietro le orecchie e alla nuca» (*CC* 122, 12 e s.).

> «Chi ha dolori agli occhi, alle orecchie e in tutta la testa deve farsi scarificare fra il collo e la schiena» (*CC* 126, 36 e s.).

Nel caso di mal di testa e di emicrania, la scarificazione è specialmente efficace quando si combina la terapia con l'olio di buccia di mele, finocchiello e miele di pere.

Ricetta – Polvere mista di finocchiello
Miele, galanga, liquirizia
Radix Mei 35 g
Rhiz. Galangae 28 g
Radix Liquiritiae 22 g
Herba Sedi acris 15 g
M. f. Pulv.

> «Prendi otto pere, tagliale a pezzi, butta via i torsoli, cuocile in acqua e schiacciale fino a farle diventare una purea. Mescola la polvere di finocchiello con otto cucchiai di miele bollito e aggiungi la purea di pere mescolando bene. Mangia un cucchiaino di questo preparato ogni giorno a digiuno (prima della colazione), due cucchiaini dopo pranzo e tre la sera prima di dormire. Questa purea è più preziosa dell'oro ed è in grado di annientare tutti i liquidi cattivi presenti nell'essere umano, allo stesso modo in cui i piatti vengono ripuliti dallo sporco» (*PL* 1219 A).

Si può anche usare la scarificazione in caso di pericolo imminente o già avvenuto di un colpo apoplettico, come anche per tutte le malattie degli occhi e delle orecchie. È efficace anche in presenza di un glaucoma e di cataratta. Per le gravi malattie alle orecchie, come sordità con vertigini e ronzii alle orecchie (otosclerosi), la scarificazione migliora l'irrigazione sanguigna dell'orecchio interno. Alle malattie della testa appartengono pure quelle della gola, come l'angina cronica con gonfiore alle ghiandole, il gozzo, il morbo di Basedow, che possono essere curate con la scarificazione, prima di decidersi a farsi operare.

Perfino l'asma bronchiale, che non solo per Ildegarda è difficile da curare, si può migliorare con questa terapia. Inoltre esiste una cura con l'elisir di scolopendrio e un brodo fatto con i polmoni di agnello. Impressionante è il caso di una signora cinquantacinquenne, che da anni soffriva di una bronchite cronica. In seguito alla scarificazione, ripetuta tre volte, l'espettorazione e un'ostruzione dovuta alle mucosità, sono sparite così in fretta che la paziente ha domandato, incredula: «È possibile che l'espettorazione che è durata tanti anni sia completamente sparita?».

Ildegarda scrive:

> «Colui che soffre al petto, deve farsi scarificare alle scapole» (*CC* 127, 1-2).

In questa parte vengono pure curate le malattie del cuore, dei polmoni e la pleura. In molte malattie acute e croniche degli organi della pancia, di infiammazioni della vescica biliare, del pancreas, dei reni o delle ovaie, la scarificazione agisce efficacemente, calmando i dolori e i crampi. Il mal di reni, la lombaggine, la sciatica e i dolori dell'ernia al disco, reagiscono nel modo migliore alla terapia. In questo caso si scarifica all'ilio, sopra il sedere, vicino all'osso sacro.

> «Colui che ha dei dolori al nervo sciatico, deve farsi scarificare all'altezza dell'anca, all'ilio [sopra il sedere]» (*CC* 127, 2 e s.).

La scarificazione modifica l'irrigazione sanguigna degli organi interni; si può quindi utilizzare soprattutto per tutti i dolori delle malattie femminili, in casi di infiammazione delle ovaie, dell'utero e della ghiandola mammaria. L'applicazione di questa cura è particolarmente efficace in relazione con i disturbi del ciclo mestruale, se troppo forte o troppo debole.

Il ruolo principale della scarificazione è nella cura dei dolori provocati dalle varici. In questo caso vale la pena di farsi scarificare, prima di decidersi all'eliminazione delle varici con un'operazione. Quantunque si abbia un benefico effetto dopo l'operazione, dopo pochi anni si è al punto di prima. Ildegarda consiglia, in caso di varici, di frizionare le gambe con una pomata di cardo mariano, *silybum marianum*, e di farsi scarificare alle pieghe sotto il sedere.

> «Se una persona soffre nel basso ventre per dolori causati da malattie femminili, deve farsi scarificare fra il sedere e il poplite, cioè alle cosce» (*CC* 127, 4-5).

Della cura ildegardiana delle varici fa parte anche una ginnastica speciale delle valvole venose (la mattina, prima di alzarsi, alzare ogni gamba, poi tutte e due insieme, stando sdraiati a letto, scuotere ogni gamba per un minuto e poi farla cadere adagio), così le gambe congestionate si svuotano in modo che se ne sentirà l'effetto per tutta la giornata. A questo scopo aiutano anche le scarpe di pelle di tasso, che non solo procurano la salute alle gambe, ma ridanno vitalità a tutto il corpo. Di quanto sto dicendo sono stato testimone già per tre volte in situazioni gravi.

Due pazienti stavano per essere sottoposti all'amputazione di un piede per una cancrena che minacciava il peggio. In un caso, il piede era freddo, blu, e il polso non si sentiva quasi. Nell'altro caso, il paziente aveva già dovuto farsi amputare un piede a causa di disturbi d'irrigazione sanguigna e, se avesse subito la seconda operazione, sarebbe rimasto su una sedia a rotelle: la scarpa fatta con la pelle di tasso ridiede vita alla gamba in modo tale che l'operazione non si dovette più fare.

La scarificazione è un metodo antichissimo che era già conosciuto dagli Egizi 2000 anni prima di Cristo. Oggigiorno questa terapia non viene accettata dalla medicina tradizionale, e viene considerata una "cura medioevale" per cui non viene considerata come metodo terapeutico e non viene insegnata nelle università. Ci si domanda spesso e con ragione ciò che in questo caso sia veramente medioevale o moderno, non scientifico o fondato: le operazioni moderne o la cura per mezzo del salasso, della scarificazione e della moxibustione, delle forze spontanee di ristabilimento che il corpo possiede.

Moxibustione o migliore irrigazione sanguigna per mezzo del cono rovente

«La moxibustione [cioè l'applicazione del cono rovente] va sempre bene ed è utile, poiché applicata prudentemente, diminuisce gli umori e le sostanze linfatiche del tessuto che copre l'epidermide e procura la salute al corpo. Questo metodo va bene per i giovani e anche per gli anziani. Va bene per i giovani, perché quando il corpo sta crescendo, crescono anche gli umori nocivi; per le persone anziane, perché il muco resta fra l'epidermide e la carne, mentre con l'età sia la carne che il sangue diminuiscono» (*CC* 128, 5 e s.).

Quando lavoravo nell'industria farmaceutica, un giorno ebbi il compito di preparare per il mercato europeo un nuovo prodotto importato dal Giappone che si chiama moxa (un impacco caldo per la salute).

I medici fedeli alla medicina che s'insegna nelle univestà si mostrarono molto scettici di fronte a questo prodotto tanto da non volerlo accettare, però i medici fedeli alla natura e alle cure naturali mi spalancarono le porte.

Così conobbi il dottor Gottfried Hertzka, che mi raccontò, con mia grande meraviglia, che si trattava di un procedimento molto vecchio, che Ildegarda aveva già descritto ottocento anni prima. Egli mi fece vedere il manuale della badessa di Bingen, e così ebbe inizio il mio amore per la medicina di Ildegarda. In seguito la moxa fu adoperata con successo dal dottor Covic della Clinica di Costanza (*Schmerzklinik*).

Allo stesso modo in cui si procede nella terapia della scarificazione, la moxa viene applicata sulle zone di rifrazione della schiena, specialmente sui punti dolenti. Mediante il calore, i vasi sanguigni si dilatano e procurano una buona irrigazione sanguigna, ciò assicura un nutrimento normale ai muscoli, agli organi e ai tessuti, come pure una migliore eliminazione e un'utile disintossicazione.

Per questo motivo la moxa riduce i dolori alla testa e quelli agli organi di senso. «Chi soffre agli occhi, alle orecchie e ha dolori in tutta la testa, deve essere leggermente bruciato dietro le orecchie [lungo la vertebra cervicale]. Chi ha dolori alla schiena, deve essere bruciato leggermente fra le scapole. Colui che ha dolori alle viscere [*iliis*], deve essere bruciato all'osso sacro [al limite fra l'ilio e la schiena]. Colui che ha molti umori in tutto il corpo, deve essere bruciato fra la tibia e il polpaccio» (*CC* 129, 30 e s.).

La moxa è particolarmente adatta contro l'irrigidimento e contro la tensione eccessiva dei muscoli, contro i dolori reumatici, come per esempio i reumatismi dei muscoli o delle articolazioni. Come scrive Ildegarda, può essere utilizzata anche per malesseri digestivi come gli spasmi allo stomaco e all'intestino, per le malattie biliari e renali, per i crampi all'addome, poiché la terapia fatta con il calore calma sempre i crampi e i dolori. Sono considerate assolutamente contrarie a questa cura tutte le malattie dovute a infiammazioni, a tumori e quelle che causano la febbre; in particolare tutte le infezioni non possono essere curate con questo metodo, poiché le aggraverebbe.

Capitolo 17
Cure contro i reumatismi con le mele cotogne e l'oro

Ildegarda vede le cause effettive dei reumatismi e della gotta nell'eccesso di cibi e bevande, negli errori dell'alimentazione (veleni di cucina), nella distruzione dell'ordine della vita così come nei fattori caratteristici di rischio: l'impazienza, la collera, la paura, l'angoscia, che possono tormentare e rovinare talmente l'uomo da togliergli il coraggio di vivere.

> «Quando un uomo soffre di ogni tormento, di inquietudine, di paura, si nutre eccessivamente di cibi e di bevande, in modo tale che i cibi e le bevande inadatte accumulano diversi nuovi umori nocivi e tanta mucosità (sostanze di putrefazione), allora l'anima scossa e stanca, tormentata dalle contrarietà, soccombe e sospende, in una certa misura, la propria vitalità» (*CC* 163, 11 e s.).

Ildegarda descrive, entrando perfino nel dominio della biologia molecolare, come l'eccesso di sostanze tossiche provoca le malattie degenerative, come per esempio la sclerosi cerebrale.

> «Alle volte gli umori nocivi producono in certe persone un fumo [un gas corrotto], che può salire fino al cervello, intossicandolo [lo paralizza], tanto da renderle folli, smemorate e abbandonate dalla ragionc» (*CC* 145, 8).

Oppure per quanto riguarda la gotta:

> «Le persone che hanno la carne molle e porosa, dovuta al vizio del bere, accompagnato da numerosi pianti, sono spesso tormentate dalla gotta. In seguito al bere eccessivo, queste persone la cui muscolatura è molle, vengono improvvi-

samente colpite da umori tossici che danneggiano le loro membra, distruggendole come delle frecce ardenti o delle inondazioni violente, che talvolta hanno la forza di demolire dei mulini o altri edifici vicini. Allo stesso modo questi umori distruggono le membra, se la grazia di Dio o la loro vitalità non impedisse di annientarle. Tuttavia questi umori distruggono certe membra, rendendone alcune inservibili come se fossero morte» (*CC* 61, 28 e s.).

Ai tempi di Ildegarda non si conosceva ancora la parola reumatismo che fino al secolo XVIII veniva chiamato “catarro”. Il reumatismo era considerato il liquido leggero, il moccio che esce dal naso dei cavalli.

Ildegarda con il suo linguaggio personale descrive nei suoi libri di medicina più di cento rimedi contro i reumatismi con gli indizi delle malattie in maniera tale che coloro che ne sono affetti possono osservarli in loro stessi. Generalmente parla di “gotta”, di intossicazione, e con ciò pensa all'inondazione, a una dissoluzione, una dislocazione, in latino si direbbe *paralisis*. A questa malattia appartengono le paralisi nervose, che noi conosciamo con il nome di malattia di Parkinson (*paralisis agitans*). Quest'ultima comprende tutto il grande gruppo delle malattie reumatiche. Si tratta di dolori lancinanti alle articolazioni, ai muscoli, ai nervi, ai tendini, alle vertebre, che qui o là si gonfiano, s'infiammano, scricchiolano o si slogano.

In pieno accordo con i rapporti scientifici di oggi, Ildegarda descrive i reumatismi come un disturbo del metabolismo nel tessuto connettivo a causa di una cattiva mescolanza degli umori (discrasia). In seguito alle conoscenze moderne sul metabolismo, sull'immunità, sulla secrezione interna degli ormoni e sull'allergia, il concetto di discrasia è diventato di nuovo moderno e attuale.

«Quando il metabolismo [*humores*] viene scosso da malattie o da una nutrizione malsana, talvolta gli umori fanno evacuare i cibi e le bevande non digeriti... E quando gli umori nocivi hanno il sopravvento, essi provocano in tutto l'essere umano un fumo nebuloso [un gas intestinale puzzolente, flatulenze]. Questi gas si spandono negli intestini, nello stomaco e in tutto il corpo, causando nell'uomo tutte le malattie gravi [*pestes*]» (*CC* 151, 25).

Già in un uomo giovane, a partire circa dal trentesimo anno di età, si può originare, in seguito al disordine dei quattro elementi che compongono il mondo, una distruzione della cartilagine di un'articolazione, che noi chiamiamo artrosi. Ildegarda associa questa malattia alle 24 malattie fondamentali dell'uomo. A causa della condotta di vita negativa, di una vitalità in regressione e di una capacità difettosa di rigenerazione, può essere già osservata in pazienti trentenni, ma specialmente nei pazienti giovani che hanno una debolezza nel tessuto connettivo.

Le forze elementari sono così distrutte, in modo che «esse curvano la nuca dell'uomo, la sua schiena e lo rattrappiscono totalmente [*totum contractum*]» (*CC* 52, 22).

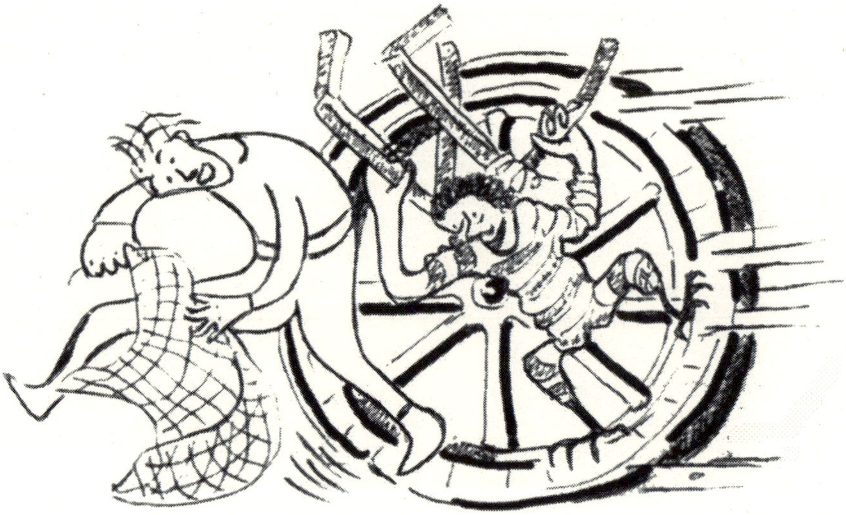

L'Incostanza (Inconstantia) dice: «Io cerco ed esploro ogni cosa con la nostra scienza, e ovunque guadagno qualcosa» (Vitae merit. *IV, 69).*

Noi pensiamo perciò immediatamente alla malattia di Bechterew, un'ossificazione delle piccole articolazioni delle vertebre, o alla spondilite deformante che causa l'incurvamento della schiena.

Il grande numero degli uomini che soffrono di reumatismi, di artrite o di artrite deformante, che sono colpiti anche a una o più articolazioni (poliartrite), devono sopportare dei dolori lancinanti.

«Negli uomini che hanno un metabolismo labile, i cui umori sono incostanti a causa del calore, del freddo o dell'umidità, gli umori sono proiettati qui e là come l'aria nel corpo. Queste persone vengono colpite da paralisi [*paralysis, arthritis*]. Forse costoro hanno avuto una volta la febbre alta e la loro vita potrebbe essere stata prolungata dalla grazia di Dio, ma saranno sovente malati e dovranno curarsi per venti o trenta giorni, poiché si sentono troppo deboli e fiacchi» (*CC* 162, 35 e s.).

Ildegarda descrive come in seguito alla febbre e alle infiammazioni l'uomo cade in uno stato critico di malattia, poiché la sua digestione non può più riuscire a gestire l'eccesso di alimenti. Tutto il corpo perde la bussola. Gli organi di evacuazione non possono più eliminare le sostanze nocive e le scorie che si accumulano in tutto il corpo, otturano le arterie e si depositano nel tessuto connettivo come un materiale che procura la malattia.

Il risultato è una cattiva irrigazione sanguigna. L'uomo si sente freddo in tutte le membra, si sente stanco e abbattuto.

«In questo modo gli umori nocivi [*noxi humores*] si mettono in movimento nell'uomo e la febbre aumenta, poiché l'anima non continua più la sua direzione vivificante. Così diminuisce la quantità del sangue, e gli intestini e gli altri organi si prosciugano. Il calore del corpo, che è di importanza vitale per il fegato e gli altri organi interni, oltrepassa la pelle, e il freddo resta nel corpo e si fa sentire in forma di brividi. L'anima allora è come afflitta e aspetta nel dubbio se debba lasciare il corpo o restarvi. Così essa resta generalmente fino al settimo giorno, perché non può liberarsi prima dagli umori e dalla mucosità del corpo. Ma appena avverte che comincia la tempesta di questi umori, inizia a calmarsi, per grazia di Dio, riunisce tutte le sue forze ed espelle dal corpo con il sudore quegli umori e mucosità [sostanze nocive e scorie]. Così l'uomo ricupera la salute» (*CC* 163, 17 e s.).

Le forze vivificanti che Dio accorda possono risanare di nuovo l'organismo scardinato e decomposto, ridandogli una salute migliore di quella che aveva prima di essere malato.

«Spesso succede che l'anima non può più espellere gli umori con il sudore per il troppo calore o per il troppo freddo e che, scossa dalla paura per una gioia

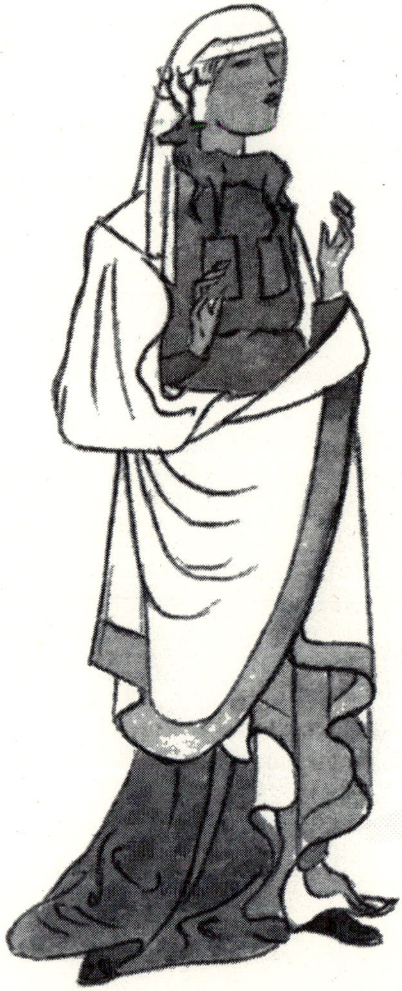

La Costanza (Constantia) dice: «Io sono la colonna solida e l'incostanza non mi scuote. Io non sono impressionata né dalla persona forte, né da quella debole, né dal potente, né dal nobile, né dal ricco, né dal povero. Essi non possono impedirmi di restare vicino al mio Dio, che non vacilla per tutta l'eternità» (Scivias *III, 10)*.

inopportuna o una tristezza, o una collera, o un'angoscia di questo essere umano, si ritiri e resti in silenzio. Questo stato di cose può durare alle volte da tre, cinque, sette oppure perfino trenta giorni e anche di più, finché l'anima riprende nuovamente le sue forze per mezzo della grazia di Dio, e riconforta nuovamente il corpo. Se questa persona ritrova di nuovo pienamente la salute, allora essa soffrirà meno in futuro, poiché gli umori nocivi che erano in lei, sono considerevolmente diminuiti per mezzo del sudore» (*CC* 163, 33).

La salute dell'uomo può essere rovinata dalle abitudini di vita e dall'alimentazione incostante (corso a zig e zag), e può diventare fragile come quella di un reumatico. Ildegarda paragona l'incostanza a un uomo che viene spinto qui e là da una ruota di un carro molto carico. A causa dell'incostanza, i raggi sono già rotti e sono diretti verso un altro uomo che vuole prendere nella sua rete altri uomini. Spinta da interessi materiali, l'incostanza oscilla, poiché vorrebbe seguire le proprie voglie. Tutto ciò che essa vuole, lo rivela con le sue parole e azioni:

«Tutto ciò che io voglio, lo ottengo.
Tutto ciò che io posseggo, non lo abbandono.
Tutto ciò che io posso, lo faccio» (*Vitae merit.* IV, 11).

«Io cerco ed esploro tutto e ogni cosa con la nostra scienza, e ovunque guadagno qualcosa» (*Vitae merit.* IV, 69).

L'incostanza è cieca per quanto concerne la fede, sorda per quanto riguarda la verità, muta per quanto riguarda la parola giusta, e il suo cuore è indurito contro l'amore di Dio. Perciò la costanza risponde:

«Dio che ha dato all'uomo la capacità di fare un lavoro creativo, gli ha dato anche il criterio di discernere fra il bene e il male. Tu precipiti nel mare, e non vedi nemmeno la scala che conduce al cielo» (*Vitae merit.* IV, 12).

La costanza si esprime così in *Patrologia Latina*:

«Io sono la colonna più forte. Il criterio debole dell'incostanza non mi scuote... Chi mi potrà turbare? Chi mi potrà ferire? [...] Poiché io sono ancorata a una roccia incrollabile» (*PL* 700 A).

Tuttavia gli uomini che non cambiano il loro stile di vita in modo drastico, ma lo continuano senza discrezione, perderanno a poco a poco la loro energia vitale e moriranno lentamente.

«Se l'anima è talmente carica di umori nocivi e di mucosità [scorie] dannose, in modo che non le è più possibile liberarsene, e se essa nota che per questo motivo la grazia di Dio non l'assiste più, allora si sottomette e abbandona il corpo, secondo un decreto di Dio» (*CC* 164, 8 e s.).

Ildegarda considera l'arteriosclerosi come una forma di gotta o di paralisi fra le 24 malattie fondamentali più gravi. Non c'è quindi da meravigliarsi che questa lesione sia considerata come la causa dell'infarto cardiaco o del colpo apoplettico e che essa annunci il suo malanno inevitabile con degli «scricchiolii e ronzii e fischi» alle orecchie e alle tempie.

> «Se l'umidità e il tepore che formano le scorie oltrepassano il loro limite come un vento pericoloso, allora vengono trasformati come in una commozione cerebrale [*commotio*] dei venti, producendo un suono pericoloso. Quest'ultimo assomiglia al rumore di un tuono che risuona fino nei vasi sanguigni, nel midollo e nelle tempie di una persona. Chi ha simili indisposizioni, può diventare paralitico e senza forze. E questo malanno durerà tanto a lungo finché le cosiddette scorie e le mucosità non scompaiono e ritornano nella loro giusta strada. Ma questa persona può vivere ancora a lungo se Dio lo permette» (*CC* 52, 32 e s.).

La gotta autentica viene descritta da Ildegarda sotto il nome di *gutta* (goccia) e come una forma speciale del reumatismo. Anche qui si tratta di un disturbo del metabolismo: l'acido urico si deposita nelle articolazioni, in particolare nell'articolazione del piede e delle dita della mano, e può provocare degli attacchi violenti. Nell'introduzione ne abbiamo già parlato, dando un'idea del come si presenta questa malattia di cui parla Ildegarda. Chi sa quanti anni di guerra si sarebbero potuti evitare, se Federico il Grande, malato di gotta, avesse conosciuto i rimedi ildegardiani contro di essa!

La gotta è l'ultima malattia descritta da Ildegarda nella sua diagnosi che fa all'uomo dalla testa ai piedi.

> «La persona che ha la carne molle ed esuberante e mangia spesso ogni tipo di leccornie, viene facilmente colpita all'alluce dalla gotta [...].
> Ciò può succedere anche a persone che mangiano disordinatamente, diventando a poco a poco malate. Se queste persone che hanno le carni molli ed esuberanti mangiano troppi cibi gradevoli, gli umori nocivi aumentano in loro, prendendo il sopravvento, moltiplicandosi talmente da provocare delle inondazioni interne che crescono in modo tale che è impossibile arginare la corsa. Essi scorrono qui e là irregolarmente con il pericolo di danneggiare le membra inferiori nelle loro articolazioni e di rovinare perfino i piedi. E dal momento che questi umori non trovano una via d'uscita e non possono nemmeno più risalire restano nelle membra inferiori, sono trasformati in scorie e si induriscono. Allora questa persona sente di avere la gotta alle gambe e ai piedi, e soffre di dolori talmente lancinanti che non può quasi camminare» (*CC* 101, 20 e s.).

Un punto interessante che Ildegarda sottolinea di questa malattia è l'osservazione che le donne non soffrono di gotta agli alluci e sono meno colpite, poiché l'eccedenza degli umori nocivi può essere eliminata con le mestruazioni (*CC* 102 e s.).

Come si possono diagnosticare in tempo i reumatismi per poterli prevenire?

Le malattie reumatiche hanno un inizio lento. Si manifestano nettamente e si può riconoscere il loro corso tipico e caratteristico. Per esempio, iniziano nell'infanzia nei cosiddetti "bambini linfatici" dagli occhi gonfi e che sono sempre raffreddati. Più tardi arrivano le otiti, le laringiti e in più la bronchite. Le tonsille sono purulente. Le mani e i piedi hanno una cattiva irrigazione sanguigna. Ogni tanto c'è un'infiammazione al nervo sciatico o una lombaggine. Poi, improvvisamente, c'è un'infiammazione alle articolazioni, accompagnata da febbre con dolori al cuore. È solo in questo momento che il reumatico riconosce la serietà della situazione e può prendere una decisione: se vuole guarire usando dei mezzi purificatori ed eliminatori qui descritti, o se vuole calmare il dolore con un rimedio rapido, ma in questo modo deve passare per uno stato cronico atroce.

Ildegarda considera il fatto che se si circola con un raffreddore e una faringite cronici non si ha ancora eliminato la debolezza dello stomaco e dell'intestino.

> «Colui che ha uno stomaco freddo e debole e gli intestini deboli [gastrite con cattiva digestione] manda, a causa di questa debolezza, un vento freddo e umido verso il cervello [flatulenza e gas tossici], e questo viene di nuovo eliminato come un veleno cotto attraverso il naso e la bocca, allo stesso modo in cui le stelle si ripuliscono nell'aria e la terra espelle ogni tipo di sudiciume e di cose fetide» (*CC* 132, 6-9).

Ildegarda descrive come il cervello deve purificarsi per mezzo delle uscite naturali, cioè la bocca e il naso, se l'uomo non vuole ammalarsi.

> «Il cervello possiede dei corridoi che sono sempre arieggiati, per cui rimane sempre molle e umido. Essi sono gli occhi, le orecchie, il naso e la bocca dell'uomo. Il sudiciume freddo e umido degli umori è concentrato nei corridoi di uscita del naso e della gola, perché il cervello non può sopportarlo e allora lo espelle con un colpo d'aria purificando il corpo umano. Se questa purificazione venisse repressa nell'uomo, egli potrebbe perdere la ragione e rinsecchire, perché in questo modo lo stomaco sarebbe distrutto e il cervello si guasterebbe. Ambedue non possono sopportare le sostanze putrefatte, così come il mare che rigetta ciò che è sporco e sudicio» (*CC* 132, 10).

Per Ildegarda è un errore grossolano di metodo il voler reprimere il raffreddore con delle gocce per il naso che servono a sgonfiare le mucose. Le mucose del naso e della gola devono essere eliminate, in modo che il corpo si possa purificare dalle sostanze nocive che contengono le scorie. Ildegarda distingue chiaramente le conseguenze di una purificazione repressa nel caso di persone magre o grasse. Se le persone magre non riescono a sbarazzarsi completamente dalle scorie, esse soffrono spesso di malattie cutanee, di malattie ai polmoni e ai vasi. Anche le persone grasse si possono ammalare con dolori lancinanti, se non possono eliminare le scorie e le sostanze nocive (*CC* 132, 20 e s.).

Purificare, cioè liberare dalle impurità, è un'arte difficile, come ci insegna Ildegarda, secondo il vecchissimo proverbio: «Chi si purga bene, si cura bene [*Qui bene purgat, bene curat*]».

Ildegarda consiglia delle pillole lassative, cioè fatte di medicine non forti che, specialmente nei casi di otturazione del naso e della gola a causa delle mucosità, eliminano radicalmente e per sempre le sostanze superflue e nocive. Se si ricorre anche a un salasso, i dolori e le infiammazioni alla testa, al petto e alla regione addominale spariscono. Anche il raffreddore non deve essere represso, poiché ha una funzione purificante, altrimenti potrebbe causare dei disturbi reumatici dolorosi.

Ildegarda scrive perfino che le mucosità possono essere provocate da una cucina esotica e non usuale. A ciò si collega l'ingorgo di mucosità causato da squisiti formaggi, e che si potrebbe impedire utilizzando il cumino come spezia universale dei formaggi oppure delle erbe odorose:

> «Se una persona mangia per la prima volta un cibo nuovo e sconosciuto, o beve del vino straniero o un'altra bevanda che non ha mai provato, succede che gli umori di questi cibi o bevande sconosciuti mettano in movimento gli altri umori nocivi e nella purificazione essi escono dal naso» (*CC* 134, 35; 136, 2).

> «Se una persona dovesse impedire questa purificazione, allora gliene verrebbe un danno, allo stesso modo in cui se si trattenessero le feci o l'urina, ne deriverebbe un danno all'organismo. Se però gli umori estranei si aggiungono agli umori esistenti in un'abbondanza così grande che potrebbero causare un forte dolore, è necessario prendere le "erbe odorose", affinché gli umori possano essere evacuati più facilmente» (*CC* 134, 30; 135, 2).

Inoltre i rimedi contro i dolori che impediscono l'infiammazione, che in tutti i casi non guariscono, ma levano solo il dolore, hanno degli effetti secondari abbastanza considerevoli, come delle emorragie allo stomaco e all'intestino, dei danni al fegato o ai reni, e dei disturbi pericolosi della formula ematologica (agranulocitosi) e delle reazioni di choc.

Un gran numero di rimedi celebri come le droghe-miracolo, scoperte grazie a tanti milioni consacrati alla ricerca, sono stati proibiti dalle autorità ufficiali poco tempo dopo la loro immissione sul mercato, poiché le reazioni erano state disastrose,

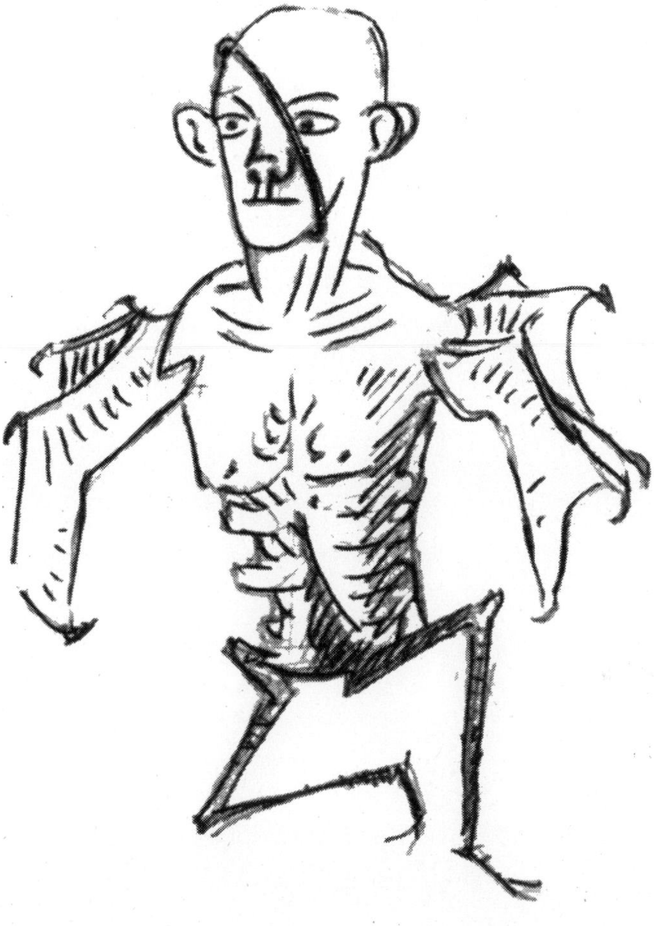

La Superbia (Superbia) dice: «Io grido sulle montagne. Chi saprà imitarmi? Sono la persona più importante, perciò stendo il mio manto sulle colline, sui campi, e non tollero che mi si contraddica» (Vitae merit. *III, 5).*

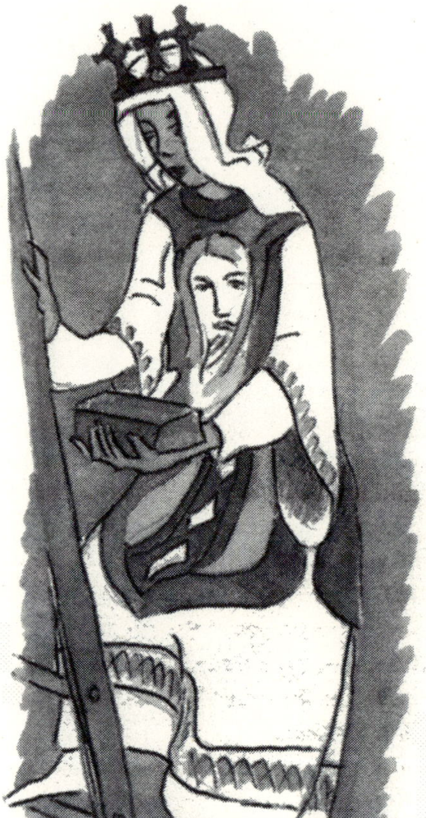

*L'Umiltà (Humilitas) dice: «Io ho cominciato da poco e sono salita sulle vette nel cielo. Guardo prima la debolezza del mio corpo, e poi salgo a gradi, di virtù in virtù, poiché chi afferra prima i rami più alti, costui cadrà. Ma chi comincia dalle radici, non cadrà così facilmente» (*Scivias *III, 8).*

tanto da mettere in pericolo la vita di chi le assumeva. Fortunatamente, altri di questi rimedi furono esaminati in Europa da ditte farmaceutiche americane, prima che fossero presentati alle autorità competenti che ne accordavano l'autorizzazione.

La cura con il cortisone è particolarmente pericolosa, ed è nociva se fatta per un periodo lungo. Le forze di difesa che il corpo possiede vengono totalmente distrutte da una forte dose di cortisone. Inoltre può causare anche ulcere allo stomaco, diabete, osteoporosi, impotenza e anche gonfiare il viso in modo caratteristico.

La medicina moderna non è in grado di guarire i reumatismi e nemmeno di diminuirne la gravità. Se l'articolazione è totalmente distrutta, allora bisogna ricorrere al chirurgo che può costruire una nuova articolazione.

La contestazione superflua per il riconoscimento scientifico della medicina basata sui rimedi naturali e in modo particolare della medicina di Ildegarda, mostra che, in fin dei conti, non interessano il contenuto scientifico e il successo della guarigione, ma il mantenimento di un potere personale con argomenti scientifici. Il fenomeno è presentato da Ildegarda con la figura dell'orgoglio. L'orgoglio è il padre di tutti i vizi; da esso derivano tutti gli altri mali. È con un grido clamoroso che influenza tutti gli altri mali:

> «Io grido sulle montagne. Chi saprà imitarmi? Io sono la persona più importante, perciò stendo il mio manto sulle colline, sui campi, e non tollero che mi si contraddica» (*Vitae merit.* III, 5).

L'umiltà salva dalla crisi dell'orgoglio e assicura all'uomo il coraggio di lavorare nella calma e di sopportare l'ingiustizia:

> «Perché non dovrei sopportare il fatto che mi si faccia del gran torto, quando il Creatore è disceso dal cielo per salvare l'uomo?» (*Vitae merit.* III, 6)

La cura contro i reumatismi, offerta dalla medicina di Ildegarda, avrà successo se essa verrà applicata in tempo.

Nei casi disperati di reumatismi, si potrebbero già raggiungere con questa cura degli effetti straordinari. Purtroppo la maggior parte delle persone aspetta troppo a lungo, quando i danni sono già gravi. Però anche negli stadi già avanzati, la cura di Ildegarda sembra essere l'unica adatta per assicurare un miglioramento al malato.

La cura ildegardiana contro i reumatismi

La cura ildegardiana contro i reumatismi è adatta a tutti gli uomini, poiché i reumatismi non sono qualcosa che si verifica in un punto particolare del corpo, ma sono una malattia generale con un senso di malessere diffuso e un disturbo dell'insieme del metabolismo, con una cattiva irrigazione sanguigna e una cattiva digestione, con disturbi ormonali e mancanza di possibilità di rigenerazione. Se si vuole veramente curare il paziente che soffre di reumatismi, è necessario ricorrere a delle misure estreme, cercando di eliminare le cause prime che hanno provocato la malattia.

Se si vogliono curare i reumatismi con un successo durevole, è necessario disintossicare tutto l'organismo, depurarlo dalle scorie e rigenerarlo completamente. Perciò, per arrivare alla meta, il paziente deve avere una grande pazienza, una forte costanza e perseveranza. Egli soffre di mancanza di forza vitale. Ildegarda consiglia di attingere la *viriditas*, l'energia vitale dagli elementi di tutto il cosmo che hanno delle virtù curative, per poter assicurare a tutta la vita un nuovo orientamento.

La cura ildegardiana contro i reumatismi, rappresentata da sei regole d'oro per mantenere la vita (*sex res non naturales*), può ridare al paziente la sua armonia perduta, creando una nuova vita.

Una nuova energia vitale defluisce:

1. Dalle forze salutari dei quattro elementi: fuoco, aria, acqua, terra
2. Dalla virtù salutare di una buona alimentazione e di bevande sane
3. Dalla forza vitale, grazie al movimento e al riposo
4. Dalla ripresa della salute per mezzo del sonno e della veglia
5. Dalla rigenerazione delle cose per mezzo dell'evacuazione e dell'escrezione
6. Dalla forza salutare delle virtù cristiane

Energia vitale proveniente dai quattro elementi

Ildegarda vede la salute dell'uomo in stretto contatto con l'ordinamento dei quattro elementi nel cosmo (il macrocosmo) e nell'uomo (il microcosmo). Così vengono mantenute le sue funzioni vitali che gli permettono di vivere.

> «Come fu già detto più volte, allo stesso modo con cui gli elementi costituiscono il mondo, questi stessi elementi assicurano al corpo umano la sua struttura e dividono, attraverso l'uomo, la loro espansione e le loro funzioni in modo che egli è mantenuto in vita per loro, come essi sono anche divisi attraverso il mondo e vi agiscono. Nell'uomo ci sono il fuoco, l'aria, l'acqua e la terra, di cui egli è costituito. Dal fuoco egli ha il calore [del corpo], dall'aria il respiro, dall'acqua il sangue e dalla terra il corpo [la sostanza dei muscoli e delle ossa]. Al fuoco egli deve la vista, all'aria l'udito, all'acqua il movimento e alla terra la sua andatura» (*CC* 49, 29).

Come tutti sappiamo, il disprezzo delle leggi cosmiche da parte degli uomini, in modo particolare la distruzione brutale della creazione a causa della tecnica, ha delle conseguenze catastrofiche non solo per il cosmo, ma anche per la salute. Ildegarda descrive in tutto 24 gravi malattie fondamentali interne, a cui appartengono anche i reumatismi e la gotta.

Tutte le medicine ildegardiane traggono la loro efficacia dalla forza salutare dei quattro elementi del mondo, che si trovano in esse in quantità applicabili a casi multipli. Così dicendo, secondo il pensiero di Ildegarda, noi intendiamo i rimedi che mantengono la salute e prevengono le malattie, specialmente le malattie croniche. Secondo i casi individuali, questi rimedi universali si usano facendo una cura, cioè si possono prendere una volta all'anno. Si tratta di ricette semplici sperimentate che, come sempre quando si tratta di Ildegarda, non hanno degli effetti secondari.

Ricetta – Vino al miele con l'assenzio
Sostanze alcoliche contenute: circa il 2,5%.

> «Quando l'assenzio è fresco e verde, si spreme il succo e si passa al setaccio per mezzo di un telo. Poi si fa cuocere del vino nel miele, ma non troppo forte, aggiungendovi il succo di assenzio di primavera, in modo che il gusto dell'assenzio non superi quello del vino e del miele. Se ne beve da maggio a ottobre, ogni due giorni. Questo rimedio elimina le malattie del sistema renale e la malinconia; gli occhi diventano più chiari, il cuore si rinforza, e impedisce che ci si ammali ai polmoni, riscalda lo stomaco [migliore irrigazione sanguigna] e purifica gli intestini, favorendo una buona digestione» (*PL* 1173 B/D).

Ogni estimatore di Ildegarda conosce l'effetto meraviglioso di questa cura primaverile, che previene le malattie di questa stagione, se non è già troppo tardi. Nella medicina moderna non esiste un rimedio paragonabile che possa impedire l'arteriosclerosi, la quale comincia già a trent'anni, prima senza dare nell'occhio e ben prima che si arrivi a prendere un colpo apoplettico o un infarto cardiaco.

La cura dell'oro

La cura ildegardiana dell'oro consiste in una pasta e in un piccolo biscottino d'oro, che vengono preparati con una polvere d'oro ben macinata (1,6 g), la farina di farro e acqua. Si prepara così: si prendono due pacchi originali di polvere d'oro naturale (non si può usare l'oro di monete o di sbarre d'oro!). Il primo giorno si prepara una pasta d'oro di 0,6 g, 1 cucchiaio da tavola di farina di farro, 1 cucchiaino di acqua, e si mangia il tutto a digiuno circa mezz'ora prima di colazione (la mattina). Il giorno seguente la pasta d'oro, preparata nello stesso modo, è messa a cuocere al forno, poi viene presa di nuovo a digiuno, mezz'ora prima che si faccia la colazione del mattino. Questa cura basta per la durata di un anno.

La cura dell'oro è un rimedio universale per la profilassi e la terapia contro i reumatismi e la gotta, e anche contro il catarro allo stomaco e la predisposizione per l'influenza, che spesso sono dei sintomi premonitori dei reumatismi. È anche un rimedio speciale per la prevenzione delle malattie di raffreddamento che, se si tratta di persone anziane, potrebbero provocare conseguenze pericolose.

È stato sempre il desiderio ardente di tutti i grandi medici trovare un rimedio universale per poter rinforzare le forze di difesa dell'uomo, guarire le malattie e mantenere così la salute. In questo senso, la cura dell'oro ildegardiana è uno dei maggiori e migliori contributi per la lotta contro il grande flagello dei reumatismi e forse anche contro l'AIDS oppure altre malattie terribili che tormenteranno ancora l'umanità in futuro. Ildegarda scrive:

«L'oro è caldo e ha la stessa natura del sole, quasi dell'aria. Se un uomo soffre di reumatismi, allora prenda dell'oro, lo faccia cuocere per levargli ogni impurità, ma anche in modo che non perda nulla, e poi lo polverizzi, pestandolo. Poi prenda un po' di farina fine, una mezza manciata, e la impasti con l'acqua. Aggiunga della polvere d'oro a questa pasta, nella quantità di peso di 0,6 [un *obulus*], e la mangi a digiuno la mattina presto per il primo giorno. Il secondo giorno faccia la stessa cosa, però prepari dei biscotti con la farina e la polvere d'oro e li mangi a digiuno. Quest'oro preparato e mangiato così, gli leverà per un anno i reumatismi [la gotta]» (*PL* 1347 A/C).

«L'oro resta due mesi nello stomaco (e nell'intestino) e non intacca la mucosa né la rende ulcerosa. Al contrario la riscalda e la purifica senza rovinare lo stomaco, nel caso che esso fosse raffreddato e ostruito da scorie [catarro allo stomaco, gastrite]. Se un uomo sano segue questo consiglio, manterrà la sua salute, se è malato, la riacquisterà» (*PL* 1347 A/C).

Oggi noi sappiamo che una grande parte del sistema immunitario si trova nelle ghiandole linfatiche lungo l'apparato digerente. La polvere d'oro viene distribuita nel canale dello stomaco e dell'intestino. Essa, probabilmente, è immagazzinata nelle cellule (o negli organi linfatici) e può passare nel corpo senza sciogliersi, e con il contatto della parete intestinale può rinforzare e incitare il sistema immunitario.

La cura ildegardiana dell'oro non può essere sostituita con i sali d'oro molto velenosi della medicina moderna. La natura velenosa dei sali d'oro che penetrano nel sangue è così grande che possono manifestarsi delle infiammazioni in tutte le mucose, delle nefriti, delle anemie, dei disturbi della formazione del sangue (agranulocitosi, trombopenia) che mettono la vita in pericolo e possono causare delle affezioni epatiche e delle meningiti. Lo stato di salute dei malati di reumatismi già così sofferenti viene ancora maggiormente pregiudicato. Al contrario, la cura ildegardiana dell'oro usa l'oro naturale.

L'oro, come metallo, non è praticamente solubile (soltanto l'"acqua reale" altamente concentrata può scioglierlo) e non produce alcun effetto secondario. Un uomo sano rimane tale e non soffrirà di reumatismi. Un reumatico che ha forti dolori può fare la cura dell'oro e il risultato è il seguente: o egli verrà completamente guarito, oppure avrà meno dolori.

L'oro, sotto questa forma, era già usato più di mille anni fa, quando si trattava di un caso di urgenza. Già nell'VIII secolo, l'oro veniva celebrato da Gerber come un rimedio straordinario, «poiché esso può rallegrare il cuore e mantenere la bellezza giovanile e la salute». I celebri medici arabi, Serapione, Avicenna e Abucase, elogiavano l'oro, ritenendo che fosse una buona cosa contro la malinconia, i dolori al cuore e la debolezza cardiaca.

Samuele Hahnemann attribuisce all'oro grandi virtù curative insostituibili con cui ha potuto guarire molte persone ossessionate dall'idea del suicidio dalla malinconia.

> «L'oro si è dimostrato finora eccellente nelle malattie croniche accompagnate dai seguenti disturbi: l'ipocondria, la malinconia, il disgusto della vita, la predisposizione per il suicidio, la congestione nella testa, la carie ossea. Nel setto nasale e nell'osso palatale, nei dolori ai denti, nell'ernia inguinale, nell'indurimento dei testicoli, nell'abbassamento e nell'indurimento dell'utero, nella congestione al petto, nell'oppressione al petto, nei dolori alle ossa, nei casi di nodi dovuti alla gotta, nelle cadute incoscienti con colore cianotico al viso» (Samuel Hahnemann, *Chronische Krankheiten*, Paris 1835; ristampa Haut-Verlag, Heidelberg 1983).

Chi avrebbe mai pensato che le mele cotogne "dorate", profumate, che maturano ogni autunno negli orti di campagna potessero eliminare così profondamente le scorie e disintossicare, in modo che l'uomo sano non soffra di reumatismi e il reumatico possa guarire? Le mele cotogne cotte o essiccate sono il rimedio preventivo migliore contro ogni forma di reumatismi allo stadio iniziale, con un ingorgo al naso, alla gola, o al petto a causa di mucosità, reumatismo muscolare o articolare, per arrivare perfino all'arteriosclerosi e alla sclerosi cerebrale.

> «Il cotogno assomiglia all'astuzia... La mela cotogna "dorata", mangiata cruda, non fa male né al sano né al malato, ma se è cotta è molto digeribile, sia per il sano che per il malato. Il reumatico mangi spesso le cotogne, sia cotte che essiccate, poiché esse elimineranno in lui la sostanza che provoca il reumatismo, in modo tale che il suo spirito non si intorpidisce [sclerosi cerebrale], le sue membra non si deformano [artrite deformante], ed egli verrà aiutato. E colui che ha molta secrezione salivare, mangi spesso questo frutto, sia cotto che essiccato, e così che asciughi la saliva eccessiva e la diminuisca» (*PL* 1220 C).

Ogni paziente, amico di Ildegarda, dovrebbe fare in autunno una cura di mele cotogne e mangiarle come conserva.

Si preparano così: far cuocere le mele cotogne per venti minuti con l'acqua o il vino, tagliarle a pezzetti come le mele, preparare una pasta frolla con la marmellata di cotogne, in cui sono impastate anche delle mandorle dolci e della galanga.

Il pane di cotogne è un dolce ildegardiano, e non solo ha il sapore dei dolci natalizi, ma è buono durante tutto l'inverno.

Ildegarda raccomanda più di un centinaio di rimedi speciali per le diverse forme di reumatismi. Fra tutta quest'abbondanza di rimedi noi ne descriveremo qui alcuni dei principali, che sono stati sperimentati, per esempio la polvere contro i reumatismi, che può liberare in poco tempo il reumatico dai suoi dolori e dalla sensazione di essere malato.

Ricetta – Polvere contro i reumatismi
Semi di sedano, ruta di vino, chiodi di garofano
Sassifraga, noce moscata
Sem. Apii grav. 60,0
Herba Ruta grav. 20,0
Sem. Myrist. 15,0
Flos. Caryoph. 10,0
Herba Saxifr. 5,0

A seconda della violenza dei dolori, il reumatico deve prendere ogni giorno da da uno a tre cucchiaini di polvere contro i reumatismi (al mattino prima di colazione o a digiuno, prendere la polvere secca in bocca e insalivare bene). Per il loro gusto amaro, i semi di sedano non si prendono volentieri, ed è forse meglio metterli con la marmellata di cotogne sul pane e spargervi sopra questa polvere.

Con le cotogne si ottiene un effetto supplementare antireumatico. La durata della cura è di circa sei-otto settimane; di solito dopo otto giorni i dolori diminuiscono considerevolmente.

La polvere contro i reumatismi è stata sperimentata come uno dei migliori rimedi di Ildegarda contro i reumatismi alle articolazioni, i reumatismi nervosi (Parkinson e tremolio delle membra), così pure contro la gotta.

> «Chi è oppresso da dolori reumatici, in modo che la sua bocca si contrae e si contorce e le sue membra tremano [Parkinson] ed è anche curvato in altre membra [artrosi, artrite], polverizzi dei semi di sedano, aggiungendovi un terzo di ruta con il vino e anche della noce moscata (meno però della ruta con il vino) e dei chiodi di garofano (in misura minore della noce moscata) e un poco di sassifraga (meno dei chiodi di garofano), e ne mangi a digiuno o anche dopo i pasti, e i reumatismi passeranno, poiché questo rimedio è il migliore contro di essi. Ma se una persona è tormentata dai reumatismi e ha mangiato spesso questa polvere, li caccerà lontano da sé, e sarà liberata da questi dolori» (*PL* 1159 D).

Nel caso di una lombaggine, di una sciatica e di altre nevralgie, nei cosiddetti reumatismi muscolari o reumatismi erranti, quando fa male un po' dappertutto, è efficace l'elisir di menta crespa. Esso è uno dei rimedi più potenti della medicina ildegardiana contro i reumatismi.

«Chi è tormentato dai reumatismi sprema delle foglie di menta crespa per estrarne il succo, lo filtri, aggiungendovi del vino. Lo beva al mattino, alla sera e di notte, e i reumatismi passeranno... La menta crespa, usata come spezia sulla carne, sul pesce o su altri cibi o sulla pappa di farro, dà un buon gusto ai cibi, riscalda lo stomaco [buona irrigazione sanguigna allo stomaco nel caso di gastriti], e assicura anche una buona digestione» (*PL* 1161 D).

Ricetta – Elisir di menta crespa
40% di succo di menta crespa nel vino

Al mattino, prima di colazione, si prende un bicchierino da liquore di elisir di menta crespa, e così la sera e la notte prima di coricarsi. Questo rimedio deve sempre essere preso regolarmente: tre volte, mattino, sera, notte. Se lo stomaco non sopporta questa cura, si riduce la quantità a un cucchiaino.

La polvere di menta crespa è efficace come spezia nei casi di disturbi di digestione o di stitichezza, e può essere usata con tutti i cibi, con la verdura, con la carne, con il pesce, con le uova strapazzate, con le frittate, con la pappa di farro e con la minestra. La durata della cura con l'elisir è di quattro settimane. Si usa prima di andare a letto, se ci si corica tardi, o quando ci si sveglia di notte a causa dei dolori e ci si deve alzare.

La pomata contro l'artrite è efficace nei casi gravi e dolorosi di reumatismi articolari, sia alle articolazioni delle dita, dell'anca o delle ginocchia (artrite deformante, una delle forme più diffuse di reumatismi).

«Pesta delle foglie di assenzio e spremine il succo, mescolandolo con una parte di midollo di cervo, due parti di grasso di cervo e quattro parti di succo di assenzio. Prepara con tutto ciò una pomata. Una persona tormentata da forti reumatismi, in modo che le sue membra minacciano di rompersi nelle articolazioni, si unga bene là dove le fa più male, vicino al fuoco del camino, e guarirà» (*PL* 1173 A).

Ricetta – Pomata contro l'artrite
Succo di assenzio, grasso di cervo, midollo di cervo, sego di becco.

Chi ha la fortuna di avere ancora un camino e di poter ungersi con la pomata contro l'artrite davanti a un fuoco di olmo, sarà liberato subito dai suoi dolori lancinanti, e se lo fa regolarmente, potrà forse anche differire per anni un'operazione alle articolazioni.

«E chi è tormentato dai reumatismi, deve accendere un fuoco di olmo e riscaldarsi a questo fuoco, così i suoi reumatismi cesseranno immediatamente» (*PL* 1242 A).

Il regime ildegardiano contro i reumatismi

Il regime ildegardiano è la protezione migliore contro i reumatismi. Se si comincia presto a farlo, non si soffrirà di questo disturbo. Ma anche il reumatico può essere guarito per mezzo di questo regime, oppure potrà avere almeno un miglioramento. Ildegarda menziona la supernutrizione come la causa prima dei reumatismi. Logicamente, la rinuncia momentanea alla nutrizione in favore del digiuno e l'adozione di questo regime costituiscono un elemento essenziale della cura di Ildegarda contro i reumatismi.

Per poter migliorare veramente la propria salute, è efficace, in via di massima, un cambiamento di nutrizione a base di grano di farro, il rimedio più importante del regime ildegardiano. Il farro, per la sua buona e straordinaria solubilità nell'acqua e per le sostanze vitali che contiene, viene ricevuto dal sangue come un nutrimento liquido e distribuito nelle cellule di tutto l'organismo. In questo modo tutto il corpo viene nutrito in modo ottimale dalle vitamine e dalle sostanze vitali, così che i vasi si dilatano e il corpo beneficia di una buona irrigazione sanguigna. In più il farro elimina costantemente dalle cellule tutte le sostanze nocive e le scorie, e in questo modo tutto il corpo viene continuamente purificato e disintossicato.

Il regime ildegardiano è basato sui concetti di *viriditas* o di energia vitale e di sottilità (la virtù curativa degli alimenti), che sono nascoste nella natura: nei cereali, nei frutti, nelle verdure, nelle piante, nelle spezie, nella carne e nei pesci. Ildegarda raccomanda specialmente una minestra ricostituente fatta di zampe di vitello per le persone che hanno una debolezza ai tendini e alle articolazioni a causa dei fenomeni di usura della cartilagine articolare. Si fa bollire forte per circa tre o quattro ore in tre litri di acqua un chilo di zampe di vitello, poi si gettano via e si prepara un buon brodo saporito con erbe e con semolino di farro. Questa minestra si deve fare più volte la settimana, ed è una cura fondamentale per la ricostruzione delle sostanze cartilaginose e il rinforzo del tessuto connettivo.

Si sa che non tutte le acque minerali sono salutari e ci sono anche delle acque minerali che possono causare dei gravi danni, in modo da compromettere il corpo e specialmente il tessuto connettivo, poiché contengono troppo sale. Il reumatico dovrebbe bere soltanto un'acqua minerale che possa eliminare le scorie dal corpo. Ildegarda consiglia le sorgenti dei fiumi delle regioni orientali.

> «Le sorgenti e i fiumi che contengono sale, che provengono dalle regioni orientali e che scaturiscono nelle diverse parti della terra, sono pure, come l'aria, e sono leggermente colorate di verde a causa della loro purezza. Provengono da un terreno sabbioso e scorrono a gocce, quindi sono salutari e utili. Esse sono adatte sia come bevande che per cuocere gli alimenti. Se un reumatico beve spesso quest'acqua (giornalmente), egli ricupera la sua salute, poiché si sbarazza dei vapori nocivi, delle putrefazioni e degli umori cattivi [*mali humores*], come una buona pomata. Il bere quest'acqua può però danneggiare un po' un uomo sano,

poiché l'acqua potrebbe formare in lui delle ulcere interne, dal momento che non trova in lui qualcosa da cui purificarlo» (*CC* 24, 16 e s.).

Non si abbia però paura di quest'acqua, poiché colui che è sano, non potrebbe forse diventare ancora più sano?

Ildegarda conosce anche altre bevande che guariscono, per esempio la birra di orzo, la birra di frumento e il vino. Particolarmente efficace è la meranda, il pane cotto nell'acqua.

«Se un uomo è tormentato dai reumatismi, allora egli ha in sé degli umori repressi, che scorrono qui e là senza riposo, come le inquiete onde dell'acqua. Per questo motivo un reumatico deve bere del vino a digiuno, oppure, se non ha del vino, della birra di orzo o di frumento. Se proprio non avesse queste bevande, può fare bollire del pane nell'acqua, filtrarlo e bere quest'acqua tiepida. Deve fare questa cura giornalmente e le onde dolorose dei reumatismi si calmeranno» (*CC* 114, 27 e s.).

Ildegarda ci mette in guardia contro i cosiddetti veleni di cucina. Questi sono degli alimenti molto apprezzati, ma che possono dare origine ai reumatismi. A essi appartengono le fragole in primavera, le pesche d'estate, le susine o prugne d'autunno e il porro d'inverno. Anche i mirtilli neri possono causare degli attacchi di gotta.

Movimento e riposo

Specialmente per il reumatico il rapporto fra il movimento e il riposo deve essere individualmente misurato ed equilibrato. Generalmente egli tralascia il riposo quando è veramente necessario. Nei casi di attacchi acuti di reumatismi il fatto di camminare troppo può essere molto dannoso, e in questo caso si deve stare tranquilli. In altri casi è il riposo eccessivo a esserlo e può causare un'atrofia maggiore alle ossa e ai tessuti.

La cura giusta sarebbe il movimento senza troppa fatica, per esempio nuotare, andare in bicicletta, oppure stare semplicemente seduti con le gambe ciondoloni. Ildegarda scrive che un uomo sano può camminare a lungo senza danneggiare la propria salute, ma le persone malate e deboli devono riposare e stare più sedute o sdraiate.

Esiste una ginnastica adatta al reumatico o anche la danza meditativa, o il training autogeno, o lo yoga combinato con una buona tecnica respiratoria: tutti questi sono elementi attivi e curativi.

Sonno e veglia

Un sonno naturale è il migliore rimedio per avere dei nervi buoni ed è veramente la premessa per una buona salute. La salute viene ristabilita durante la notte (v. capitolo dedicato ai sogni).

Eliminazione e secrezione

Ildegarda considera che la maggior forza distruttrice della salute sia l'eccessivo aumento degli umori nocivi (*mali, noxi et infirmi humores*), che provengono da un'alimentazione eccessiva, dai veleni di cucina, dall'alimentazione con vegetali crudi, dall'inquinamento della natura (influssi cosmici) e da una mancanza di buone qualità nel corpo. Anche l'angoscia, le preoccupazioni, gli strapazzi, gli sforzi fisici, la tristezza, la collera e i dispiaceri aumentano la bile nera; essi sono un veleno per il sangue e possono quindi causare uno sfogo di collera o delle depressioni.

L'arte della medicina ildegardiana consiste nell'impedire a questi veleni di formarsi nel corpo, oppure di saperli eliminare metodicamente. A questo scopo ci offre delle possibilità straordinarie.

Le grandi cure ildegardiane per regolare l'insieme del metabolismo

1. La migliore protezione è la cura ildegardiana del digiuno, unita al regime ildegardiano, uno dei mezzi profondamente attivi per eliminare i disturbi del metabolismo. Inoltre, durante la cura ildegardiana, possono essere utilizzate diverse possibilità di cura. In genere i rimedi agiscono meglio dopo il digiuno e dopo il salasso.
2. Eliminazione delle scorie attraverso i reni. La cura primaverile dell'assenzio protegge dall'arteriosclerosi, stimola la funzione dei reni, disintossica e purifica tutto l'organismo.
3. Eliminazione attraverso le mucose. Le pillole purgative (cura purgativa) eliminano solo gli umori nocivi e trattengono quelli buoni. Esse purificano radicalmente i seni infiammati in seguito a raffreddori cronici, e sono efficaci anche nelle nevrosi, le psicosi, l'emicrania e le vertigini.
   Con le pillole lassative Ildegarda consiglia una cura per eliminare nel loro stadio primitivo le sostanze nocive e le scorie, in modo da impedire che si manifestino i reumatismi. Le persone che hanno disturbi di secrezione salivare o di salivazione (mucosità del naso o della gola, pancreas, diabete) vengono purificate dalle pillole purgative preparate secondo la ricetta seguente.

   Ricetta – Pillole purgative
   Galanga, resine benzoe, agrimonia, fieno greco, geranio

Rhiz. Galangae pulv. 16,0
Resina Benzoe pulv. 6,0
Rhiz. Popypodii pulv. 2,0 M.F. pulv. subt. et immisce:
Succ. Agrimoniae ree. 5,0
Succ. Foenugraeci ree. 10,0
Succ. Geranii rob. 1,0 et exsicca sole, f. Pilulae ad 0,3 g
Volve cum Succ. Chelidonii ree. et exsicca sole

Queste pillole purgative si prendono per dieci giorni consecutivi, ogni mattina allo spuntar del sole, cioè a digiuno a letto, e se ne prendono otto. È meglio mettere ogni pillola in un po' di miele, perché è molto amara. Lo stomaco e l'addome devono essere coperti a letto con una pelle di pecora o di tasso e tenuti bene al caldo. Dopo aver preso le pillole si deve camminare all'ombra, fintanto che si sente l'effetto liberatore. In seguito, verso mezzogiorno, si deve prendere una minestra di semolino di farro, eventualmente con un po' di timo, oppure un brodo di pollo con delle polpette di farro. Le pillole purgative sono state sperimentate nelle malattie accompagnate da un forte ingorgo di mucosità o da un eccesso salivare.

4. Nei casi di forti infreddature si usano le erbe inalanti, come sta scritto nel capitolo sull'influenza e i raffreddori.
5. Eliminazione attraverso lo stomaco e l'intestino. I biscotti purgativi di zenzero sono i purganti più interessanti e più complicati di Ildegarda; essi sono in grado di normalizzare i disturbi del metabolismo nei pazienti malati di reumatismi e di gotta.

Ricetta – Biscotti purgativi di zenzero
Zenzero, liquirizia, artemisia, succo di euforbia
Rp. Rhiz. Zingiberis 12,0
Rad. Liquiritiae 6,0
Rhiz. Zedoariae 4,0
Succ. Sacchari crud. 25,0
Farinae Trit. alb. 5,0
Lactis Euphorbiae 2 gtts.
M.f. massa farinae excide rotulos, exsicca sole

I biscotti purgativi di zenzero sono stati sperimentati durante il digiuno al posto della cura da cavallo dei sali di Glauber. Si prendono i biscotti alla mattina a digiuno, a letto, e si rimane ancora un po' al caldo, facendo attenzione di non prendere freddo (eventualmente riscaldarsi vicino alla stufa o al camino).

6. I bagni a vapore (sauna) e gli impacchi sono una fisioterapia vecchia e moderna. È una cosa sorprendente che Ildegarda, già ottocento anni fa, raccomandasse le applicazioni moderne della sauna, gli impacchi e i bagni come un rimedio effi-

cace per prevenire e per guarire i reumatismi. Inoltre, scrive continuamente che il reumatico deve eliminare con il sudore o mediante dei bagni ben caldi le sostanze velenose e le scorie per procurare una buona irrigazione sanguigna della pelle. Essa consiglia specialmente la sauna per i reumatici grassi.

«Per gli uomini magri e secchi un bagno a vapore non è molto efficace, poiché questi diventerebbero ancora più secchi. Invece per le persone grasse la sauna è buona e utile, perché elimina ed evacua gli umori superflui del corpo. La sauna è utile specialmente per i reumatici, perché gli umori che si ammucchiano di nuovo in loro vengono, in un certo modo, tenuti sotto controllo per mezzo della sauna. Dopo un bagno caldo, invece, gli umori si ammucchiano in modo disordinato, poiché la carne dei muscoli, il sangue e i vasi del reumatico si spargono disordinatamente... Chi desidera utilizzare la sauna, deve adoperare dei mattoni (per spargere l'acqua)... o delle pietre arenarie, ma non dei ciottoli, perché essi contengono un fuoco ardente e sono pieni di ogni tipo di umidità» (*CC* 233, 35 e s.).

L'uso della sauna è stato sperimentato per reumatici, ed è molto efficace. Questi malati sono generalmente anche molto impazienti e irascibili.

«Una persona che è torturata dai reumatismi diventa irascibile, perché i reumatismi vanno passo a passo con la collera. Deve far bollire nell'acqua le foglie, la scorza o i frutti del castagno per fare un estratto di castagno e usarlo nel bagno a vapore. Lo faccia spesso, e i reumatismi spariranno, e riacquisterà il suo carattere dolce» (*PL* 1226 C).

La sauna con l'estratto di castagno ha guarito parecchi pazienti dai reumatismi. Sudando, si sono sbarazzati dei reumatismi e anche dalla loro irascibilità. Sono necessarie almeno dieci applicazioni, una o due volte la settimana. Questo tipo di sauna è efficace per i reumatismi articolari e muscolari, però non si dovrebbe mai fare durante un attacco acuto o un'infiammazione acuta. Inoltre i reumatici, a causa della loro malattia, sono molto sensibili e sono inclini alla nevrosi, alla psicosi e perfino alla mania di persecuzione (paranoia). Questi pazienti dovrebbero fare una sauna di avena. L'estratto di avena viene versato sulle pietre calde e anche inalato: aiuta a dormire meglio, poiché i nervi strapazzati devono rimettersi in forze durante il sonno. Chi ha dunque un bisogno assoluto di questi bagni, deve fare almeno dieci applicazioni una o due volte la settimana.

«Chi è reumatico [gottoso] e di conseguenza ha un carattere permaloso, un po' esaltato e demente, versi sulle pietre [nella sauna] l'estratto acquoso di avena. Lo faccia spesso e guarirà presto» (*PL* 1131 A).

La sauna di noce è particolarmente adatta contro l'artrite deformante.

«E chi è reumatico [gottoso] prenda la terra che è attorno alle radici del noce, prima che le noci siano mature. Metta questa terra sulle pietre ardenti della sauna, versandovi sopra l'acqua, in modo da poter fare delle inalazioni con il calore e il vapore. I reumatismi, che incurvano le sue membra e che vorrebbero addirittura romperle [artrite deformante] saranno così messe in fuga e le sue membra incurvate guariranno. E faccia spesso questa cura, ma specialmente quando i reumatismi sono all'inizio» (*PL* 1219 D).

Con la sauna non si curano solo i reumatismi, ma si possono anche prevenire le malattie di raffreddamento, si può migliorare l'irrigazione sanguigna e anche il metabolismo. La sauna tranquillizza la psiche e aiuta quindi a dormire meglio. Sia i muscoli che i vasi vengono allenati e perfino coloro che soffrono di vene varicose possono fare una sauna stando coricati sulle panchine e non lasciando le gambe penzoloni. Subito dopo i pazienti dovrebbero irrobustire i vasi con le docce fredde di Kneipp. Tutti possono fare una sauna, se non hanno naturalmente delle malattie acute o con febbre, o un attacco acuto di reumatismi. La sauna è efficace anche per i bambini che hanno delle malattie cutanee o delle malattie respiratorie croniche. La bronchite, le allergie, l'asma, il raffreddore da fieno e la predisposizione per le infezioni scompaiono. La pelle viene irrigata meglio e le mucose vengono rinforzate.

I pazienti che soffrono di disturbi al cuore o alla circolazione devono prima chiedere al loro medico se possono fare la sauna. Quelli molto magri, che hanno specialmente una debolezza del tessuto connettivo dovrebbero fare spesso un bagno caldo.

«Non fa bene all'uomo fare spesso un bagno, a meno che egli sia magro e snello, e allora lo faccia, ma freddo e caldo, poiché ha un tessuto connettivo sottile. Gli obesi invece non sopportano i bagni caldi» (*CC* 230, 10).

Il bagno di felce fresca e primaverile è efficace per i reumatismi muscolari e nervosi, così pure per i reumatismi dovuti al raffreddamento.

«La felce contiene tale forza che perfino il demonio la sfugge, e ha certe forze che assomigliano a quelle del sole... Chi soffre di reumatismi, prenda delle felci verdi in primavera e le faccia bollire nell'acqua (8-10 ventagli di felce in cinque litri di acqua), e poi faccia il bagno spesso (giornalmente) in questa acqua e i reumatismi spariranno» (*PL* 1148 BC).

Con il bagno aromatico di cipresso si possono eliminare gli stati di debolezza e assicurare al corpo una buona irrigazione sanguigna.

«Chi è debole e perfino esaurito in tutto il corpo, faccia bollire dei rami di cipresso con le loro foglie (tre mani piene di rami di cipresso in due litri di acqua,

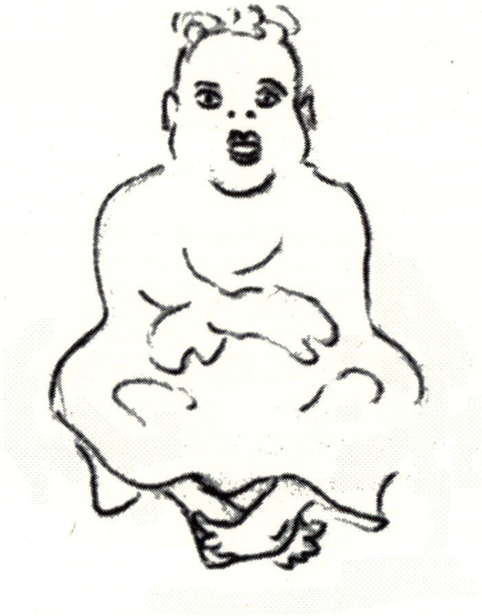

L'Indolenza (Torpor) dice: «Perché dovrei cambiare la mia vita e tormentarmi così tanto?» (Vitae merit. *IV, 5).*

filtrare), e faccia spesso un bagno di cipresso, così guarirà e ricupererà le sue forze» (*PL* 1231 B).

Molta gente è corsa da un luogo termale di cura all'altro, pensando che i bagni che hanno giovato a mezzo mondo possano giovare anche a loro. Ma soltanto quando faranno le cure di sauna consigliate da Ildegarda, potranno dire di essere guariti.

Impacchi contro i reumatismi consigliati da Ildegarda

Un attacco grave di gotta, una lombaggine o una sciatica possono causare dei dolori terribili, in modo che il malato può resistere solo a letto. Un impacco ildegardiano di erba ruta nel vino può assicurare in questo caso un sollievo simile a una puntura di cortisone.

> «Prendi del prezzemolo e una quantità quadrupla di erba ruta nel vino, riscalda il tutto con l'olio d'oliva, eventualmente anche con grasso di capra. Fai sgocciolare le erbe e applicale molto calde sulla parte dolente, legandole con una benda. Il calore del prezzemolo diminuisce gli umori nocivi dei reumatismi che causano il gonfiore, il calore del succo forte, della ruta nel vino li contiene, in modo che essi non formino un ammasso eccessivo, e l'olio penetra gli umori e li scioglie» (*CC* 213, 20 e s.).

Allo stesso modo è efficace un impacco, parziale o totale, di foglie di frassino nel caso di dolori artritici alle dita, alle ginocchia, all'anca o anche a tutto il corpo.

> «Se una persona è tormentata dai reumatismi al fianco oppure in tutte le sue membra, come se esse fossero rotte o pestate, faccia bollire delle foglie di frassino nell'acqua: metta il malato in un lenzuolo di lino, e lo avvolga bene in queste foglie cotte e calde, specialmente nei punti più dolenti. Lo faccia spesso (giornalmente) e si sentirà meglio» (*PL* 1237 C).

I dolori alla schiena, i dolori di ernia al disco, la lombaggine, la sciatica, si possono curare con gli impacchi di frumento.

Si fanno bollire, secondo l'ampiezza della parte dolente, mezzo chilo di grani di frumento in due o tre litri di acqua per circa venti minuti. Si filtrano i grani di frumento, e si mettono caldi su un asciugamano di spugna messo doppio. Il malato si stende sui grani di frumento caldi, facendoli appoggiare alla parte dolente (attenzione a non scottarsi!), e rimane così per due o tre ore. Subito dopo, come premio, si beve del vino fatto con la radice di galanga, preparato con un cucchiaino di radice di galanga tagliuzzata, cotta per tre o quattro minuti in un quarto di litro di vino, ed eventualmente zuccherata con un po' di miele. Questa cura di frumento deve essere

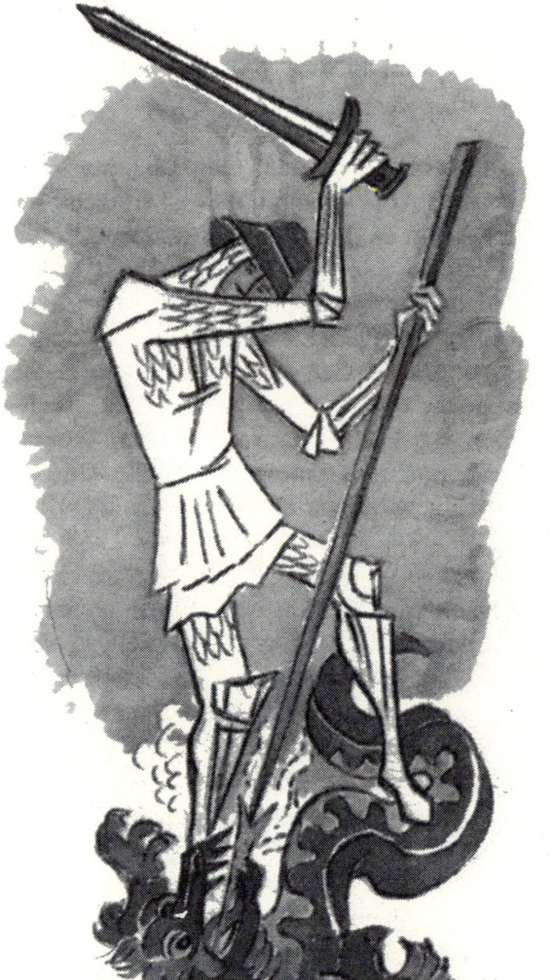

La Forza (Fortitudo) dice: «Io voglio combattere il male con l'aiuto del Signore, e nessuno mi vincerà. Io desidero essere come un acciaio durissimo, che vince tutte le armi contro Dio. Io voglio essere la spada più tagliente, che nessuno può spezzare, poiché in essa c'è la forza di Dio. Io voglio sempre essere il rifugio più sicuro per le malattie dell'uomo, nella cui debolezza io sono la spada vigorosa di difesa» (Scivias *III, 9.* Visione *3).*

ripetuta almeno per cinque o dieci volte, e così i dolori alla schiena spariranno in modo del tutto naturale.

> «E chi ha dei dolori alla schiena o a un fianco, faccia bollire dei grani di frumento nell'acqua, li metta caldi sulla parte dolente, e il calore del frumento scaccerà le forze della malattia» (*PL* 1129 C).

Questo impacco di frumento è molto efficace. Nel caso che altre cure non fossero state tali, questa è l'ultima salvezza prima di farsi fare un'operazione di ernia al disco.

Specialmente efficace è l'olio di rosa anche in casi di forti nevralgie, perfino di nevralgie al trigemino.

> «La rosa ha dei poteri curativi, se si aggiunge ad altri rimedi poiché così si può migliorare il suo effetto» (*PL* 1140 C).

> «Chi è collerico, prenda la rosa e un po' meno di salvia, le triti in polvere, e quando si accorge di diventare collerico, metta questa polvere sotto il naso e l'annusi, poiché la salvia consola e la rosa rallegra» (*PL* 1140 D).

L'olio di rosa (da 0,5 a 1 per cento), mischiato con l'olio di oliva, è uno dei migliori oli per massaggi. I dolori nervosi possono essere causati da contrazioni e da infiammazioni. È sempre utile ungere con l'olio di rosa.

I dolori della sciatica possono essere lancinanti ed estendersi al sacro, passando dall'anca, poi fino a tutta la gamba fino all'alluce. Durante un attacco acuto è necessario stare a letto, in assoluto riposo, fintanto che i dolori spariscano con i rimedi ildegardiani. La santa di Bingen consiglia specialmente la pelle di tasso, poiché i peli del tasso possono togliere i dolori del corpo.

> «Nelle pelli del tasso c'è una grande forza. Fatti una cintura di tasso e mettila sulla pelle nuda; ogni malattia [*pestes*] sparirà in te, come una grande tempesta si tramuta in bel tempo e in un'aria tranquilla. Nessuna malattia pericolosa ti potrà colpire se porterai questa cintura» (*PL* 1331 B).

> «Fatti fare delle scarpe e degli stivali con una pelle di tasso, mettili e le tue gambe e i tuoi piedi saranno risanati» (*PL* 1331 B).

La pelle di tasso, una cintura di tasso, le fasce di tasso e perfino le scarpe di tasso sono il rimedio migliore per l'irrigazione sanguigna delle gambe e possono eliminare i dolori. Forse l'effetto è dovuto a un "micromassaggio" continuo dei peli di tasso sull'epidermide. La pelle di tasso può essere efficace anche in situazioni difficili di irrigazione sanguigna, come, per esempio, nel caso di una signora di ottantasei anni che aveva i piedi freddi e le dita dei piedi cianotiche. Nei piedi non si sentiva più la pulsazione e le scarpe di pelo di tasso hanno giovato molto. Questa signora era alla vigilia dell'amputazione di un piede e, dopo aver portato per quattro ore queste scarpe, i piedi ridiventarono caldi, si sentiva di nuovo la pulsazione, gli alluci erano caldi e irrigati di sangue.

L'indolenza può anche diventare un fattore di rischio per un reumatico. Ci vogliono perciò molto coraggio e fortezza d'animo per poter combattere questa malattia. La pigrizia non vuole cambiare il proprio stile di vita che rende malati.

> «Perché dovrei sopportare una vita faticosa e tormentarmi così tanto! Molte persone si lamentano, urlano e torturano il loro corpo, in modo che quasi non possono più vivere. Inoltre esse hanno una cattiva condotta... A che serve loro tutta questa fatica? Io sono indolente e cerco di fuggire ogni difficoltà e trovo che questa vita è più bella delle altre» (*Vitae merit.* IV, 5).

L'indolenza è seduta per terra con i piedi storpiati; il suo corpo giovanile ha già l'aspetto di una persona vecchia. La pigrizia distrugge la forza vitale. Solo la lotta coraggiosa contro la pigrizia conduce a una nuova vita:

> «Che senso avrebbe questa vita senza la fatica? Essa è ancora molto lontana dal paradiso... Io servo con un coraggio da leone l'umanità del Salvatore nel palazzo reale e aspiro a ogni bene che viene da Dio. Io volo dappertutto e stendo il mio manto protettore. Per questo motivo tutte le generazioni e tutte le nazioni che vogliono perseverare mi chiamano e mi vogliono possedere. In quanto a te, esse ti disprezzano come un cadavere inutile» (*Vitae merit.* IV, 6).

Santa Ildegarda e la sua medicina

Oggi la medicina di Ildegarda offre probabilmente l'accesso più semplice alle altre sue opere. L'immagine dell'uomo che presenta considera sia gli aspetti psichici che quelli spirituali, e così anche le nostre aspettative e il nostro bisogno di un trattamento globale sono soddisfatti sotto tutti i punti di vista. Le opere visionarie di Ildegarda cui appartengono indiscutibilmente i suoi scritti sulla medicina, superano non soltanto il livello della scienza della sua epoca, ma anche di quella del nostro tempo nel campo delle scienze naturali, della medicina e della teologia. Non ci si deve meravigliare, poiché le sue conoscenze sulle grandi relazioni fra l'uomo e la natura, il cosmo e la storia della salute non si basano sulle ricerche ed esperienze scientifiche, ma scaturiscono dal suo dono carismatico della visione nei diversi strati della realtà cosmica e divina.

Tutti i tentativi di attribuire la scienza di Ildegarda alle conoscenze ed esperienze personali che farebbero di lei la prima donna tedesca "medico" e specialista in scienze naturali, hanno avuto fino a oggi uno scacco, ma sono anche in contraddizione con le sue dichiarazioni autobiografiche. Ildegarda descrive al monaco Wibert di Gembloux, in modo personale e spontaneo, il fenomeno della sua audiovisione:

> «Fin dall'infanzia... la mia anima gode del dono di questa visione, presente anche oggi che ho passato i settant'anni. E, come Dio vuole, la mia anima sale in questa visione fino all'altezza del firmamento e nelle sfere diverse, e si trattiene con diversi popoli, anche se essi abitano in regioni e in luoghi lontani da me. E siccome io vedo tutto ciò in questo modo con la mia anima, posso ammirare anche come variano le nubi e le altre creature. Queste cose però io non le vedo con i miei occhi esterni, non le sento con le mie orecchie esterne, e non le capisco con i pensieri del mio cuore o per mezzo dei miei cinque sensi, ma solo con la mia anima, con gli occhi aperti, con la mia piena consapevolezza che si produce in un'estasi, ma io vedo ciò giorno e notte in uno stato di veglia» (*Pitra*, S. 332).

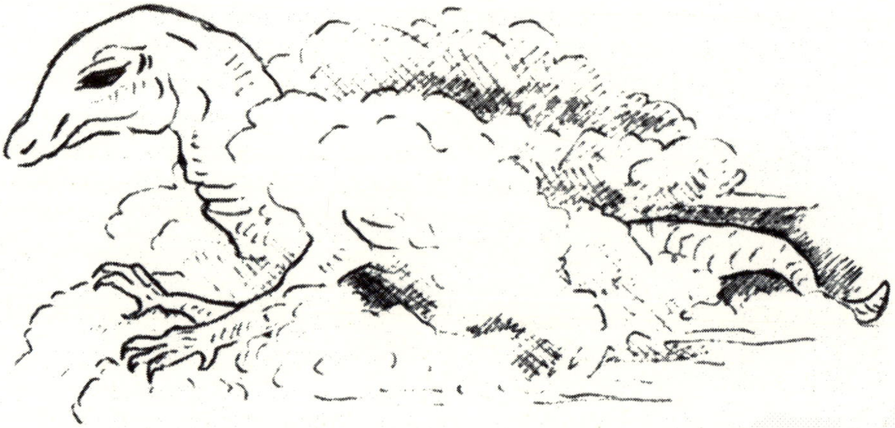

La Dimenticanza di Dio (Oblivio Dei) cerca di persuadere l'uomo: «Se Dio non mi conosce, come posso conoscerlo io? Io non abbandonerò i miei piani personali. Io faccio solo ciò che mi piace, ciò che so e ciò che capisco... Una cosa è certa: se c'è un Dio, allora egli non mi conosce» (Vitae merit. *IV, 8*).

Quando Ildegarda nacque nel 1098 in un ricco castello di Bermersheim, vicino ad Alzey, come decima figlia dei nobili Ildeberto e Mectilde, già portava in sé il dono di poter contemplare la connessione misteriosa fra la natura e l'uomo, cose che sono nascoste a tutti gli altri occhi, e che, dalla caduta di Adamo, come Ildegarda scriverà più tardi, nessun uomo ha potuto vedere.

Questa donna, destinata alla contemplazione, restò per settantasei anni, a partire dall'ottavo anno di età, sotto la guida discreta della vita monastica secondo la Regola di san Benedetto. Ma una Luce divina rischiarava interiormente tutti i piani e i passi della sua vita terrena. Per Ildegarda e per la sua educatrice, Jutta di Sponheim, suo padre aveva fatto costruire un convento per suore, che aveva grandi aspirazioni spirituali. Dopo la morte di Jutta, nel 1136, Ildegarda diventò badessa del nobile convento, che nel frattempo era cresciuto di numero. Cinque anni più tardi ricevette, in più della sua visione abituale, una forma ancora maggiore di illuminazione con il compito di scrivere ciò che aveva visto e sentito.

> «Nell'anno 1141, quando avevo quarantadue anni e sette mesi, ricevetti una luce piena di fuoco con delle scintille di lampi che scendevano dal cielo aperto. Questa luce mi inondò il cervello, infiammò il mio cuore e il mio petto come una fiamma che non bruciava ma riscaldava, come il sole riscalda gli oggetti su cui versa i suoi raggi. E improvvisamente io capii il senso delle Sacre Scritture, dei Salmi, del Vangelo e degli altri libri dell'Antico e del Nuovo Testamento» (*PL* 383 B).

La veggente doveva diventare profetessa, così ricevette da Dio una missione concreta:

> «Scrivi tutto ciò che vedi e senti! Fa conoscere le meraviglie che hai conosciuto! Scrivile e parla!» (*PL* 443 A).

Ildegarda ebbe quattro onde di visioni che durarono da cinque a dieci anni e che l'occuparono per trentadue anni, fino all'età di settantaquattro anni, compresa la stesura degli scritti. Nell'Avvento del 1147, durante la stesura del suo primo libro, *Scivias* ("Conosci le vie"), essa si trasferì sul monte San Rupert, vicino a Bingen, dove la Luce celeste le ordinò di fondare un nuovo monastero, e lo fece con grande fatica a causa di forti opposizioni. Questo convento raggiunse una grande fama. Dal 1151 al 1158 ricevette la seconda parte delle visioni che le permise di comporre i suoi scritti "scientifici", cioè gli scritti sulla medicina.

Tutti i libri di Ildegarda sono privi di considerazioni personali. A differenza delle altre anime mistiche dei periodi posteriori, non ebbe delle relazioni "confidenziali" con Dio, ma comunicò solo quello che le era suggerito continuamente dalla "Luce viva", a partire dalla creazione del mondo. Perciò i suoi scritti si distinguono per una santa e limpida sobrietà, a vantaggio specialmente della sua medicina.

Per tutta la vita fu fedelissima all'ubbidienza. Durante un periodo di tredici anni (dal 1158 al 1171), vicina ormai ai settant'anni e fino a settantatré anni, lasciò quattro

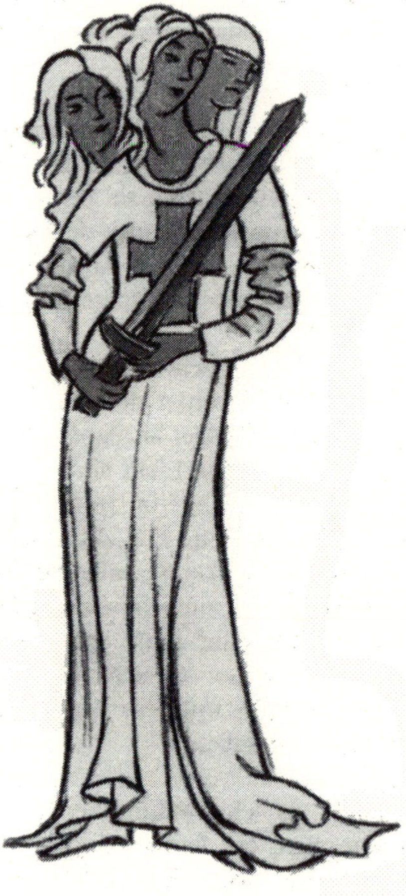

La Santità (Sanctitas) risponde: «Chi ti ha creato, chi ti ha dato la vita? Solo Dio! Perché non ammetti che tu non avresti potuto crearti da solo? Io però invoco Dio e gli domando tutto ciò che è necessario per la mia vita... poiché non è la terra ma Dio solo che dà all'uomo i cibi, le bevande e tutto ciò di cui ha bisogno. Gli uomini vedono che le cose crescono, ma non conoscono il modo in cui ciò si compie, né la ragione per cui ciò si realizza. Nessuno all'infuori di Dio, potrebbe mantenere tutta l'umanità per secoli oppure solo riempire la vita dell'essere più piccolo che esista al mondo»
(Vitae merit. *IV, 9*).

volte il convento per intraprendere i viaggi di predicazione e di missione attraverso una buona parte della Germania. Ildegarda obbedì perfino dopo la sua morte all'Arcivescovo di Magonza che le intimò di non fare più miracoli.

La proibizione di fare miracoli fu levata nel 1979 dal Vescovo di Limburg per la commemorazione dell'ottavo centenario della sua morte.

Ancora oggi negli scritti di santa Ildegarda sono nascoste molte meraviglie di Dio. Praticamente, finora, è conosciuta solo la sua prima opera *Scivias* ("Conosci le vie"). Questo libro fece grande scalpore. Tutti ammirarono il fatto che, dopo una lunga serie di secoli, una persona «animata dallo spirito degli antichi profeti, scopriva il piano e il senso di tutta la creazione» (nel 1147, durante il Sinodo di Treviri, papa Eugenio III aveva riunito diciotto cardinali e molti vescovi tedeschi, francesi, belgi, inglesi, lombardi e toscani). Il libro *Scivias* risvegliò l'entusiasmo dei teologi autorevoli di quel tempo e determinò fino al giorno d'oggi (un po' unilateralmente) l'immagine storica di Ildegarda. Quest'opera ha talmente abbagliato e attirato l'attenzione dei suoi contemporanei e dei posteri che pochi lettori si sono interessati degli altri libri ancora più ricchi di mistero e ispirati alla badessa di Bingen. Gli scritti di medicina furono poco conosciuti. Se ne parla solo una volta e solo di passaggio, e naturalmente ciò doveva fare parte del piano di Dio.

Ildegarda guariva in modo meraviglioso, appoggiando la mano, e perciò divenne famosa. Però non fu mai accennato al fatto che i suoi libri di medicina siano stati utilizzati da altre persone.

La medicina di Ildegarda comprende una serie di rimedi ben comprensibili, e un manuale complicato di medicina. Questi due scritti sono, come le sue altre opere, redatti in latino: il *Liber simplicis medicinae* ("Libro della medicina semplice") e un *Liber compositae medicinae* ("Libro della medicina composta") o *Causae et curae* ("Della causa delle malattie e della cura"). Un destino veramente strano ha impedito che la medicina di Ildegarda fosse conosciuta.

Ora, dopo ottocento anni dalla sua stesura, ci sono medici che incominciano a interessarsi di lei. Noi possiamo quindi ammettere che Ildegarda abbia fatto un regalo alla nostra epoca. Molte parti del manuale hanno un'apparenza così moderna, ed è solo per mezzo delle nostre conoscenze mediche di oggi che ci viene offerta una chiave per capire queste pagine. La dottrina medica di Ildegarda non contraddice il nostro sapere, anzi lo completa e lo arricchisce. I suoi rimedi offrono nuove possibilità che finora non sono ancora state utilizzate.

Ildegarda morì il 17 settembre 1179 all'età di 81 anni. Alla sua morte una croce luminosa brillò in cielo, segno che essa già contemplava la "Luce vivente".

Ildegarda di Bingen oggi è venerata come santa dalla Chiesa cattolica; nel 2012 è stata dichiarata dottore della Chiesa da papa Benedetto XVI. Tuttavia, dopo la sua morte fu dimenticata per ottocento anni. Soltanto nel XX secolo, dopo la scoperta sensazionale della sua medicina e la nuova edizione della sua trilogia grazie al cardinale Pitra, è cominciato il vero "Rinascimento ildegardiano". Da allora ci sono nel mondo tanti estimatori di Ildegarda e grandi associazioni ildegardiane, per esempio in Austria, in Svizzera, in America e, di recente, in Germania, il “Förderkreis Hildegard von Bingen”.

Ogni cristiano ha il dovere di diventare santo. Tuttavia solo poche persone vengono canonizzate, ma a tutti i figli di Dio è indirizzata l’esortazione pronunciata da Mosè: «Siate santi, poiché Io, il Signore Dio vostro, sono santo» (*Levitico* 19, 2).

I santi sono degli esseri umani come noi, ma Ildegarda fu chiamata in modo particolare da Dio per essere una «penna nella mano di Dio». Sacrificando tutte le sue forze fisiche e spirituali, ha vissuto una vita esemplare nell’abbandono totale alla volontà di Dio, appoggiandosi alla saggezza divina: «Come Colui che vi ha chiamati è santo, anche voi siate santi in tutto il vostro operare» (*1 Pietro* 1,15).

In questo senso Ildegarda è una delle più grandi sante e viene venerata come tale da tutta la cristianità.

Liber vitae meritorum
Tabella delle virtù e dei vizi

Forze che rendono malati	**Forze che guariscono**
1) Amor saeculi (amore profano)	Amor caelestis (amore celeste)
2) Petulantia (esuberanza)	Disciplina (disciplina)
3) Joculatrix (mania di divertirsi)	Verecundia (pudore)
4) Obduratio (durezza di cuore)	Misericordia (misericordia)
5) Ignavia (pigrizia, rassegnazione)	Divina victoria (vittoria divina)
6) Ira (collera)	Patientia (pazienza)
7) Inepta laetitia (malignità)	Gemitus ad Deum (desiderio ardente di Dio)
8) Ingluvies ventri (gozzoviglia)	Abstinentia (astinenza)
9) Acerbitas (grettezza di cuore)	Vera largitas (generosità)
10) Impietas (empietà)	Pietas (pietà, devozione)
11) Fallacitas (slealtà)	Veritas (verità, lealtà)
12) Contentio (rivalità)	Pax (pace)
13) Infelicitas (infelicità)	Beatitudo (beatitudine, grande fiducia nella salvezza)
14) Immoderatio (smodatezza)	Discretio (moderazione)
15) Perditio animarum (ateismo)	Salvatio animarum (salvezza delle anime)
16) Superbia (superbia)	Humilitas (umiltà)
17) Invidia (invidia)	Caritas (amore per il prossimo)
18) Inanis gloria (vanagloria)	Timor Domini (timore di Dio)
19) Inobedientia (disubbidienza)	Obedientia (ubbidienza)
20) Infidelitas (mancanza di fede religiosa)	Fides (fede)
21) Desperatio (vanagloria)	Spes (speranza)
22) Luxuria (lussuria)	Castitas (castità)

23) Injustitia (ingiustizia)	Justitia (giustizia)
24) Torpor (indolenza)	Fortitudo (forza)
25) Oblivio Dei (dimenticanza di Dio)	Sanctitas (santità)
26) Inconstantia (incostanza)	Costantia (costanza)
27) Cura terrenorum (ansia per cose terrene)	Caeleste desiderium (desiderio di cose celesti)
28) Obstinatio (durezza di cuore)	Compunctio cordis (contrizione)
29) Cupiditas (cupidigia)	Contemptus mundi (disprezzo del mondo)
30) Discordia (discordia)	Concordia (concordia)
31) Scurrilitas (scurrilità)	Reverentia (rispetto)
32) Vagatio (vagabondaggio)	Stabilitas (stabilità, costanza)
33) Maleficium (maleficio, magia)	Verus cultus Dei (vero culto di Dio)
34) Avaritia (avarizia)	Sufficientia (sobrietà)
35) Tristitia saeculi (tristezza mondana)	Caeleste gaudium (gaudio celeste)

Bibliografia

Edizioni latine degli scritti di Ildegarda

Liber compositae medicinae - Hildegardis causae et curae (Teubner, Lipsia 1903). Una riproduzione di questa edizione è stata pubblicata nel 1980 dalla "Basler Hildegard-Gesellschaft".

Liber simplicis medicinae (*Physica*) - *Patrologia Latina* dell'Abate J.P. Migne, Parigi 1855, tomo 197. Una riproduzione di questa edizione è stata pubblicata nel 1982 dalla "Basler Hildegard-Gesellschaft".

La trilogia:

Scivias. Un'edizione critica è stata pubblicata da Aldegundis Führkötter, *Hildegardis Scivias - Corpus Christianorum*, Brepols Publishers, Turnhout 1978.

Liber vitae meritorum - Analecta sacra del cardinale Pitra, tomo 8.

Liber divinorum operum - Patrologia Latina, Migne, Parigi 1855, tomo 197. Una riproduzione del testo latino, edito da Migne, fu pubblicata in parte dalla "Basler Hildegard-Gesellschaft", Basel 1983.

Opere concernenti la medicina ildegardiana

Gottfried Hertzka, *So heilt Gott*, Christiana Verlag, Stein am Rhein 1970.

Wighard Strehlow, *La medicina di santa Ildegarda*, Edizioni Mediterranee, Roma 2002.

Alcune pubblicazioni della "Società basilese di Ildegarda" tratte dalla medicina di santa Ildegarda:

Berliner Fragmente (traduzione tedesca di Maria-Luisa Portmann), della parte medica del manoscritto *Lat. Qu. 61A* di Berlino, 1987.

Hildegarde de Bingen, *Physica*, riproduzione dell'edizione apparsa nel vol. 197 della *Patrologia Latina*, coll. 1117-1352, testo latino, 1982.

Danielle Delley, *Hildegarde de Bingen et les plantes médicinales*, Edition Hildegarde, Bâle 1988.

Paul Kaiser, *Causae et curae* (testo latino), riproduzione 1980 dell'edizione del 1903.

Elisabeth Klein, *Viae ad Physicam sanctae Hildegardis* (in francese), presentazione e traduzione di pezzi scelti. Tesi di laurea per il dottorato in medicina all'Università Louis Pasteur, Strasbourg 1984.

Elisabeth Klein, *Physica*, libri V-VI-VII-VIII (traduzione francese con apparato critico), Société bâloise Hildegarde, Basel 1988.

Leib und Seele (traduzione tedesca della quarta *Visione* del primo libro di *Scivias* di Maria-Luisa Portmann), 1987.

Marie-Louise Portmann, *Heilmittel* (traduzione tedesca di *Physica*), n. 1: Bäume (alberi) 1982; n. 2: Pflanzen (piante) 1982; n. 3: Pflanzen (piante), seconda parte, 1983; n. 4: Elemente (elementi), Edelsteine (pietre preziose), Fische (pesci) 1983; n. 5: Vögel (uccelli), Tiere (animali), 1984; n. 6: Reptilien (rettili), Metalle (metalli), 1984.

Hugo Schulz (a cura di), *Ursachen und Behandlung der Krankheiten*, traduzione tedesca di *Causae et curae* (3a edizione), Karl F. Haug Verlag, Stuttgart 1955.

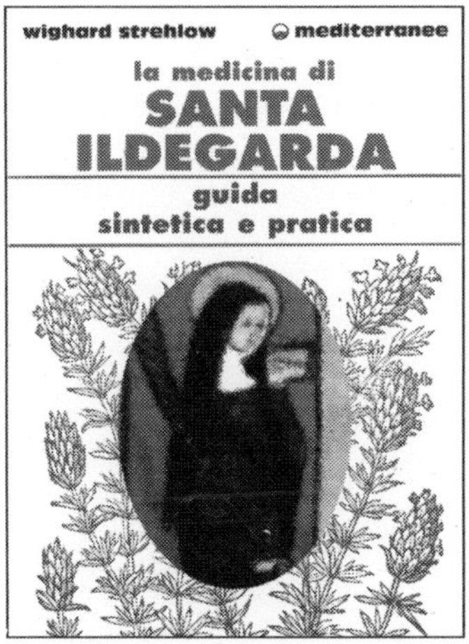

Wighard Strehlow

LA MEDICINA DI SANTA ILDEGARDA

Guida sintetica e pratica

Ildegarda di Bingen, la prima mistica tedesca, è celebre per le sue visioni e profezie. Animata da molteplici interessi, anche scientifici (medicina, scienze naturali, cosmologia), ha lasciato numerosi libri, alcuni trattati e un ricco epistolario. Questo libro, scritto con la collaborazione di quanti hanno sperimentato incredibili guarigioni tramite i rimedi suggeriti dalla "visionaria del Reno", espone in maniera sintetica e pratica le cure millenarie codificate dalla santa tedesca suddividendole in questo modo:

- Le sei regole d'oro della vita
- La conoscenza delle proprietà terapeutiche dei cibi
- Il ritmo naturale del sonno e della veglia
- I sistemi per curare e purificare corpo, anima e spirito
- I farmaci a base di piante, erbe, cereali e pietre preziose, adatti alla cura di ogni tipo di infermità

La medicina di santa Ildegarda è una fonte inesauribile di ricette che non deve mancare nella biblioteca di coloro che si interessano alla salute olistica, soprattutto per la loro sperimentata efficacia anche ai giorni nostri.

---

gruppo editoriale Edizioni Mediterranee - Roma - Via Flaminia 109
Tel. 06 3235433
www.edizionimediterranee.net - ordinipv@edizionimediterranee.net

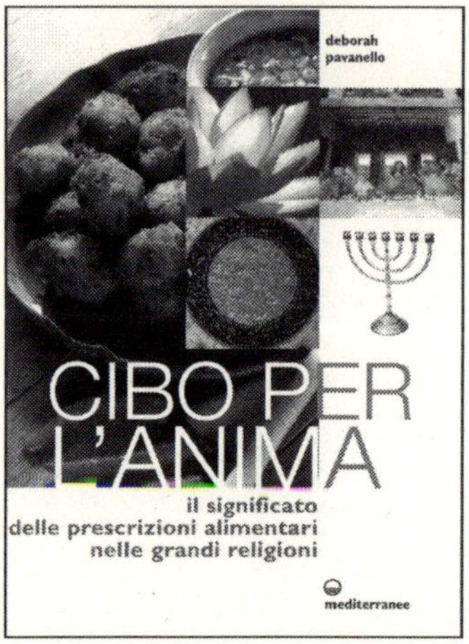

Deborah Pavanello

CIBO PER L'ANIMA

Il significato delle prescrizioni alimentari nelle grandi religioni

L'Autrice, senza alcuna pretesa di aver trattato in modo esauriente un argomento piuttosto vasto e complesso quale l'alimentazione nelle tradizioni spirituali, ha scoperto interessanti e curiose affinità tra consuetudini alimentari religiose in apparenza distanti fra loro. Gli studi sul sistema immunitario, endocrino, nervoso e quelli di psicosomatica, fanno riflettere sul perché, nelle pratiche spirituali tradizionali, alcune categorie di alimenti venivano sempre vietate mentre altre costituivano la base nutritiva essenziale.
La ricerca della Pavanello risulta stimolante perché individua un "punto d'incontro" tra le conoscenze moderne e una saggezza antica basata sull'ascolto del corpo e del Sé. A conclusione verrà data un'"interpretazione" delle scelte alimentari dei religiosi alla luce delle scoperte in campo biochimico, in modo tale da farle diventare dei suggerimenti pratici che possiamo utilizzare nella vita di tutti i giorni, per migliorare la salute fisica e mentale e rivolgerci con maggior consapevolezza alla nostra dimensione interiore.

gruppo editoriale Edizioni Mediterranee - Roma - Via Flaminia 109
Tel. 06 3235433
www.edizionimediterranee.net - ordinipv@edizionimediterranee.net

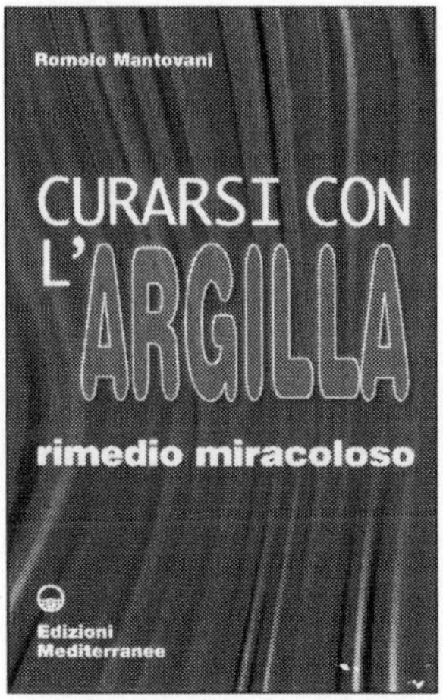

Romolo Mantovani

CURARSI CON L'ARGILLA

Rimedio miracoloso

È stato scientificamente provato che l'argilla possiede innumerevoli qualità e proprietà, che l'Autore descrive nei dettagli, come quella di "assorbire" i mali, di emanare una particolare benefica radioattività, di svolgere una completa azione antibatterica e infine di restituire all'organismo umano quelle energie che nel corso dei secoli le sue particelle hanno accumulato captandole direttamente dalle radiazioni solari. L'argilla può essere adoperata per uso interno ed esterno. L'uso esterno prevede applicazioni, sulle parti malate, in cataplasmi, impacchi e sotto altre forme. L'Autore spiega con esattezza quali tipi di argilla siano più adatti per ciascuna terapia, la preparazione e l'impiego, con la frequenza, il tempo e le modalità di applicazione. Nell'uso interno, invece, l'argilla si beve sciolta nell'acqua o nelle tisane, e anche qui chiare istruzioni consigliano sulla preparazione, la quantità e la frequenza. Infine, un'ultima parte del volume esamina l'uso dell'argilla nelle diverse forme di malattia, elencando dettagliatamente i mali e i relativi rimedi.

---

gruppo editoriale Edizioni Mediterranee - Roma - Via Flaminia 109
Tel. 06 3235433
www.edizionimediterranee.net - ordinipv@edizionimediterranee.net

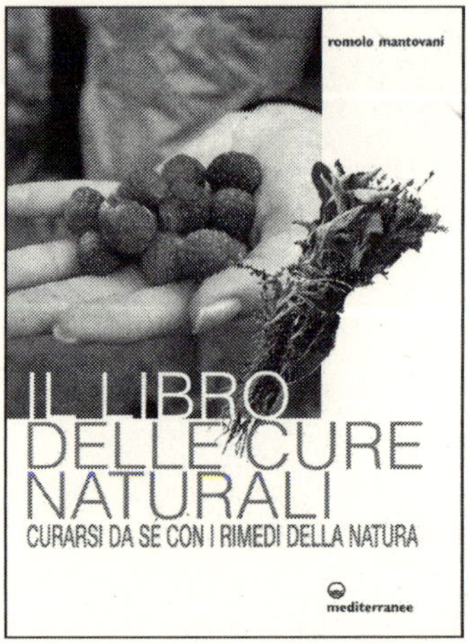

Romolo Mantovani

IL LIBRO DELLE CURE NATURALI

Curarsi da sé con i rimedi della natura

Questo libro insegna a conoscere il proprio corpo e a curarlo mediante i benefici mezzi che la Natura offre all'uomo: è il manuale più completo che si possa oggi trovare sulle cure naturali. Dopo un ampio esame della salute e della malattia – vista come stato che interessa l'individuo nella sua totalità e non solo come disfunzione di organi e apparati – l'Autore descrive dettagliatamente innumerevoli rimedi basati sull'alimentazione e sulle infinite risorse di cui sono ricche le piante medicinali, la frutta e le verdure. Gli alimenti naturali, infatti, contengono tutti i principi vitali necessari a ristabilire l'equilibrio nell'organismo. Indicazioni e "ricette" sono esposti in maniera chiara e precisa per ciascun caso. Altri capitoli riguardano diverse terapie naturali, tra cui quella dell'argilla (che l'autore considera un vero "toccasana", sia nell'uso esterno, sia in quello interno), l'idroterapia nelle sue varie forme, i bagni d'aria, di luce e di sole. Inoltre, l'Autore approfondisce le cure con l'imposizione delle mani, con i massaggi, il sonno, la suggestione e la preghiera.

gruppo editoriale Edizioni Mediterranee - Roma - Via Flaminia 109
Tel. 06 3235433
www.edizionimediterranee.net - ordinipv@edizionimediterranee.net

Finito di stampare Febbraio 2017, CSR, Roma